SpringerWienNewYork

Anita Steinbach
Johann Donis

Langzeitbetreuung Wachkoma

Eine Herausforderung für Betreuende und Angehörige

SpringerWienNewYork

DGKS Anita Steinbach
Prim. Dr. Johann Donis
Apalliker Care Unit, Neurologische Abteilung, Geriatriezentrum am Wienerwald, Wien, Österreich

© 2011 Springer-Verlag/Wien
Printed in Germany

SpringerWienNewYork ist ein Unternehmen von
Springer Science + Business Media
springer.at

Korrektorat/Lektorat: SatzLabor, 6020 Innsbruck, Österreich
Satz: Werner Berghofer, 6121 Baumkirchen, Österreich
Druck: Strauss GmbH, 69509 Mörlenbach, Deutschland
Gedruckt auf säurefreiem, chlorfrei gebleichtem Papier
SPIN 12644902

Bibliografische Information der Deutschen Nationalbibliothek
Die Deutsche Nationalbibliothek verzeichnet diese Publikation in der Deutschen Nationalbibliografie; detaillierte bibliografische Daten sind im Internet über http://dnb.d-nb.de abrufbar.

ISBN 978-3-7091-0394-4 SpringerWienNewYork

Inhaltsverzeichnis

**Charakterisierung der Wachkoma-Patienten und der Einrichtungen
für ihre Betreuung** 1

Einleitung 3

Historischer Rückblick 5
    Kretschmer 1940 5
    Gerstenbrand 1967 6
    Jennett und Plum 1972 6

Symptome eines Wachkomas 9
    Kriterien zur Diagnose des Vollbildes eines Wachkomas 10

Was ist Bewusstsein? 13

Ursachen eines Wachkomas 19
    Was sind die häufigsten Ursachen 19

Entwicklung eines Wachkomas 21

Häufigkeit des Wachkomas 23

Diagnose eines Wachkomas 25
    Das neurologische Assessment – das diagnostische Dilemma 25
    Häufigkeit von Fehldiagnosen 28

Neue bildgebende Verfahren 31

Differenzialdiagnosen zum Wachkoma 35
    Locked-in-Syndrom – LIS 35
    Akinetischer Mutismus 35
    Koma 36
    Hirntod 36

Rückbildung – Remission – des Wachkomas 37
    Dimensionen der Rückbildung 37
    Grundlagen der Rückbildung 38
    Remissionsstadien nach Gerstenbrand 40
    Acht Remissionsstadien 40
    Minimally Conscious State nach Giacino 42
    Das Chaos der Nomenklatur – Versuch einer Ordnung
    und das Continuum der Rückbildung 43

**Prognose des Wachkomas: Unser Verhalten bestimmt die Prognose
und die Prognose unser Verhalten** 47
    Hauptfaktoren, die die Prognose beeinflussen – Ursache und Alter 48
    Weitere prognostisch relevante Faktoren 49
    Todesursachen bei Patienten im Wachkoma 50

Therapie des Wachkomas 53
    Lagerung, Positionierung, Vertikalisierung 54

Medikamentöse Möglichkeiten 55
Maßnahmen gegen Spastizität und Kontrakturen 56
Sensorische Stimulation 59
Beseitigung behindernder Faktoren 61
Neue experimentelle und invasive Therapiemöglichkeiten 63

Häufige Komplikationen bei Patienten im Wachkoma 65
Epileptische Anfälle 65
Hydrocephalus und Shunt 66
Critical illness Polyneuropathien und Bed rest Syndrom 67
Heterotope Ossifikationen 69
Häufige nicht neurologische Komplikationen 69
Schluckstörungen – Dysphagie und Aspirationspneumonie 70
Fieber – zentrales Fieber 71
Inaktivitätsosteoporose 72

Versorgungsstrukturen 75
Klare Diagnosekriterien 76
Frührehabilitationseinrichtungen 76
Rücknahme der Intensivrehabilitation 76
Langzeitbetreuung 77

Betreuungsphasen 79
Phase A (Intensiv-, Akutbehandlung) 80
Phase B (Frührehabilitation) 81
Phase C (weiterführende Rehabilitation) 82
Phase F(b) (Langzeitrehabilitation und aktivierende Behandlungspflege) 83
Merkmale der Patienten der Phase F(b) 84
Ziele der Phase F(b) 85
Strukturqualität von Phase-F(b)-Einrichtungen 86
Betreuungsbedarf und Betreuungskosten von Wachkoma-Patienten
im Langzeitbereich 95
Betreuungssituation von Wachkoma-Patienten in Österreich 96

Die Geschichte der Angehörigen 99

Vielleicht geht es doch zu Hause 105
Welche Hilfe brauchen pflegende Angehörige? 105
Mögliche Verhaltensweisen und Verarbeitungsstrategien
von Angehörigen 106
Was Angehörige denken 107

**Umgang mit Wachkoma-Patienten: Biomedizinischer versus
beziehungsmedizinischer-personenzentrierter Zugang** 109

Wachkoma und Ethik 113
End-of-life-Diskussion oder doch nur Euthanasie? 113

Patientenverfügung und Wachkoma 119

Änderungen messbar machen – Skalen und Scores 123
Glasgow Coma Scale – GCS und Koma-Remissionsskala – KRS 124

Früh-Reha-Barthel-Index – FR-BI 125
Coma Recovery Scale – revised – CRS-R 126
Sensory Modality Assessment and Rehabilitation Technique –
SMART Scale 126
Skala für expressive Kommunikation und Selbstaktualisierung – SEKS . . . 131
Early Functional Abilities – EFA 131
Interdisziplinäre Remissionsverlaufsskala – REVERS 132

Projekt Apalliker Care Unit – Wachkoma-Station 135
Einleitung 135
Ausgangssituation 135
Die ersten Schritte 136
Analyse der Ist-Situation 137
Festlegen der Betreuungsziele und Betreuungsprozesse 137
Zusammensetzung des Teams 138
Festlegen der Zugangskriterien, prästationäre Prozesse 139
Prozess der Aufnahme 140
Prozess der Diagnose 140
Prozess der Therapie und der weiteren Betreuungsmaßnahmen 142
Tagesablauf – Förderpläne 143
Medizinische Standards 144
Prozess der Angehörigenbegleitung 144
Ergebnisqualität und kontinuierliche Verbesserung 145

Pflegemodell und angewandte Pflegekonzepte 147

Einleitung 149
Management der Biografiearbeit 150

Pflegemodelle und Wachkoma 153
Aufgaben der Pflegemodelle 153

Marie-Luise Friedemann 155
Die Theorie des systemischen Gleichgewichts 156
Die Präpositionen 156
Der Systemische Prozess 159
Die Ziele 159
Die Schritte des Pflegeprozesses 160

**Die Selbstfürsorge- oder Selbstpflege-Defizit-Theorie
der Krankenpflege von Dorothea Orem** 163
Selbstfürsorge 163
Selbstfürsorge-Defizit 165
Pflegesysteme 166
Definition der Pflege 167
Menschenbild 167
Differenzielle Charakterisierung von Selbst-, Laien- und
professioneller Pflege 168

**Arbeitsorganisationsformen im Pflegesystem
der Apalliker Care Unit** 171

Angewandte Pflegekonzepte 175
   Basale Stimulation® 175
   Initialberührung 176
   Die Stufen der Wahrnehmungsentwicklung 178
   Allgemeine Ziele der Basalen Stimulation 186
   Affolter 187
   Zwei Arten des Führens 188
   Präaffolter 192
   Kinästhetik® 193
   Inhalt und Ursprung der Kinästhetik? 194
   Leistungen der Kinästhetik 196
   Handling und Lagerung nach Bobath 196
   Reaktivierende Pflege 202

**Pflegeforschungsprojekt zur Wirkung eines pflegerischen Förderplans
auf das Wohlbefinden von Menschen im Wachkoma** 207
   Bedeutung der SMART Scale in der Pflege von Menschen im Wachkoma . 211
   Zukunftsperspektiven 214
   Musiktherapie 215
   Arbeit mit Förderplan 217
   Aromatherapie 221
   Angehörige aktiv 222

Anhang: Pflegestandards, Checklisten, Arbeitspläne 225
Waschung nach Affolter 227
Bobath-orientierte Ganzkörperwaschung 229
Diametrale Ganzkörper- oder Teilkörperwaschung oder -einreibung . . . 232
Orale und olfaktorische Stimulation 234
Atemstimulierende Einreibung 236
Vestibuläre Stimulation 1 238
Vestibuläre Stimulation 2 240
Vestibuläre Stimulation 3 242
Vibratorische Stimulation 244
**Checkliste zur Anleitung neuer Mitarbeiter und Schüler
auf der Apalliker Care Unit** 246
**Checkliste Aufnahme – Diagnose – Therapieprozess
Pflegeperson – Angehörige** 249
**Checkliste Aufnahme – Diagnose – Therapieprozess
Pflegeperson – Patient** 250
Patientenorientierte Tagesstruktur an Apalliker Care Unit 251
Primär- und Sekundärprozesse an Apalliker Care Unit 255

Literatur 259
   Zitierte Literatur 259
   Weiterführende Literatur 263

Über die Autoren 267

Charakterisierung der Wachkoma-Patienten und der Einrichtungen für ihre Betreuung

Einleitung

Menschen mit dem klinischen Bild eines apallischen Syndroms, in der angloamerikanischen Literatur als „vegetative state" und umgangssprachlich als „Wachkoma" bezeichnet, sind eine in jeder Hinsicht bemerkenswerte Patientengruppe.

Mit einer über Monate oder auch Jahre hinweg reduzierten Bewusstseinslage und neurologisch wie neuropsychologisch definierten äußerst auffälligen Verhaltensmustern stellen sie ohne Zweifel eine enorme Herausforderung dar. Das gilt sowohl für betreuende professionelle Gruppen wie Ärzte, Pflegepersonal, Physiotherapeuten, Ergotherapeuten, Logopäden und Psychologen als insbesondere auch für die betroffenen Angehörigen.

In jeder Minute des Mitdabeiseins ist man neu gefordert und dennoch ist unser Tun häufig begleitet von Unsicherheit und Zweifel über die Richtigkeit und vielleicht auch über die Sinnhaftigkeit.

Gleichzeitig führt uns die Beschäftigung mit diesem Thema regelhaft und meist sehr rasch an die Grenzen unseres persönlichen Verantwortungsvermögens und der gesellschaftlichen Verantwortungspflicht. Beim Handeln in Grenzbereichen des Menschseins stellt sich oft die Frage nach der Sinnhaftigkeit von Leiden und die Frage, wie wir damit umgehen.

Vorliegendes Buch erhebt keinen Anspruch auf Wissenschaftlichkeit, wenngleich wissenschaftliche Erkenntnisse und erprobtes Wissen die Themen bestimmen. Die Inhalte dieses Buches entstanden aus einer Situation der fragenden und neugierigen Hilflosigkeit, aus der Wahrnehmung, dass wir zwar viele Werkzeuge zur Verfügung haben, es aber oft nicht verstehen, sie richtig anzuwenden und aus der Erkenntnis, dass dieser Betreuungsbereich zwar als wichtig erkannt, aber bis vor wenigen Jahren nicht wahrgenommen wurde, obwohl er längst schon hätte verwirklicht werden sollen.

Die stationäre Langzeitbetreuung von Patienten in den frühen Remissionsstadien eines apallischen Syndroms, von Patienten, die nach Akuttherapie in der Regel auf einer Intensivstation, und einer oft bis zu einem Jahr oder manchmal auch länger dauernden Frührehabilitation nicht zu Hause betreut werden können, ist noch immer ein wenig beachteter Bereich in der neurologischen Rehabilitationskette. Wir sprechen also von den Betreuungsinstitutionen, von denen landläufig gemeint wird, dass dort keine Besserung der Patienten mehr stattfinden kann, es in der Regel zu einer Verschlechterung kommt, die Erhaltung des Zustandes schon ein großer Erfolg ist und Lebensqualität eine unrealisierbare Wunschfantasie bleibt. Häufig hört man auch den Nachsatz, dass es für Menschen im apallischen Syndrom Lebensqualität natürlich auch gar nicht geben kann.

So ist es aber nicht!

Wir bieten hier in einem umfassenden Gesamtkonzept Information zum Thema und Anleitung für alle jene Menschen innerhalb und außerhalb von Institutionen, die sich bereits um die Betreuung dieser Patienten bemühen oder beabsichtigen, es zu tun. Wir tun das, weil wir überzeugt sind, dass es wichtig ist, auf langjähriger Erfahrung basierendes Wissen auch weiterzugeben. Es geht hier nicht nur um das Was, sondern auch um das Wie der Betreuung und wir werden Ihnen auch Argumente für das Warum anbieten, weil wir wissen, dass die aktuelle gesundheits- und sozialpolitische Entwicklung wohl zunehmend weniger Rücksicht auf die nehmen wird, die keine Stimme haben.

Historischer Rückblick

Kretschmer 1940

Der Begriff „apallisches Syndrom" wurde von Ernst Kretschmer (1940), einem deutschen Neurologen, in die Literatur eingeführt. Kretschmer beschreibt: „Der Patient liegt wach da mit offenen Augen. Der Blick starrt geradeaus oder gleitet ohne Fixationspunkt verständnislos hin und her. Auch der Versuch, die Aufmerksamkeit hinzulenken, gelingt nicht oder höchstens spurenweise; Ansprechen, Anfassen, Vorhalten von Gegenständen erweckt keinen sinnvollen Widerhall. Die reflektorischen Flucht- und Abwehrbewegungen können fehlen. Es fehlt manchmal auch das reflektorische Zurückgehen in die Grundstellung bzw. in die optimale Ruhestellung, mit dem der Gesunde zufällige, nicht mehr gebrauchte, besonders auch unzweckmäßige oder unbequeme Körperstellungen automatisch zu beenden pflegt. Infolgedessen können diese Kranken in aktiv oder passiv gewordenen Zufallsstellungen verharren bleiben. Dieses Verhalten kann entweder auf der Unfähigkeit einer sinnvollen Reizerwiderung oder auf einer primären Antriebsstörung beruhen. Im Gegensatz dazu kann das elementare Irradiieren unverarbeiteter und ungebremster Außenreize enorm gesteigert sein, sodass sensible Reize mit Zuckungen beantwortet werden können. Trotz Wachsein ist der Patient unfähig zu sprechen, zu erkennen, sinnvolle Handlungsformen in erlernter Art durchzuführen. Dagegen sind bestimmte vegetative Elementarfunktionen, wie etwa das Schlucken, erhalten. Daneben treten die bekannten frühen Tiefenreflexe, wie Saugreflex oder Greifreflex, hervor. Es kann mit variablen Begleitsymptomen von anderen Hirnteilen einhergehen, zum Beispiel mit Tonuserhöhungen, extrapyramidalen Hyperkinesen (Chorea, Athetose, Tremor)."

In eindrucksvoller Weise wurde hier erstmals jenes Krankheitsbild beschrieben, mit dem wir uns in der Folge auseinandersetzen werden.

Wie entstand nun der Name „apallisches Syndrom"?

Kretschmer hielt fest, dass dieser Zustand wohl auf eine Blockierung oder einen Ausfall der Großhirnfunktionen, die in der Gehirnrinde, im Gehirnmantel, lokalisiert sind, und auf ein Absinken der Gehirnfunktion auf eine Ebene darunter, die Mittelhirnebene, zurückzuführen sei (Pallium = Gehirnmantel, apallisch = ohne Gehirnmantel). Während also die Funktion des Großhirns zumindest im Vollbild weitgehend ausgefallen ist, bleibt die Funktion des Hirnstammes, in dem lebenswichtige Zentren lokalisiert sind, meist erhalten. Wir wissen heute aufgrund neuester funktioneller bildgebender Verfahren, dass diese Annahme nur bedingt stimmt und auch bei Menschen mit apallischem Syndrom Teile der Gehirnrinde durchaus noch intakt sind.

Kretschmer ging aber bereits damals auf die Prognose ein, indem er feststellte, dass es sich um ein Durchgangssyndrom handelt – also einen Zustand, der prinzipiell reversibel ist – und dass trotz schwerster neurologischer Ausfälle eine weitgehende, mitunter auch vollständige Rückbildung möglich ist.

Gerstenbrand 1967

In der Folge verschwand aus nicht nachvollziehbaren Gründen das Interesse an diesem Krankheitsbild für fast drei Jahrzehnte. Erst der vom bekannten österreichischen Neurologen Franz Gerstenbrand (1967) verfassten umfangreichen Monografie „Das traumatische apallische Syndrom" ist es zu verdanken, dass das apallische Syndrom wieder Thema wissenschaftlicher Publikationen wurde. Die in seinem Buch beschriebenen klinischen Bilder und Remissionsstadien sind bis heute in ihrer Detailliertheit und Präzision unerreicht. Auch Gerstenbrand wies bereits 1967 eindringlich auf die Notwendigkeit und Sinnhaftigkeit einer konsequenten Rehabilitation und professionellen Betreuung der Patienten hin, als er schrieb: „Die Beschäftigung mit diesen schweren Fällen schien zunächst aussichtslos, da sie wohl das akute Stadium überlebten, aber dann nach einer längeren Periode, die Wochen oder Monate dauern kann, meist unter den Zeichen einer interkurrenten Erkrankung oder eines Marasmus verstarben. Die wenigen Patienten aber, die dieses schwerste Zustandsbild einer Hirnschädigung überstanden, konnten dem Leben nicht mehr eingegliedert werden und gingen zum Teil in den Versorgungshäusern, zum Teil in psychiatrischen Anstalten nach langem Siechtum zugrunde. Erst die Verbesserung der Rehabilitationsmethoden brachte eine Wende. Es wurde möglich, einem Teil dieser scheinbar verlorenen Patienten den Anschluss an die Familie und das soziale Leben zu geben ..." Die Verdienste von Franz Gerstenbrand, für Menschen im apallischen Syndrom uneingeschränkte Menschenwürde, ein uneingeschränktes Recht auf Leben, rehabilitative Unterstützung und soziale Reintegration sicherzustellen, können nicht hoch genug gewürdigt werden und sind Ausdruck eines zutiefst menschlichen Verhaltens.

Jennett und Plum 1972

Wenige Jahre nach Gerstenbrand beschrieben die angloamerikanischen Autoren Bryan Jennett und Fred Plum (1972) das gleiche Krankheitsbild und gaben ihm aufgrund der oft im Vordergrund stehenden enthemmten vegetativen Funktionen (Herz-Kreislauf-, Atemfunktion, Schweiß-, Speichelsekretion etc.) den Namen „vegetative state", gingen aber nicht auf die prinzipielle Rückbildungsfähigkeit des Syndroms ein. Sie schlugen darüber hinaus vor, bei ausbleibender klinischer Besserung nach einem Monat den Begriff „persistent vegetative state" und bei ausbleibender Besserung nach einem Jahr den Begriff „permanent vegetative state" zu verwenden.

Aus der Diagnose „permanent vegetative state" war somit nolens volens ein prognostischer Begriff geworden und, auch wenn es keiner wahrhaben wollte, einmal ausgesprochen, drängt sich immer wieder das Wort „vegetables" für Patienten mit einem „permanent vegetative state" auf.

Ohne Zweifel war die Wahl des Begriffs „vegetative state" unglücklich. Im Oxford English Dictionary werden für den Begriff „to vegetate" folgende Definitionen gegeben: „To vegetate: To live a merely physical life, devoid of intellectual activity or social intercourse and an organic body capable of growth and development but devoid of sensation and thought." Es sind Definitionen, die wenig Wertschätzung für menschliches Leben ausdrücken. Umso bedrückender ist es, diese geringe Wertschätzung für schwerstkranke und schwerstbehinderte Menschen im Wachkoma oft auch im Umgang mit diesen Menschen erfahren zu müssen. Angehörige schildern oft unvorstellbare Gespräche mit so genannten professionellen Gruppen in Gesundheitsbetrieben. Auch Bryan Jennett kritisiert in einer seiner letzten Publikationen diese unglückliche „Wortspielerei". Die Autoren selbst dürften von Anfang an mit dem Begriff „vegetative state" nicht sehr glücklich gewesen sein, sonst hätten sie ihrem Publikationstitel nicht den Nachsatz „a syndrome in search of a name" gegeben. 1996 wurde in einem Konsensus-Meeting endgültig empfohlen, die Bezeichnungen „persistent" oder „permanent" wieder zu streichen, was aber an der grundlegend pessimistischen, um nicht zu sagen negativistischen Einstellung zu diesem Krankheitsbild im angloamerikanischen Raum nichts mehr ändern konnte.

Dies ist auch der Grund, weshalb sich das Interesse hier vordergründig auf die Frage eines mehr oder weniger würdevollen Sterbens als auf die Frage eines würdevollen Lebens konzentriert. Möglicherweise werden die Ergebnisse neuester funktioneller bildgebender Verfahren hier etwas bewegen können.

Um es vorweg festzustellen: Ärzte und Betreuende sind weder beauftragt, den sozialen Wert eines Kranken zu beurteilen, noch sind sie Erfüllungsgehilfen für die Wünsche von Angehörigen oder Organisationen

und schon gar nicht können sie ihr Handeln an verschiedenen philosophischen Konzepten ausrichten, die sich mit der Frage beschäftigen, ob
Wachheit und bewusste Wahrnehmung eine Grundvoraussetzung sind,
um als Person zu gelten, oder ob das Fehlen von Wachheit und bewusster
Wahrnehmung mit sinnloser Hülle und somit lebensunwert gleichgesetzt
wird (Kallert 1994).

Symptome eines Wachkomas

Als Kernsymptome sind allen Beschreibungen gemeinsam das Fehlen oder eine zumindest hochgradige Einschränkung eines bewussten Wahrnehmens, ein fehlendes Bewusstsein des Patienten seiner selbst und seiner Umwelt und ein Fehlen jeglicher sinnvoller Reaktionen auf äußere Reize bei erhaltenem Schlaf-Wach-Rhythmus.

Diese elementaren Symptome spiegeln sich in der Bezeichnung „Wachkoma", die besonders in der deutschsprachigen Öffentlichkeit weit verbreitet ist und in der Bezeichnung „Coma vigile", meist in der älteren Literatur verwendet, wider. Wir verwenden in der Folge oft bewusst den weniger wissenschaftlichen, aber sehr prägnanten Begriff „Wachkoma", in dem sich die zahlreichen Widersprüche, die mit diesem Thema verbunden sind, gut abbilden lassen. Auf die Problematik der Nomenklatur und die aktuellen Entwicklungen werden wir später noch eingehen. Wesentlich ist die Abgrenzung zum Koma, in dem der Patient die Augen ständig geschlossen hält, keinen Schlaf-Wach-Rhythmus zeigt und durch äußere Reize nicht weckbar ist.

Erwacht der Patient nicht innerhalb von drei bis vier Wochen aus diesem anfänglichen Koma und erliegt er auch nicht den Folgen des auslösenden Ereignisses, entwickelt sich ein Wachkoma (Plum und Posner 1980).

Die Schwierigkeit der Diagnose ergibt sich trotz penibler Beschreibungsversuche aus der Tatsache, dass Bewusstsein nicht direkt messbar ist und es bis heute auch keine absolut sicheren Zusatzuntersuchungen gibt, die das Vorhandensein von Bewusstsein beweisen könnten. Das Vorhandensein dieses „Bewusstseins" ist jedoch von ganz zentraler Bedeutung. Es zeichnet sich aber zunehmend ab, dass die neuen funktionellen bildgebenden Verfahren, insbesondere die funktionelle Magnetresonanztomografie (fMRT), in den nächsten Jahren möglicherweise einen diagnostischen Zugang ermöglichen.

Ob jemand hirntot ist oder nicht, kann man dagegen relativ einfach beantworten.

Das Committee on Ethical Affairs der American Neurological Association definierte 1993 folgende Kriterien, um das Vollbild eines „vegetative state" gegenüber anderen Zuständen mit eingeschränkter Bewusstseinslage abzugrenzen.

Kriterien zur Diagnose des Vollbildes eines Wachkomas

- Fehlende Wahrnehmung seiner selbst und/oder der Umwelt
- Spontanes oder reflektorisches Öffnen der Augen
- Fehlen jeglicher sinnvollen und reproduzierbaren Kommunikation
- Kein sicheres optisches Fixieren und reproduzierbares Verfolgen äußerer Stimuli
- Bulbi oft divergent mit positivem Puppenkopfphänomen
- Keine emotionelle Reaktion auf Ansprechen
- Keine verbale Kommunikation
- Ungerichtete verbale Äußerungen (Grunzen, Schreien) möglich
- Ungerichtetes Grimassieren möglich (positiv wie negativ)
- Schlaf-Wach-Rhythmus vorhanden
- Hirnstammreflexe und spinale Reflexe sind erhalten
- Primitivreflexe (Saugen, Schlucken, Kauen, Greifen) sind variabel erhalten
- Abwehr-, Halte- und Stellreflexe sind erhalten
- Blutdruckregulation, kardiorespiratorische Funktionen sind erhalten
- Blasen-, Mastdarminkontinenz
- Auf taktile, visuelle und akustische Stimulation treten Massenbewegungen (Wälzbewegungen) und vegetative Symptome (Schwitzen, Speichelfluss, Tachykardie etc.) auf
- Beugestellung der Arme mit Faustschluss
- Beuge-/Streckstellung der Beine, Streckstellung der Füße

1996 wurden diese Kriterien nochmals von der International Working Party on The Vegetative State zusammengefasst, wobei auch hier das fehlende Bewusstsein der eigenen Person und der Umwelt die zentrale diagnostische Forderung ist.

Es kann nicht kritisch genug angemerkt werden, dass eine Diagnose nicht darauf basieren kann, dass sich etwas – wie zum Beispiel eine bewusste Wahrnehmung – nicht nachweisen lässt, also auf dem Fehlen eines Merkmals basiert. Die Tatsache, dass man etwas nicht beweisen kann oder nicht findet, beweist nicht, dass es das, was man sucht, nicht gibt. Vielleicht sind nur die derzeit zur Verfügung stehenden diagnostischen Mittel nicht ausreichend. Die Zukunft wird es möglicherweise zeigen.

Dazu ein Vergleich: Pathophysiologisch entspricht das Vollbild des apallischen Syndroms/vegetative state/Wachkomas dem Niveau eines Neugeborenen. Während bei Patienten im Wachkoma Teile der Gehirnrinde und Bahnsysteme von und zur Rinde zerstört sind, ist beim Neugeborenen die Gehirnrinde, also ein wesentlicher Bereich unseres Bewusstseins, noch nicht voll entwickelt und viele Bahnsysteme und Verbindungen sind einfach noch nicht funktionsfähig. Ob ein neugeborenes Kind Bewusstsein hat, soll einfach jeder für sich entscheiden, denn messen kann man es nicht.

Es soll nochmals besonders darauf hingewiesen werden, dass die oben genannten Kriterien ausschließlich für das Vollbild des apallischen Syndroms/vegetative state/Wachkomas gelten und in der Regel die Patienten in eine Remission eintreten, auch wenn sie nur die ersten ein oder zwei Remissionsstufen erreichen. Verbleibt der Patient im Vollbild, verstirbt er auch meist innerhalb weniger Monate. Die Frage, ob eine Remission eintritt, hängt natürlich außer von einer Vielzahl prognostischer Parameter auch von Art und Umfang der Betreuung von Anfang an ab. Man kann aber davon ausgehen, dass bei bis zu 80 Prozent der Patienten eine Remission eintritt. Jedenfalls bleibt jedoch auch der Patient in den frühen Remissionsstadien ein Hochrisikopatient.

Um es von Anfang an klarzustellen: Es geht nicht darum, das Überleben unter allen Umständen sicherzustellen und jede noch so aufwändige Therapiemethode anzuwenden. Es geht darum, jedem Menschen mit einem Wachkoma eine Chance zu geben – und sei sie auch noch so gering. Und es geht darum, Lebensqualität für diese Menschen sicherzustellen und vermutetes Leiden so weit wie möglich zu vermindern.

Wir werden in der Folge näher auf die Problematik eingehen: Was ist Bewusstsein?

Was ist Bewusstsein?

Was unterscheidet Wachheit von Aufmerksamkeit und
Wahrnehmung?
Ein Versuch, Wachkoma zu verstehen, und über die Schwierigkeit,
Bewusstsein zu erkennen

Wann immer der Begriff „Wachkoma" ausgesprochen wird, konzentrieren
sich die Fragen darauf, wie weit eine bewusste Wahrnehmung der eigenen Person und der Umwelt noch besteht, obwohl die meist ausgeprägte
Schädigung des Gehirns ein komplexes klinisches Bild verursacht mit in
der Regel massiven motorischen, sensorischen und kognitiven Störungen,
die in mehr oder weniger ausgeprägtem Zustand weiter bestehen bleiben, auch wenn sich die Bewusstseinslage gebessert hat. Die Frage, inwieweit bewusste Wahrnehmung vorhanden ist, fasziniert auf der einen Seite,
auf der anderen Seite ist sie die zentrale belastende Frage für die Angehörigen.

Die Unsicherheit, ob der Betroffene mich wahrnimmt oder sich selbst
wahrnehmen kann, und die Frage, ob unterschiedlichste motorische
Reaktionen oder auch nur emotionale Regungen bewusst oder unbewusst bleiben, stehen fast immer im Mittelpunkt.

Dem gegenüber verlieren die oft ausgeprägten anderen Defizite an
Bedeutung.

Es ist daher sinnvoll, sich im Rahmen dieses Buches mit dem Thema
Bewusstsein zu beschäftigen. Wir wollen aber – und es fällt schwer, das
Wort „bewusst" jetzt nicht anzuwenden – philosophische und vielleicht
auch religiöse Gesichtspunkte hier nicht berücksichtigen.

Wir verstehen das Thema Bewusstsein vielleicht besser, wenn wir die
drei Hauptkriterien isoliert betrachten, die für eine bewusste Wahrnehmung der eigenen Person und der Umwelt notwendig sind.

Das erste Grundkriterium ist die Weckbarkeit.
Es gilt also festzustellen, wie weit ein Patient durch äußere Reize weckbar
ist, was sich in der Regel dadurch manifestiert, dass er die Augen öffnet. Es
ist unbestritten, dass Menschen im Wachkoma in der Regel weckbar sind,
das heißt spontan oder auf äußere Reize die Augen öffnen.

Dieser Vorgang wird in der angloamerikanischen Literatur als „arousal reaction" bezeichnet. Die anatomische Grundlage dafür ist ein Netz-
werk von Nervenzellen und kurzen Bahnverbindungen im Hirnstamm, die

so genannte Formatio reticularis. Grob gesprochen werden alle sensiblen Reize, die aus der Umwelt kommen, aber auch Reize aus dem Inneren des Körpers, über Rückenmarksbahnen dem Gehirn zugeleitet. Dabei passieren sie zwangsläufig diese Formatio reticularis und erregen diese. Diese Erregung wird an bestimmte Kerngebiete im Thalamus, dem zentralen Verarbeitungsort im Gehirn für alle eingehenden Reize, weitergeleitet und von dort kommt es schließlich zu einer Aktivierung der Großhirnrinde. Genau das passiert bei jedem von uns, wenn wir durch einen mehr oder weniger sanften Reiz aufwachen, sei es, dass wir zuvor geschlafen oder auch einfach nur gedöst haben.

Das zweite wesentliche Kriterium ist die Wachheit.
Im angloamerikanischen Sprachraum steht dafür der Begriff „Wakefullness". Damit ist das Bewusstseinsniveau gemeint, der Grad unserer Wachheit, den man daran erkennt, ob wir unsere Augen geöffnet halten und wach bleiben. Auch das können wir in der Regel beim Wachkoma-Patienten beobachten und das Niveau seiner Wachheit auf diese Weise beurteilen.

Das dritte und entscheidende Kriterium für Bewusstsein ist die gezielte Wahrnehmung und Aufmerksamkeit – angloamerikanisch auch als „Awareness" bezeichnet. Hier geht es also um die Bewusstseinsinhalte.

Im initialen tiefen Koma, das der Patient in der Regel auf der Intensivstation überlebt, ist er nicht weckbar, er zeigt keine Hinweise für Wachheit und keine Hinweise für Aufmerksamkeit und Wahrnehmung.

Entwickelt sich aus dem initialen Koma zunächst das Vollbild des apallischen Syndroms, ist der Patient zwar weckbar und bleibt unterschiedlich lange wach, aber er zeigt zunächst keine Hinweise auf bewusste Wahrnehmung und Aufmerksamkeit. Erst mit beginnender Remission finden sich zunehmend Hinweise auf Aufmerksamkeit und Wahrnehmung, also zunehmend mehr Bewusstseinsinhalte.

Auf diese dritte und entscheidende Dimension des Bewusstseins wollen wir nun wieder etwas näher eingehen.

Welche Voraussetzungen benötigen wir für uns selbst, um zu erkennen, wie weit die bewusste Wahrnehmung und Aufmerksamkeit, also bewusste Inhalte, vorhanden sind?

Dazu ein einfaches Beispiel: Stellen Sie sich vor, Sie gehen im Sommer barfuß und treten mit dem rechten Fuß auf einen spitzen Stein. Bevor Sie erschreckt mit dem Bein wegzucken oder irgendeine Schmerzäußerung von sich geben, passieren sehr viele Dinge. Zunächst werden Reizimpulse von Schmerzrezeptoren an der Fußsohle über die peripheren Nerven zum Rückenmark und an das Gehirn weitergeleitet. Dabei passieren sie die Formatio reticularis, die ihrerseits wieder bestimmte Kerngebiete im Thalamus und in der Folge die Großhirnrinde aktiviert. Sie sind zweifellos, nachdem Sie auf den spitzen Stein getreten sind, wacher als zuvor.

Der Reizimpuls gelangt inzwischen weiter zu jenen primären sensorischen Hirnarealen, die den einzelnen Körperregionen zugeordnet sind. Diese befinden sich im Parietal- oder Scheitellappen des Gehirns – in der so genannten hinteren Zentralwindung. Das bedeutet aber nicht, dass dieser Reiz bereits zu diesem Zeitpunkt bewusst wahrgenommen wird. Dazu ist es notwendig, dass auch sekundäre Gehirnareale, so genannte Assoziationsareale, die sich in unmittelbarer Nachbarschaft zu diesen primären Hirnrindenarealen befinden, aktiviert werden. Diese Assoziationsareale überprüfen – um es sehr vereinfacht auszudrücken –, ob wir diese Art von Reiz irgendwann in unserem Leben schon einmal erfahren haben. Jeder tritt zum ersten Mal in seinem Leben auf einen spitzen Stein. Wann immer es wieder passiert, er wird sich sofort wieder daran erinnern.

Aber auch damit ist die bewusste Wahrnehmung noch nicht erfolgt. Dazu ist ein wesentlicher weiterer Schritt notwendig. Wir müssen das, was wir gerade erfahren, auch emotional bewerten. Dazu brauchen wir wieder den zuvor genannten Thalamus und eine mit ihm in sehr enger Beziehung stehende Formation, das so genannte limbische System, das sehr früh in der Entwicklung des Gehirns angelegt wird und das eng mit unseren Emotionen verbunden ist.

Also erst, wenn der Reiz im Gehirn angekommen ist, das Gehirn überprüft hat, ob der Reiz schon bekannt ist, und dieser Reiz auch mit einer positiven oder negativen Emotion belegt wird, dann können wir behaupten, diesen Reiz auch bewusst wahrgenommen zu haben. Dass wir in der Zwischenzeit schon lange den Fuß weggezogen haben und ein mehr oder weniger lautes „Au" von uns gegeben haben, hat mit bewusster Wahrnehmung nichts zu tun und läuft reflektorisch ab. Auch wenn diese Beschreibung sehr trivial klingt, hat sie im Umgang mit Menschen im Wachkoma eine ganz wesentliche Bedeutung und unterstreicht auch die Therapieansätze, auf die wir später noch eingehen werden.

Es ist nicht egal, welche Reize wir beim Patienten setzen. Wir haben eine weitaus höhere Chance auf eine Reaktion, wenn der Reiz bekannt ist und mit einer positiven Emotion belegt ist. Fremde, neue, unbekannte, aber auch emotional negativ belegte Reize, wie zum Beispiel häufiger Wechsel der Betreuungspersonen, unklare und wechselnde Therapiemaßnahmen und schmerzhafte Reize werden genau das Gegenteil von dem bewirken, was wir wollen. Der Patient wird sich weiter zurückziehen und verschließen und starke vegetative Reaktionen wie Speichelfluss, starkes Schwitzen und motorische Unruhe werden vermehrt auftreten.

Ist der Weg vom äußeren Reiz bis zur bewussten Wahrnehmung schon sehr komplex, ist es für eine außen stehende Person noch schwieriger, die Frage zu klären, ob bei einem Patienten bewusste Wahrnehmung vorhanden ist oder nicht.

Bis heute gibt es keine instrumentelle Untersuchungsmethode, die klären kann, ob ein Mensch bewusst wahrnimmt oder nicht. Das Elektroenzephalogramm (EEG) zeigt bei Wachkoma-Patienten sehr unterschiedliche Befunde, von schweren Veränderungen der hirnelektrischen Tätigkeit bis zu fast normalen Befunden. Aussagen, wie weit bewusste Wahrnehmung vorhanden ist oder nicht, können damit aber nicht getroffen werden. Die Ableitung evozierter Potenziale (somatosensorisch evozierte Potenziale – SSEP, visuell evozierte Potenziale – VEP, akustisch evozierte Potenziale – AEP) gibt zwar Auskunft darüber, ob ein optischer, akustischer oder sensibler Reiz tatsächlich bis zur zuständigen Gehirnrinde gelangt, sagt aber ebenfalls nichts über das Vorhandensein einer bewussten Wahrnehmung aus.

Die bildgebenden Verfahren wie Computertomografie oder Kernspintomografie sind in der Lage, strukturelle Schäden sehr genau zu erfassen. Sie geben uns Auskunft über das Ausmaß der Schädigung und haben auf diese Weise natürlich eine prognostische Bedeutung. Aussagen über das Vorhandensein oder das Fehlen einer bewussten Wahrnehmung können sie jedoch auch nicht geben.

Neuere Methoden, wie die SPECT-Untersuchung mit radioaktiven Isotopen, können das Ausmaß der Durchblutungsreduktion und damit das Ausmaß der Stoffwechselreduktion in verschiedenen Gehirnarealen messen, haben aber keine Aussagekraft bezüglich bewusster Wahrnehmung. Natürlich ist der gesamte Gehirnstoffwechsel im Wachkoma reduziert, er unterscheidet sich jedoch nur wenig von dem eines Menschen in Vollnarkose oder im Tiefschlafstadium.

Anders stellt sich die Situation bei den neueren funktionellen bildgebenden Verfahren wie der Positronen-Emissionstomografie (PET) oder der funktionellen Magnetresonanztomografie (fMRT) dar. Hier können aktive Gehirnareale bildlich dargestellt werden und die Reaktion des Gehirns auf unterschiedliche Reize gemessen werden. Aufgrund der zahlreichen Publikationen auf diesem Gebiet und der möglichen zukünftigen Bedeutung für Menschen im Wachkoma haben wir diesen neuen diagnostischen Verfahren ein eigenes Kapitel gewidmet.

Letztendlich ist jedoch bis heute die klinische Untersuchung die einzige einigermaßen verlässliche Möglichkeit, Hinweise für bewusste Wahrnehmung zu finden oder nicht zu finden. Das Problem bei der klinischen Untersuchung ist, dass man bei der Beurteilung darauf angewiesen ist, ob der Patient in der Lage ist, auf einen von mir gesetzten äußeren Reiz – sei er akustisch, visuell, taktil, olfaktorisch oder gustatorisch – mit einer wiederholbaren und von mir wahrnehmbaren Reaktion zu antworten. Dazu ist –egal wie – eine motorische Aktivität notwendig. Die Komplexität der motorischen Ausfälle, wie man sie bei Wachkoma-Patienten findet, verhindert aber oft eine entsprechende, von mir wahrnehmbare, motorische oder verbal motorische gezielte und reproduzierbare Reaktion. Stellen Sie sich vor, Sie sind von der kleinen Zehe bis zum Kopfende komplett gelähmt. Sie können nichts, nicht einmal die Augen bewegen und auch keine wie immer geartete verbale Äußerung von sich geben. Auch wenn Sie bei vollem Bewusstsein wären, Sie könnten es Ihrer Umgebung nicht mitteilen oder zu erkennen geben.

Auf der anderen Seite ist es für den Untersucher wichtig, den richtigen Reiz zu finden, auf den der Patient noch reagieren kann. Es nützt nichts, einen blinden Patienten optischen Reizen oder einen tauben Patienten akustischen Reizen auszusetzen. Auch hat es wenig Sinn, auf eine motorische Reaktion des möglicherweise gelähmten Armes zu warten. Schmerzreize werden allenfalls eine reflektorische Schreckreaktion auslösen, die wiederum die Frage nach einer bewussten Wahrnehmung in keiner Weise klären kann.

Die Frage, ob ich überhaupt eine Reaktion auslösen kann und auf welche Weise, wird also sehr von der Situation des Patienten und von den Fähigkeiten des Untersuchers abhängig sein. Wir werden darauf im Kapitel Assessment näher eingehen.

Ursachen eines Wachkomas

Was sind die häufigsten Ursachen

Prinzipiell lassen sich zwei Ursachengruppen unterscheiden:

- Traumatisch bedingtes Wachkoma, Unfälle
- nicht traumatisch bedingtes Wachkoma

Jedes schwere Schädel-Hirn-Trauma kann zu einem Wachkoma führen. Meist handelt es sich um schwere Verkehrsunfälle, zunehmend aber auch um Freizeitunfälle durch riskante Sportarten oder um Arbeitsunfälle, zum Beispiel durch einen Sturz aus großer Höhe. Beim traumatisch bedingten Wachkoma treten enorme Beschleunigungs-, Verzögerungs- und Rotationskräfte auf, wodurch die unterschiedlichsten Bahnsysteme innerhalb des Gehirns, aber auch zwischen Hirnrinde und Hirnstamm mechanisch geschädigt oder zerstört werden. Daneben kommt es durch punktuell einwirkende Kräfte zu einer lokalen Schädigung der Gehirnrinde. Im Weiteren sind mit einem Schädel-Hirn-Trauma in der Regel neben Gefäßzerreißungen, Blutungen innerhalb des Gehirns und der Gehirnhäute auch lokale Schädigungen durch Knochenfrakturen verbunden. Insgesamt sind die Schädigungsmuster höchst unterschiedlich, abhängig von der Art der Gewalteinwirkung.

Als Verursacher von nicht traumatisch bedingtem Wachkoma finden sich ebenfalls eine Vielzahl von Erkrankungen, aber auch exogene Ursachen, die alle eine längerfristige Sauerstoffunterversorgung oder Mangeldurchblutung des Gehirns, insbesondere der Gehirnrinde, zur Folge haben.

Hier sind in erster Linie der plötzliche Herz-Kreislauf-Stillstand – Asystolie – zum Beispiel infolge eines akuten Herzinfarktes, ein lebensbedrohlicher Blutdruckabfall aus den verschiedensten Gründen oder eine lebensbedrohliche tachykarde – zum Beispiel Kammerflimmern – oder bradykarde Herzrhythmusstörung zu nennen. In zweiter Linie sind es schwere Lungenerkrankungen oder massive Lungenembolien, die zu einer dramatischen Sauerstoffuntersättigung des Blutes führen, obwohl das Herz zunächst normal weiterschlägt. Nicht selten, besonders im Kindesalter, ist ein beinahe eingetretener Ertrinkungstod oder Strangulationstod die Ursache für ein Wachkoma. Wir alle kennen dramatische Fälle aus den Tageszeitungen.

Im Gegensatz zum traumatisch bedingten Wachkoma reagieren die verschiedenen Strukturen im Gehirn auf mangelhafte Blut- oder Sauerstoffversorgung unterschiedlich. Besonders empfindlich sind die Nervenzellen in der Gehirnrinde, während tiefer im Gehirn liegende Strukturen wie die Stammganglien oder die Bahnsysteme im Gehirn geringer vulnerabel sind, das heißt, beim hypoxisch bedingten Wachkoma steht die diffuse Schädigung der Großhirnrinde im Vordergrund.

Zu den nicht traumatischen Ursachen zählen natürlich auch ausgedehnte ischämische Schlaganfälle, Hirnblutungen, Subarachnoidalblutungen, Meningitiden, Enzephalitiden, Hirnabszesse und Hirntumore, aber auch Intoxikationen, die entweder durch ausgedehnte lokale Schädigungen oder aufgrund des sekundären Hirnödems – ähnlich wie bei den primär traumatischen Ursachen, wenn auch insgesamt deutlich seltener – zu einem apallischen Syndrom führen können.

Das Verhältnis zwischen traumatischer und nicht traumatischer Ursache liegt bei etwa 20:80. Das bedeutet, dass ein nicht traumatisches apallisches Syndrom wesentlich häufiger vorliegt als ein traumatisches. Grund dafür sind einerseits die zunehmend besser werdenden Sicherheitsmaßnahmen im Straßenverkehr und Fahrzeugbau, andererseits die zunehmenden intensivmedizinischen Maßnahmen bei akuten kardiovaskulären oder zerebrovaskulären Erkrankungen, wodurch natürlich mehr Menschenleben gerettet werden, aber auch mehr Menschen mit schwersten Defektzuständen überleben, die früher verstorben wären. Eine Diskussion darüber ist müßig.

Erwähnt werden soll hier, dass auch primär degenerative Erkrankungen des Zentralnervensystems im Endstadium, also präterminal, zum klinischen Bild eines apallischen Syndroms führen können. Genannt werden sollen: Morbus Alzheimer, Morbus Pick, Jakob-Creutzfeld-Erkrankung, Morbus Huntington sowie eine Reihe seltener Speichererkrankungen und mitochondriale Erkrankungen. Es handelt sich hierbei um eigenständige progrediente Erkrankungen, die unter allen Umständen zum Tod führen und in deren Verlauf terminal vorübergehend das Symptomenmuster eines Wachkomas auftreten kann. Hier wird man durch keine wie immer geartete Maßnahme eine Progredienz zum Tod verhindern oder eine Stabilisierung erreichen können.

Diese Patientengruppe sollte eine Domäne der Palliativmedizin sein.

Entwicklung eines Wachkomas

Jedes primäre Ereignis, sei es nun traumatisch oder nicht traumatisch, führt durch die damit verbundene schwere Schädigung des Gehirns zu einem initialen Koma. Somit beginnt die Karriere jedes Wachkoma-Patienten in der Regel auf der Intensivstation, wo er bewusstlos eingeliefert wird.

Jede traumatische oder nicht traumatische Schädigung führt zu einer Schwellung des Gehirns, zu einem so genannten Gehirnödem, was den Druck innerhalb der Schädelkapsel massiv erhöht. Da das Gehirn von einer knöchernen Schädelkapsel umgeben wird, leitet sich der Druck in Richtung des großen Hinterhauptsloches (Foramen magnum) weiter fort und führt zunächst zu einer Einklemmung im Tentoriumschlitz. Das Tentorium ist ein Teil der das Gehirn umgebenden harten Hirnhaut. Es ist eine derbe bindegewebige Membran, die sich zwischen Großhirn und Kleinhirn schiebt und eine Öffnung für den Durchtritt des Hirnstammes aufweist – den so genannten Tentoriumschlitz. Diese Einklemmung verursacht eine Schädigung des Mittelhirns. Das Mittelhirn befindet sich zwischen dem verlängerten Rückenmark – der so genannten Medulla oblongata – auf der einen Seite und dem Zwischenhirn und Großhirn auf der anderen Seite. Im Mittelhirn befinden sich wichtige motorische Zentren, aber auch die für unsere Wachheit und Weckbarkeit wichtige und schon erwähnte Formatio reticularis. Darüber hinaus müssen alle wichtigen sensiblen und motorischen Bahnen auf ihrem Weg vom und zum Großhirn das Mittelhirn passieren. Eine derartige Schädigung des Mittelhirns führt zum Mittelhirnsyndrom.

Die wichtigsten Symptome sind ein komatöser Bewusstseinszustand, Störungen der Augenbewegungen (Optomotorik) und der Lichtreaktion, Auftreten von Massenbewegungen, wie Beugebewegungen an den oberen Extremitäten sowie Beuge- und Streckbewegungen an den unteren Extremitäten, verbunden mit einer meist deutlichen Erhöhung des Muskeltonus, die als Spastizität bezeichnet wird. Weiters treten pathologische Reflexe auf (das Babinski-Zeichen als Hinweis auf eine Schädigung der Pyramidenbahn als wichtigste motorische Bahnverbindung), aber auch Primitivreflexe, wie Saug-, Kau- und Greifreflex und eine zunehmende Enthemmung vegetativer Funktionen, was sich in starkem Speichelfluss, vermehrtem Schwitzen, Schwankungen der Herz- und Atemfrequenz sowie Temperaturschwankungen manifestiert.

Kann der zunehmende Anstieg des Hirndrucks nicht gestoppt werden, kommt es schließlich zu einer Einklemmung des Mittelhirns und der Medulla oblongata im Foramen magnum, dem großen Hinterhauptsloch. Die Schädigung der lebenswichtigen Zentren für Atmung und Kreislauffunktionen in der Medulla oblongata führt regelhaft zum Tode. Man spricht von einem so genannten Bulbärhirnsyndrom.

Neben diesen durch Einklemmung bedingten Schädigungen sind es aber auch der mechanische Druck, der von der knöchernen Schädelkapsel auf die Gehirnrinde einwirkt, und abgeklemmte arterielle und venöse Gefäße, die für sekundäre hypoxische Schäden auch beim traumatisch bedingten Wachkoma verantwortlich sind.

Erholt sich der Patient innerhalb von zwei bis drei Wochen nicht aus diesem Zustand der Bewusstlosigkeit, das heißt, beginnt er nicht zunehmend wacher zu werden, wieder verstärktes Interesse an der Umgebung zu zeigen und Aufforderungen zu befolgen, so kann aus dem akuten Koma schließlich ein Wachkoma entstehen. Klinisch könnte man auch von einem prolongierten Mittelhirnsyndrom sprechen. Bei weiterhin bestehender unterschiedlich ausgeprägter Bewusstseinsstörung beginnt der Patient spontan oder auf äußere Reize, die Augen zu öffnen. Er entwickelt den typischen ermüdungs- und tageszeitabhängigen Schlaf-Wach-Rhythmus, ohne in den Wachphasen auch bei Bewusstsein zu sein. Die Primitivreflexe wie die enthemmte vegetative Symptomatik bleiben vorerst weiter bestehen. Ebenso die motorischen Auffälligkeiten mit Wälzbewegungen, Beugestellung der oberen Extremitäten sowie Beuge- und Streckstellung der unteren Extremitäten. Letztendlich lassen sich fast alle beschriebenen Symptome eines Wachkomas beobachten. Da diese Entwicklung auch Zeit benötigt, kann die Diagnose eines apallischen Syndroms/vegetative state/Wachkomas – frühestens drei bis vier Wochen nach dem auslösenden Ereignis gestellt werden.

Häufigkeit des Wachkomas

Obwohl Patienten mit einem Wachkoma nach meist langem Aufenthalt auf Intensivstationen, nachfolgender mehrmonatiger Rehabilitation in Spezialabteilungen sowie häufigen intensivbetreuungspflichtigen Komplikationen zu einer der teuersten Patientengruppen gehören, stehen nur wenige verlässliche epidemiologische Daten und fast keine Daten über längerfristige Krankheitsverläufe zur Verfügung – nicht, weil es diese nicht gibt, sondern weil die Patienten üblicherweise in der Anonymität der Betreuung in der Familie oder – auch heute noch – in nicht spezialisierten Pflegeinstitutionen verschwinden.

Darüber hinaus sind die Angaben in der Literatur bezüglich Inzidenz und Prävalenz stark divergierend (Higashi 1977, Multi Society Task Force on PVS 1994, Dolce 2002, Stepan 2004, Beaumont 2005, Lavrijsen 2005).

Die Inzidenz (Zahl der Neuerkrankungen pro 100.000 Einwohner) wird mit 0,7 bis 1 pro 100.000 Einwohner angegeben, was möglicherweise mit der unterschiedlichen Diagnosequalität zusammenhängt. Die Prävalenz (Zahl der vorhandenen Erkrankten pro 100.000 Einwohner) streut noch beträchtlicher. Sie liegt zwischen 2 und 10 pro 100.000 Einwohner (Faktor 5!), was wohl mit der sehr unterschiedlichen Qualität der Langzeitversorgung und der daraus resultierenden Überlebensdauer zu erklären ist.

Um valide epidemiologische Daten zu erhalten, sind zwei prinzipielle Faktoren notwendig: eindeutige, präzise und allgemein akzeptierte Kriterien für den Begriff Wachkoma und ein adäquates Dokumentationssystem, um Daten zu sammeln. Beides ist im Bereich Wachkoma nur sehr unvollständig vorhanden, da einerseits in der Literatur die Begriffe Wachkoma, apallisches Syndrom, vegetative state und seit einigen Jahren auch der Begriff minimally conscious state sehr unterschiedlich gebraucht werden und andererseits bis heute kein allgemein akzeptierter und anerkannter Diagnosecode existiert. Wachkoma-Patienten bleiben daher oft als „Zustand nach" Herz-Kreislauf-Stillstand, Schädel-Hirn-Trauma etc. diagnostiziert. Wir werden auf die Begrifflichkeiten und die Nomenklatur in der Folge noch eingehen.

Die Prävalenz definiert sich aus dem Produkt von Inzidenz und Überlebensrate. Die Multi Society Task Force on PVS (1994) hält fest, dass die durchschnittliche Überlebenszeit einen Monat nach dem Ereignis zwischen zwei und fünf Jahren beträgt. Patienten, die das erste Jahr überleben, weisen aber eine weitere Überlebenszeit von bis zu zehn Jahren auf. Es wird daher ein Unterschied sein, ob man Prävalenzzahlen im Akut-, im Rehabilitations- oder im Langzeitbereich erhebt.

Für die Vereinigten Staaten wird für das Vollbild des apallischen Syndroms eine Prävalenz von 4 bis 16,8/100.000 angegeben. Eine Punktprävalenzuntersuchung aus Wien (Stepan 2004) gibt die Zahl 1,9/100.000 an, eine Untersuchung aus Dänemark (Engberg 2004) gar nur 0,13/100.000. Die genannten Zahlen differieren um den Faktor 100 und mehr! Soviel zur Diagnosegenauigkeit und medizinischen Betreuungsqualität besonders im Langzeitbereich.

Entscheidend sind Inzidenz- und Prävalenzzahlen aber auch für die Beantwortung der Frage, wie viel Versorgungskapazität besonders im stationären Bereich notwendig ist, wenngleich der Bedarf für Österreich für den Langzeitbereich seit 2009 bekannt ist und außer Zweifel steht. Solange wir nicht ausreichende Informationen über Zahlendimensionen und Krankheitsverläufe haben, ist eine exakte Planung der Versorgung schwierig.

Basierend auf den an unsere Langzeitinstitution von Angehörigen, Akutkrankenhäusern und Frührehabilitationseinrichtungen in den letzten Jahren herangetragenen und dokumentierten Wünschen nach stationärer Aufnahme im spezialisierten Langzeitbereich ergibt sich eine Zahl von notwendigen Betten im Frührehabilitationsbereich von etwa 1 pro 100.000 Einwohner bei einer geschätzten Aufenthaltsdauer von sechs Monaten und eine Zahl von notwendigen Betten im stationären Langzeitbereich von 5 pro 100.000 Einwohner bei einer geschätzten durchschnittlichen Überlebenszeit von drei bis fünf Jahren (hohe Streuung der Überlebenszeit in Abhängigkeit von der Betreuungsqualität).

Wir haben in einer österreichweiten Umfrage in den Jahren 2007 bis 2009 genaue Zahlen erhoben, auf die wir im Kapitel Betreuungsstrukturen eingehen werden. Es ist aber ganz klar festzuhalten, dass in stationären Langzeiteinrichtungen meist frühe Remissionsstadien betreut werden, die aufgrund des hohen Pflegeaufwandes zu Hause weniger vorzufinden sind. Es ist leider noch immer eine Tatsache, dass es zu wenige strukturierte Betreuungsmodelle gibt.

Diagnose eines Wachkomas

Das neurologische Assessment – das diagnostische Dilemma
Häufigkeit von Fehldiagnosen
Neue bildgebende Verfahren

Das neurologische Assessment – das diagnostische Dilemma

Die Diagnose eines apallischen Syndroms/vegetative state/Wachkoma ist auch heute trotz modernster apparativer Untersuchungsmethoden nur durch eine exakte und auch ausreichend lange klinische Untersuchung und Beobachtung möglich. Wir haben im Kapitel „Was ist Bewusstsein" darauf hingewiesen.

Es muss nochmals betont werden, dass es bis dato keine apparative Zusatzuntersuchung gibt, mit deren Hilfe man die Diagnose eines Wachkomas stellen kann. Natürlich können uns diverse instrumentelle Techniken, wie kraniale Computertomografie, Kernspintomografie, EEG, evozierte Potenziale und letztendlich auch die neueren funktionellen bildgebenden Verfahren unterstützen, insbesondere was die Prognose und den weiteren Verlauf betrifft. Bis heute aber steht uns ausschließlich die fundierte klinische Untersuchung zur Verfügung, um das Krankheitsbild Wachkoma festzustellen.

Um es vorwegzunehmen: Die klassische neurologische Untersuchung ist nicht ausreichend, um eine Diagnose zu stellen. Nur in der Zusammenschau vieler einzelnen Faktoren und Daten aus Anamnese, klinischer Untersuchung, Ergebnisse von Scoring- und Assessmentinstrumenten, die üblicherweise nicht im klinischen Alltag einer neurologischen, neurochirurgischen oder internistischen Akutabteilung angewandt werden, dem Gesamtergebnis aller Zusatzuntersuchungen und vor allem dem zeitlichen Verlauf kann die Diagnose Wachkoma gestellt werden. Wie häufig wird der Angehörige schon wenige Tage nach dem Akutereignis mit der Diagnose „apallisches Syndrom" und einer damit verbundenen „schlechten Prognose" konfrontiert, was zu diesem frühen Zeitpunkt völlig inkorrekt ist und oft sinnvolle frührehabilitative Maßnahmen verzögert oder sogar verhindert. Die neurologischen Fachkolleginnen und Fachkollegen können in der Konfrontation mit einem Wachkoma-Patienten verunsichert und überfordert sein. Nur wenn man weiß, was man suchen soll – für das Vollbild des apallischen Syndroms, wie für die Remissionsstadien – wird man es auch finden. Ein großes Problem stellen die bis heute nicht einheitlich geklärte Terminologie und die durch Jennett und Plum geprägte Vorannahme einer schlechten Prognose dar, die das Denken und damit das Handeln bestimmt.

Bei der neurologischen Untersuchung wird man sehr sorgfältig vorgehen und viele Faktoren berücksichtigen müssen. Die Beobachtung des Kranken hat einen besonders hohen Stellenwert beim ersten Kontakt. In welcher Umgebung befindet sich der Patient gerade, welchen Faktoren, äußeren Umständen ist er gerade ausgesetzt, wie ist er positioniert? Wie ist die Atmung, gibt es spontane Lautäußerungen, gibt es Spontanbewegungen der Extremitäten, Beuge- und Streckbewegungen, Kontrakturen, Haltereflexe, Abwehrbewegungen oder gezieltes Greifen? Wie sind die Bewegungen des Kopfes? Wendet sich der Patient zu oder ab, öffnet er auf Ansprechen die Augen, ist er weckbar oder wach? Was machen die Augen, folgen sie dem Untersucher oder gibt es zumindest einen kurzen Blickkontakt? Können wir nach sanfter Initialberührung eine Form von Zuwendung, vielleicht auch nur für eine Sekunde, erreichen? Wie häufig muss man feststellen, dass die einzige Form der Kontaktaufnahme durch den Untersucher darin besteht, einen Schmerzreiz zu setzen? Der Faktor Zeit spielt ebenfalls eine wichtige Rolle. Reaktionen von Wachkoma-Patienten laufen nicht rasch ab. Man muss diesen Menschen Zeit geben, sich auf eine neue Situation einzustellen und eventuell auf Reize und Aufforderungen zu reagieren. Wir haben die Erfahrung gemacht, dass Reaktionen oft erst nach 20 bis 30 Sekunden kommen. Das ist eine sehr lange Zeit in der Hektik unseres Alltags. Sehen Sie einmal selbst auf die Uhr! Das bedeutet aber auch, dass die Begutachtung und Beurteilung eines Wachkoma-Patienten nicht in zehn Minuten erledigt sein kann und dass man ihn mehr als einmal begutachten wird müssen, um eine einigermaßen sichere Diagnose stellen zu können.

Wir wollen hier noch etwas näher darauf eingehen, was beim Assessment zu bedenken ist:

Ein wesentlicher Punkt bei der Beurteilung ist das Setting, in dem sich der Patient zum Zeitpunkt der Untersuchung befindet. Der Zeitpunkt selbst wird bereits einen wesentlichen Einfluss haben. Hatte der Patient zuvor Besuch von Angehörigen, hatte er vielleicht gerade eine Therapiestunde, gab es irgendeine pflegerische Aktivität, wurde er gewaschen, geduscht, gebadet, ist er ermüdet davon, gab es eine entsprechende Ruheperiode danach, wurde soeben eine Untersuchung durchgeführt, wenn ja, welche?

Es ist nicht egal, ob die Begutachtung in der Hektik einer Intensivstation mit piepsenden Monitoren und Aktivitäten vieler Menschen oder in einem ruhigen, von Störungen abgeschirmten Raum stattfindet. Wir müssen endlich zur Kenntnis nehmen, dass Patienten in unseren Gesundheitsbetrieben permanent einer Vielzahl von optischen, akustischen, taktilen, olfaktorischen und gustatorischen Reizen ausgesetzt sind. Denken Sie nur einmal darüber nach. Zusätzliche ständig laufende Hintergrundmusik und Fernsehapparate machen das Reizchaos unerträglich. Jemand, der in seiner Wahrnehmung bereits grundlegend beeinträchtigt ist, hat nur mehr die Chance, in sein Inneres zu flüchten, sich zurückzuziehen und zu versuchen abzuschalten. Es ist nicht unberechtigt anzunehmen, dass ein derartiges Umfeld bei Menschen im Wachkoma Furcht und Angst auslöst. Jeder von uns macht es so. Es wird auch bedeutend sein, in welchem medizinischen Zustand sich der Patient gerade befindet. Besteht aktuell eine fieberhafte Infektion, hat der Patient Schmerzen, wie ist sein Ernährungszustand, ist er eventuell exsikkiert? Sowohl Mangelernährung wie Austrocknung beeinflussen wesentlich den Wachheitszustand eines Patienten. Wie ist die aktuelle Medikation? Erhält der Patient sedierende Medikamente, wann hat er sie zuletzt bekommen? Sowohl Antispastika als auch Antiepileptika und Schmerzmittel können Wachheit und Aufmerksamkeit beeinflussen. Ganz entscheidend ist auch die Positionierung des Patienten. Probieren Sie es selbst aus. Ihre Fähigkeiten, sich zu bewegen, zu reagieren und Ihre Aufmerksamkeit werden signifikant unterschiedlich sein, ob Sie im Bett auf dem Rücken oder auf der Seite liegen, ob Sie in einem Rollstuhl sitzen oder gar auf einem normalen Sessel. Regelmäßig werden Wachkoma-Patienten im Bett liegend begutachtet. Schon dadurch nimmt man den Patienten viele Möglichkeiten, sich auszudrücken und eventuell zu reagieren.

Sehen wir uns die Positionierung noch genauer an: Wie ist der Patient gelagert, gibt es unterstützende Lagerungsmaterialien, die ein entspanntes Liegen oder Sitzen ermöglichen, sind die Hilfsmittel richtig positioniert, unterstützen sie oder behindern sie? Wie sieht es aus mit Lagerungsschienen, orthopädischen Schuhen, Kopfstützen, Rollstuhltischen? Ist der Patient fixiert, hat er überhaupt die Chance, sich zu entspannen? Viele Details, die bei einem Patienten gar nicht auffallen, der sich aktiv bemerkbar machen kann, der aktiv, vielleicht auch nur mit Mühe, seine Position verändern kann, sind bei Menschen im Wachkoma von essenzieller Bedeutung und können das Ergebnis eines Assessments wesentlich beeinflussen.

Für den erfahrenen Untersucher ist natürlich auch die Kenntnis der Ergebnisse von Zusatzuntersuchungen von entscheidender Bedeutung. Aufgrund der Lokalisation und der Ausprägung von Schädigungen in der kranialen Computertomografie oder Magnetresonanztomografie wird eine zu untersuchende Funktion überhaupt vorhanden oder auslösbar sein oder auch nicht.

Es muss uns klar sein, dass neben der immer im Vordergrund stehenden Störung der bewussten Wahrnehmung eine Reihe komplexer motorischer, sensibler und kognitiver Ausfälle besteht, die es dem Patienten unmöglich machen, wahrzunehmen oder entsprechend zu reagieren. Ausgeprägte Läsionen im Bereich der Sehrinde werden darauf hinweisen, dass vielleicht eine kortikale Blindheit besteht. Optische Reize können also möglicherweise gar nicht wahrgenommen werden. Läsionen entlang der Sehbahn werden Hinweise auf eine Hemianopsie geben. Es wird also nicht egal sein, von welcher Seite wir uns dem Patienten nähern. Eine Zerstörung des Hörzentrums kann zu Taubheit führen. Für uns reagiert der Patient nicht auf Ansprechen und wir interpretieren das als fehlende bewusste Wahrnehmung. Schädigungen des Sprachzentrums werden eine Aphasie verursachen. Möglicherweise kann der Patient das, was man zu ihm sagt, zwar verstehen, aber nicht entsprechend reagieren. Läsionen im Bereich des Parietallappens können zu apraktischen Störungen führen, ohne dass eine Verständnis- oder Wahrnehmungsstörung besteht. Besonders aber sind es die komplexen motorischen Defizite und Lähmungen, die eine adäquate Reaktion fast unmöglich machen. Erinnern Sie sich: Wie soll ich meinem Gegenüber zu erkennen geben, dass ich wahrnehme, wenn ich mich nicht bewegen kann? All diese Faktoren müssen dem Untersucher bekannt sein, sonst wird er aus der vordergründigen scheinbaren Reaktionslosigkeit falsche Schlüsse ziehen und voreilige Prognosen stellen.

Denn eines ist sicher: Je langsamer die Rückbildung verläuft und je ausgeprägter die Behinderungen der Patienten sind, umso größer ist die Chance, dass sie als „apallisch" eingestuft werden. Häufig wird in diesen Fällen das Rückbildungspotenzial nicht erkannt, entsprechende Maßnahmen nicht durchgeführt und die ungünstige Prognose in den Vordergrund gestellt.

Häufigkeit von Fehldiagnosen

Die Komplexität des diagnostischen Vorgehens und die Vielfalt an notwendigen Voraussetzungen von Seiten des Untersuchers erklären die hohe Zahl an Fehldiagnosen, die in einzelnen Fällen immer wieder durch die Medien gehen.

Obwohl für die Diagnose Vollbild jegliche Bewusstseinstätigkeit fehlen müsste, fanden sich bei 37 Prozent der Patienten, die als Vollbild des apallischen Syndroms diagnostiziert wurden, Hinweise für Bewusstseinstätigkeit (Childs 1993). Bei 18 Prozent der Patienten, die mit der Diagnose Wachkoma in eine Langzeitinstitution eingewiesen wurden, war die Diagnose schlicht falsch (Tresch 1991) und ebenso war die Diagnose bei 43 Prozent der Patienten, die in ein Rehabilitationszentrum eingewiesen wurden, nicht richtig (Andrews 1996). Das bedeutet, dass in bis zu 43 Prozent der Fälle eine Bewusstseinstätigkeit übersehen wurde. Die Frage, ob bewusste Wahrnehmung – wenn auch nur in sehr geringem Ausmaß – vorhanden ist oder nicht, hat aber einen wesentlichen Einfluss darauf, wie wir mit diesen Menschen umgehen. Natürlich bleiben sie weiter schwer behindert, aber es macht einen wesentlichen Unterschied für alle unsere Überlegungen, seien es nun Fragen der Rehabilitationsbemühungen oder Fragen des Behandlungsabbruchs.

Wie zu erwarten waren die häufigsten Ursachen von Fehldiagnosen vor allem die mangelnde Kenntnis des Krankheitsbildes, die Unfähigkeit, Kommunikationsversuche wahrzunehmen, und die mangelhafte Berücksichtigung aller oben aufgezählter Faktoren. In erster Linie waren es aber die schweren Behinderungen, die eine Kommunikation und damit die Wahrnehmung von vorhandenem Bewusstsein verhinderten. Hier besonders schwere Kontrakturen, Anarthrie (Unfähigkeit zu sprechen), Globalaphasien (Unfähigkeit, gesprochene Worte zu verstehen und Sprache zu produzieren), aber auch Blindheit und Taubheit oder die Kombinationen von mehreren Ursachen. All das unterstreicht die Notwendigkeit einer fachspezifischen Betreuung und einer diagnosespezifischen Ausbildung der betreuenden Personen im ärztlichen, pflegerischen und therapeutischen Bereich.

Neue bildgebende Verfahren

Auswege aus dem diagnostischen Dilemma?
Was werden sie verändern?

In den letzten Jahren haben sich funktionelle bildgebende Verfahren etabliert, mit deren Hilfe aktive Gehirnareale, aber auch Bahnsysteme bildlich
dargestellt werden können. Einerseits ist es die Positronenemissionsto-
mografie (PET), bei der radioaktiv markierter Sauerstoff oder Glucose –
also jene Substanzen, die unser Gehirn in erster Linie braucht, um zu funktionieren – verwendet wird, um Gehirnaktivitäten nachzuweisen. Auf der
anderen Seite die funktionelle Magnetresonanztomografie (fMRT), die in
erster Linie die Durchblutung in den aktiven Gehirnarealen messen und
darstellen kann. Die Methode ist für den Patienten nicht belastend. Die
Durchführung ist aber bei nicht kooperativen Patienten mit einem erheb-
lichen zeitlichen und personellen Aufwand verbunden. Dennoch hat die
fMRT in der Wachkomaforschung in den letzten Jahren großes Aufsehen
verursacht und gewinnt zunehmende diagnostische Bedeutung. Wir werden daher etwas näher auf die bisherigen Ergebnisse eingehen.

Sie müssen sich zunächst vorstellen, dass es mit dieser Methode möglich ist, den Aktivitätsgrad von Gehirnarealen sichtbar zu machen. Es
stellte sich heraus, dass bei Wachkoma-Patienten im Ruhezustand im
Gegensatz zu Gesunden die Assoziationsareale und Assoziationszentren
im Frontallappen und im Parietallappen besonders wenig aktiv sind und
die Bahnverbindungen zwischen unterschiedlichen Gehirnrindenarealen und zwischen Gehirnrindenarealen und dem Thalamus gestört sind
(Laureys et al. 2004, 2005). Erinnern Sie sich, was wir im Kapitel „Was ist
Bewusstsein?" beschrieben haben. Um bewusst wahrnehmen zu können,
brauchen wir nicht nur funktionierende primäre Gehirnrindenareale, sondern auch eine intakte Verbindung zu den Assoziationsarealen, zum Thalamus und zum limbischen System. Es ist faszinierend, wie diese neuen
Techniken sowohl bekannte als auch zum Teil nur vermutete Mechanismen aufzeigen, die dem klinischen Bild von Menschen im Wachkoma
zugrunde liegen.

Es war nur ein logischer nächster Schritt herauszufinden, ob diese Untersuchungsmethoden in der Lage sind, Gehirnfunktionen aufzuspüren, die
bei der klinischen Untersuchung nicht wahrgenommen werden können
– also „covert behaviour" (verstecktes Verhalten) aufdecken können. Weiters war es natürlich spannend herauszufinden, was in den Gehirnen von

Wachkoma-Patienten vor sich geht, wenn diese Menschen äußeren Reizen ausgesetzt werden. Man untersuchte zunächst gesunde Probanden, indem man diese ausgestattet mit einem Kopfhörer in die Röhre des Magnetresonanztomografen legte. Spielte man über die Kopfhörer lediglich die normalen Umgebungsgeräusche, so fand man erwartungsgemäß nur eine kleine Aktivität im Bereich der primären Gehörrinde. Ein größeres Areal wurde aber bereits aktiv, übertrug man lautes Kindergeschrei, und besonders groß war das aktivierte Areal im Bereich der Gehörrinde, wenn man die Probanden mit dem Vornamen ansprach. Das bedeutet, dass es für das Gehirn nicht egal ist, was es zu hören bekommt, sondern dass die Aktivität umso höher ist, je höher die emotionale Bedeutung des Gehörten ist. Das sollte auch wesentlich unser tägliches Tun mitbestimmen. Es ist also überhaupt nicht egal, wie wir unsere Patienten ansprechen und wer sie anspricht. Keiner von uns kann ungerührt bleiben, wenn in der Menschenmenge sein Name gerufen wird, und schon gar nicht, wenn es eine vertraute Stimme ist. Wir würden diese Stimme unter tausenden Stimmen herauskennen. Bei unseren Patienten ist es genauso. Diese Ergebnisse sollten auch Auswirkungen auf den Pflegealltag und auf den Einsatz der verschiedenen Pflegekonzepte haben. Was immer wir tun, es bewirkt etwas beim anderen, und wir haben die Chance, durch einen überlegten und korrekten Zugang Menschen zu aktivieren. Es ist klar: Je vertrauter ein Reiz ist und je emotionaler er belegt ist, umso höher ist die Chance, dass das Gehirn aktiviert wird – und genau das wollen wir bei Menschen im Wachkoma erreichen. Noch überraschender aber waren die Ergebnisse, als man nun in einem nächsten Schritt Menschen im Wachkoma untersuchte. Bei mehreren Patienten konnten ähnliche Ergebnisse – wenn auch meist mit geringerer Aktivität – nachgewiesen werden.

2006 wurden von einer Forschergruppe in Cambridge (Owen et al. 2007, Coleman 2007) beeindruckende fMRT-Ergebnisse publiziert, die erstmals deutliche Hinweise darauf zeigten, dass zumindest bei einem Teil der Menschen im Wachkoma bewusste Prozesse ablaufen, auch wenn diese Menschen äußerlich unfähig sind, auf ihre Umgebung zu reagieren – diese Prozesse also von außen nicht erkennbar sind.

Gesunde Probanden und Menschen im Wachkoma wurden im Rahmen einer fMRT-Untersuchung aufgefordert sich vorzustellen, Tennis zu spielen. Sie können es selbst bei sich ausprobieren. Sollten Sie je einmal Tennis gespielt haben, so stellen Sie sich sicher entweder eine Vorhand, eine Rückhand oder einen Aufschlag vor. Oder etwa nicht? Genau das passierte bei den gesunden Probanden und auch bei einem Teil der Wachkoma-Patienten. Es leuchtete genau das Areal auf, wo unsere Bewegungspläne lokalisiert sind, die wir beim Tennisspielen brauchen – im supplementär motorischen Areal im Bereich des Frontallappens. Für die Forschergruppe war das ein eindeutiges Zeichen dafür, dass die Patienten versuchten, mit den Untersuchern zu kooperieren, indem sie sich das vorstellten, worum sie gebeten wurden. In einer weiteren, noch komplexeren Versuchsanordnung wurden gesunde Probanden, aber auch Wachkoma-Patienten aufgefordert, sich vorzustellen, durch ihr Haus, durch ihre Wohnung zu gehen. Versuchen Sie es wieder selbst. Die meisten von Ihnen werden bei der Eingangstüre oder im Vorzimmer beginnen. Dieser Auftrag aber aktiviert mehrere Bereiche des Gehirns. Sie werden Bilder Ihres Hauses oder Ihrer Wohnung sehen, Sie werden herumgehen, es werden Erinnerungen wach und zweifellos auch Emotionen. Es werden also optische, motorische sowie emotionale Zentren im Gehirn aktiv sein. Und wieder waren bei dieser Untersuchungsserie bei manchen Wachkoma-Patienten ähnliche Ergebnisse zu finden wie bei gesunden Probanden. In der Zwischenzeit wurde auch versucht, diese beiden Aufträge dazu zu benutzen, um mit Wachkoma-Patienten zu kommunizieren, also einen Ja-Nein-Code zu etablieren. Mit den Aufträgen: Stell dir vor, du spielst Tennis – wenn du Ja meinst, und stell dir vor, du gehst durch dein Haus – wenn du Nein meinst, ist eine Kommunikation möglich.

Trotz aller faszinierenden Ergebnisse muss aber eines klar festgehalten werden: Diese Ergebnisse konnten bis jetzt nur bei einer sehr kleinen Zahl von Wachkoma-Patienten gefunden werden. Auf der anderen Seite ist das Fehlen eines positiven Untersuchungsergebnisses kein Beweis, dass bewusste Wahrnehmung nicht vorhanden ist, da negative Ergebnisse auch bei Gesunden vorkommen können.

Eines aber kann sicher schon heute gesagt werden. In der Gruppe der Patienten, die klinisch als Wachkoma-Patienten diagnostiziert werden – sei es nun im Vollbild des apallischen Syndroms (vegetative state) oder in den frühen Remissionsstadien (minimally conscious state) –, gibt es eine zunehmende Anzahl, die offenbar in der Lage ist, ihre verbleibenden kognitiven Fähigkeiten zu benutzen, auch wenn das von der Umwelt nicht wahrgenommen werden kann. Es scheint sich also herauszukristallisieren, dass Menschen im Wachkoma mehr wahrnehmen – auf welcher Ebene auch immer –, als bisher angenommen wurde. Das sollte uns im Umgang mit diesen Menschen zu denken geben. Natürlich bergen diese neuen Untersuchungsmethoden auch eine Reihe von Gefahren. Stellt man die Ergebnisse der fMRT den Ergebnissen der klinischen Untersuchung gegenüber, ergeben sich folgende Möglichkeiten:

■ Möglichkeit 1: fMRT und klinische Untersuchung ergeben Hinweise auf bewusste Wahrnehmung.

- Möglichkeit 2: fMRT gibt Hinweise auf bewusste Wahrnehmung, die klinische Untersuchung aber   nicht.
- Möglichkeit 3: fMRT gibt keine Hinweise auf bewusste Wahrnehmung, wohl aber die klinische Untersuchung.

In all diesen Fällen werden sich wohl alle bemühen, den Patienten zu fördern, um vorhandenes Potenzial zu verbessern.

Was aber mit Menschen im Wachkoma, bei denen weder die fMRT noch die klinische Untersuchung Hinweise für bewusste Wahrnehmung zeigen? Wird die soziale und menschliche Verantwortung unserer Gesellschaft groß genug sein, auch diese Gruppe so gut wie nur möglich zu betreuen? Die mögliche ethische Herausforderung, die diese neuen Techniken mit sich bringen, lassen sich in ihrer Tragweite nur erahnen. Dazu aber mehr im Kapitel „Wachkoma und Ethik".

Differenzialdiagnosen zum Wachkoma

Ohne hier detaillierter darauf eingehen zu wollen, sollen doch die wichtigsten Differenzialdiagnosen und damit Fehldiagnosen erwähnt und kurz beschrieben werden.

Locked-in-Syndrom – LIS

Durch Unterbrechung aller Bahnen vom Rückenmark und Hirnstamm zum Gehirn und vom Gehirn in die Peripherie, durch eine Läsion im Bereich der mittleren Brücke in Höhe der Abducenskerne, meist verursacht durch eine Blutung oder einen Schlaganfall in diesem Bereich, ist der Patient unfähig zu sprechen, zu schlucken oder irgendwelche Bewegungen der Extremitäten durchzuführen. Lediglich vertikale Augenbewegungen sind möglich. Der Patient ist aber bei vollem Bewusstsein. Es besteht ein völlig normaler Schlaf-Wach-Rhythmus. Die Augen sind aber meist geschlossen. Es ist leicht nachzuvollziehen, wie schwierig die Differenzialdiagnose nach dem Erwachen des Patienten aus dem ebenfalls vorhandenen initialen Koma ist, wenn der Patient trotz klarem Bewusstsein doch völlig unfähig ist, auf irgendwelche Reize zu reagieren. Nur wenn man bewusst nach diesem Krankheitsbild sucht, wird man auch die Diagnose stellen können. Patienten mit einem Locked-in-Syndrom sind ein beeindruckendes Beispiel dafür, wie eine massive motorische Behinderung es dem Patienten fast unmöglich macht zu signalisieren, dass bewusste Wahrnehmung vorhanden ist.

Akinetischer Mutismus

Ein weiteres eindrucksvolles Krankheitsbild ist der akinetische Mutismus. Durch Läsionen beiderseits im Bereich des Thalamus, Hypothalamus und frontobasal ist der Patient nach dem ebenfalls meist initialen Koma zwar wach, in seiner Aufmerksamkeit aber massiv beeinträchtigt und zeigt infolge einer extremen Antriebsminderung kaum Spontanbewegungen oder verbale Äußerungen. Auch hier ist der Schlaf-Wach-Rhythmus meist völlig normal und der Patient bei vollem Bewusstsein.

Aus dieser und der obigen Differenzialdiagnose ist zu erkennen, wie sehr wir gewohnt sind, Menschen, die nicht auf unser Tun reagieren, voreilig als bewusstlos und damit als wahrnehmungsunfähig und ohne Bewusstsein abzuklassifizieren.

Koma

Bereits früh wurde auf die Differenzialdiagnose des apallischen Syndroms zum Koma verwiesen. Zentrales Kennzeichen des Komas ist die anhaltende Bewusstlosigkeit, die durch keinen äußeren Reiz beeinflusst werden kann. Der Patient ist also im Gegensatz zum Wachkoma nicht weckbar. Es gibt keine Schlaf-Wach-Phasen, die Augen sind geschlossen. Sehr wohl aber sind durch schmerzhafte Reize motorische reflektorische Reaktionen möglich. Ein Koma dauert selten länger als vier Wochen. Entweder kehrt das Bewusstsein schrittweise zurück oder es entsteht ein apallisches Syndrom oder der Patient verstirbt.

Hirntod

Nicht als Differenzialdiagnose, aber zur Komplettierung sei der Begriff „Hirntod" erwähnt, da gerade Wachkoma-Patienten in Nichtkenntnis der Sachlage immer wieder als „hirntot" missinterpretiert werden.

Hirntote sind natürlich auch bewusstlos. Es fehlt aber jegliche Spontanmotorik, die Reflexe sind erloschen, ebenso Hirnstamm- und Hirnnervenfunktionen. Der Patient muss in der Regel beatmet werden. Bezüglich möglicher Konsequenzen (Organentnahme) ist es notwendig, eine klare Abgrenzung des apallischen Syndroms zum Hirntod zu ziehen. Beim Hirntod handelt es sich um ein irreversibles Erlöschen der Gesamtfunktionen des Großhirns, des Kleinhirns und des Hirnstammes.

Die Diagnose Hirntod basiert nicht nur auf den klinischen Befunden wie Bewusstlosigkeit, fehlender Spontanmotorik, fehlender Hirnnerven- und Hirnstammreflexe und fehlender Vitalfunktionen des Hirnstammes, sondern auch auf dem Ausschluss von Ursachen potenziell reversibler Hirnfunktionsstörungen (Medikamenteneffekte, Schockzustände, metabolische Ursachen etc.). Darüber hinaus werden eine Mindestbeobachtungszeit von 72 Stunden, die Durchführung von Zusatzuntersuchungen wie EEG (30-minütige fehlende hirnelektrische Tätigkeit), fehlende akustisch evozierte Potenziale, dopplersonografisch im Abstand von 30 Minuten dokumentierte fehlende Hirnzirkulation oder ein angiografisch nachgewiesener intrakranieller Zirkulationsstillstand gefordert.

Rückbildung – Remission – des Wachkomas

Dimensionen der Rückbildung
Grundlagen der Rückbildung
Remissionsstadien nach Gerstenbrand
Minimally conscious state nach Giacino

Dimensionen der Rückbildung

Das Thema Rückbildung (Remission) nimmt im Umgang mit Wachkoma-Patients und insbesondere im Umgang mit deren Angehörigen eine zentrale Rolle ein.

Prinzipiell sind bei der Rückbildung zwei Dimensionen zu unterscheiden.

Einerseits die Rückbildung der Bewusstseinsstörung – der Patient nimmt zunehmend die Umwelt wahr und reagiert bewusst und wiederholbar auf visuelle, akustische oder taktile Reize.

Andererseits die Rückbildung der Funktionsausfälle wie motorische Störungen, Sprach- oder Sprechstörungen.

Das initial einwirkende traumatische oder nicht traumatische Ereignis verursacht in der Regel nicht nur eine Schädigung jener Zentren, die für unsere Wachheit und unser Bewusstsein verantwortlich sind, sondern schädigt auch motorische Zentren, Sprachzentren, Sehzentrum und vieles mehr.

Es muss uns klar sein, dass die Rückbildung in beiden Dimensionen höchst unterschiedlich erfolgen kann und dass Bewusstsein zwar Wachheit voraussetzt, aber Wachheit keinesfalls Bewusstsein. Eine Tatsache, die für die Angehörigen von Wachkoma-Patients besonders schwer nachvollziehbar und auch besonders schwer zu ertragen ist.

Es kann aber nicht häufig genug betont werden, dass die Intensität der Frührehabilitation und der Spezialisierungsgrad der Langzeitbetreuung die Wahrscheinlichkeit einer Remission massiv beeinflussen. So hat die Zahl der Patients, die im Vollbild verbleiben, in den letzten Jahren deutlich abgenommen. Es ist daher heute mehr denn je gerechtfertigt, von einem apallischen Durchgangssyndrom zu sprechen, wie es Gerstenbrand schon vor Jahrzehnten forderte.

Wir wollen zunächst die Fragen klären, was die Grundlagen einer Remission sind, was die ersten Anzeichen sind und wie sie sich manifestieren, und letztlich die derzeit gängigen Remissionsmodelle diskutieren.

Grundlagen der Rückbildung

Die Grundlage jeder Rückbildung von Ausfällen, die Erholung von Defizi-ten – also das, was landläufig als Remission bezeichnet wird – sind zuneh-mend bekannte Regenerations- und Reorganisationsprozesse, die im Gehirn ablaufen. Was lange negiert wurde, ist heute eine bewiesene Tat-sache. Nervengewebe ist prinzipiell in der Lage, sich nach Läsionen zu erneuern. Dieser Vorgang wird als Neuroplastizität bezeichnet. Therapeu-tische Ansätze haben also grundlegend nur das eine Ziel – nämlich Neu-roplastizität zu fördern. Neuronale Netzwerke können sich neu organisie-ren, und jüngste Untersuchungen haben gezeigt, dass Nervengewebe sich regenerieren kann und dass Funktionen von nicht zerstörten Area-len übernommen werden können. Neue Verbindungen durch Ausspros-sen von Neuronen und Axonen und damit Wiederherstellung neuronaler Verbindungen sind nachweislich möglich (Voss 2005). Auch eine Neuroge-nese – also Teilung von Nervenzellen – wird diskutiert. Andererseits kön-nen Funktionen durch Nichtgebrauch verloren gehen. All diese Tatsachen unterstützen die Forderung nach gezieltem Training auch bei schwerstge-schädigten Personen und die Forderung nach einem ansprechenden för-dernden und fordernden Umfeld. Das Schlechteste, was man Menschen im Wachkoma antun kann, ist, nichts mit ihnen zu tun, ihnen die Möglich-keit zu nehmen, durch ein aktives Umfeld und adäquate Angebote zu ler-nen. Wie bereits im Kapitel „Neue diagnostische Verfahren" angeführt, sti-mulieren Reize das Gehirn, tätig zu werden und sich zu verändern. Das ist bei jedem Menschen so – auch bei Menschen im Wachkoma.

Diskussion

Gerade die Methoden der sensorischen Stimulation, auf die wir im The-rapieteil eingehen werden, haben sich als besonders wirkungsvoll erwie-sen. Remission ist also nicht schicksalhaft oder geheimnisvoll, sondern hat nachgewiesene biologische Grundlagen und kann durch eine Reihe von Maßnahmen gefördert werden.

Man kann davon ausgehen, dass bei mindestens 80 % der Patienten eine Remission (Rückbildung) eintritt. Unabhängig davon, ob man sich eher mit dem Konzept der Remissionsstadien oder dem Konzept des minimally conscious state beschäftigt, läuft Remission nach einem fast uniformen Schema ab.

Das Erste, was man beobachtet, ist das optische Fixieren. Der Patient sieht mich an. Es kann zunächst nur kurz, fast zufällig, flüchtig sein und wird in der weiteren Rückbildung beständiger und wiederholbar. Es wird möglicherweise auch von den Personen abhängig sein. Wie auch immer – es ist das erste Zeichen. In der Folge wird so etwas wie ein Blickkontakt entstehen – ein gegenseitiges „in die Augen schauen" – ein erstes Zeichen von Aufmerksamkeit, Kommunikationsanbahnung und bewusster Wahrnehmung. Im nächsten Schritt werden wir optische Folgebewegungen finden. Der Patient folgt Personen und Gegenständen, wendet sich auf Ansprache zu, schaut zur Tür, wenn jemand das Zimmer betritt. Auch hier werden diese Reaktionen zunächst selten und scheinbar zufällig und flüchtig sein, sich aber möglicherweise im Laufe der Zeit verstärken und regelhafter werden. Schließlich beginnt der Patient, Personen und Gegenstände zu ergreifen oder auch abzuwehren und wegzudrücken. Zunehmend werden wir auch Affekte und Gefühlsregungen wahrnehmen, seien es Freude, Staunen oder aber auch Angst und Ablehnung. Schließlich wird der Patient ein zunehmendes Sprach- und Situationsverständnis zeigen, ohne noch selbst verbal kommunizieren zu können. Er wird schließlich in der Lage sein, abhängig davon, welche Möglichkeiten seine meist schweren motorischen und sensorischen Defizite zulassen, uns ein Ja oder Nein zu signalisieren. Spätestens ab diesem Augenblick hat der Patient seine Diagnose Wachkoma verloren. Er ist zu einem meist weiterhin schwerstbehinderten, aber kommunikationsfähigen Patienten geworden, der in der Lage ist, seinen Willen mitzuteilen – auf welchem Weg auch immer.

[handschriftliche Randnotiz: ab wann kein Wachkoma]

Die Frage, ab wann wieder bewusst wahrgenommen wird oder bewusst eine Handlung gesetzt wird, sei sie auch noch so banal, kann nicht eindeutig beantwortet werden. Ohne Zweifel besteht jedoch ein Zusammenhang mit der Komplexität und der Reproduzierbarkeit des gezeigten Verhaltens. Ein Blickkontakt wird schon viel häufiger und zuverlässiger im situativen Auftreten beobachtet werden müssen als ein gerichtetes Greifen oder ein situativ richtiges Verhalten, um auf eine bewusste Wahrnehmung oder ein bewusstes Handeln rückschließen zu können. Hierauf werden wir im Kapitel „Skalen und Scores" noch näher eingehen.

Wichtig ist festzuhalten, dass das klinische Bild im Rahmen der Remission – die sich ja in erster Linie auf die Rückkehr der bewussten Wahrnehmung fokussiert – immer durch lokale Symptome, verursacht durch die primäre Schädigung, überlappt wird. Diese Symptome treten umso deutlicher hervor, je weiter die Remission voranschreitet. Zum Beispiel wird eine Halbseitensymptomatik anfänglich in der Beuge- und Streckhaltung und beidseitigen Tonuserhöhung weniger prominent in Erscheinung treten als in einem Stadium, in dem der Patient schon wacher und motorisch selbstständiger ist.

Remissionsstadien nach Gerstenbrand

Man kann eine Reihe von Remissionsstadien beschreiben, die nach Gerstenbrand beim traumatisch verursachten Wachkoma regelhaft in acht Stadien ablaufen. Beim nicht traumatischen Wachkoma lässt sich dieser klassische Ablauf oft weniger exakt nachvollziehen und Mischbilder aus zwei oder drei in Folge ablaufender Remissionsstadien sind häufiger zu beobachten.

In der Folge werden die klassischen von Gerstenbrand beschriebenen Remissionsstadien angeführt, wobei nochmals darauf verwiesen werden soll, dass die typischen Stadien nur beim traumatischen apallischen Syndrom klar abgegrenzt werden können. Für das nicht traumatische apallische Syndrom können diese Remissionsstadien nur beispielhaft und als Richtlinie angewendet werden. Hier finden sich oft nur Teile der für die verschiedenen Remissionsstadien beschriebenen Symptome im klinischen Verlauf wieder. Dies schmälert aber keinesfalls die Sinnhaftigkeit der Methode. Es soll auch darauf hingewiesen werden, dass in der Literatur verschiedenste Einteilungen mit unterschiedlichsten Abstufungen existieren, die im Wesentlichen aber denselben Krankheitsverlauf beschreiben, sodass man häufig mit mehr oder weniger aufgezählten Remissionsstadien konfrontiert ist.

Acht Remissionsstadien

Remissionsstadium 1
Der Beginn einer Rückbildung aus dem Vollstadium kündigt sich durch einen zunehmend tageszeitlich gesteuerten Schlaf-Wach-Rhythmus an. Der Patient beginnt inkonstant optisch zu fixieren und zeigt zunehmende Greif-, Saug- und Kaureflexe; motorisch beobachtet man Tret- und Kletterbewegungen. Emotionale Reaktionen sind nicht zu erkennen.

Remissionsstadium 2
Erstmals werden im Stadium 2 optische Folgebewegungen möglich. Die oben genannten primitiven Reflexe klingen langsam ab, ebenso die Beuge- und Streckhaltung an den Extremitäten. Ungerichtete Massenbewegungen auf Schmerzreize stehen im Vordergrund, wobei die enthemmten vegetativen Funktionen sich zunehmend stabilisieren. Der Patient beginnt nachzugreifen. Es setzt wieder Bewusstseinstätigkeit ein. Oft wirken die Patienten ängstlich.

Spätestens ab diesem frühen Stadium 2 kann Bewusstseinstätigkeit angenommen werden.

40

Remissionsstadium 3

Die Stadien 3 und 4 werden auch mit dem Eigennamen Klüver Bucy verbunden und sind auffallend dadurch gekennzeichnet, dass Gegenstände ergriffen und zum Mund geführt werden. Im Remissionsstadium 3, auch als frühes Klüver-Bucy-Stadium bezeichnet, zeigt sich erstmals diese Tendenz, wobei zunehmend auch gerichtete Reaktionen auf äußere Reize festzustellen sind. Der Muskeltonus lässt langsam nach. Der Patient beginnt sich zuzuwenden, ohne aber verbale oder gestikulative Aufträge auch tatsächlich auszuführen.

Remissionsstadium 4

Stadium 4 wird auch als Vollbild des Klüver-Bucy-Syndroms bezeichnet. Neben dem aus Stadium 3 bekannten Verhalten werden die Bewegungen nun häufiger gerichtet. Ein Erkennen der ergriffenen Gegenstände ist aber noch nicht zu bemerken. Personen werden zunehmend erkannt und auch unterschieden, was nicht selten zu stark unterschiedlichem Affektverhalten führt – eine Tatsache, die den Behandlungsverlauf oft sehr nachhaltig beeinflusst. Angenehme Reize wirken meist beruhigend, negative Einflüsse aber können zu heftigen Abwehrreaktionen führen. Insgesamt nehmen das Sprachverständnis und auch das Situationsverständnis zu und es kommt zu Lautäußerungen wie Brummen, aber auch Schreien und lautem Stöhnen. Typisch für dieses Stadium ist auch das vermehrte Interesse an den eigenen Genitalien und oft stark wechselnde Emotionalität.

Remissionsstadium 5

In dem auch als Übergangsstadium bezeichneten Stadium 5 steht die zunehmende Kontaktaufnahme mit der Umgebung im Vordergrund. Die motorischen Automatismen der Phase 4 klingen ab und die Extremitätenmotorik wird zunehmend gerichtet. Einfache Handlungen werden auf Aufforderung durchgeführt und einmal beherrschte Fähigkeiten treten wieder zutage, soweit nicht zusätzliche lokale Schäden, wie oben erwähnt, dies verhindern. Einfache Sprachäußerungen werden verständlicher, die emotionalen Reaktionen entsprechen dem auslösenden Ereignis und sind damit nachvollziehbarer. Motorisch ist die ursprüngliche Beuge-Streckhaltung der Extremitäten weitgehend verschwunden, sofern nicht Kontrakturen den Patienten daran hindern.

Remissionsstadium 6

Im Stadium 6 stehen ausgeprägte kognitive Störungen im Sinne eines Korsakow-Syndroms im Vordergrund. Es ist durch eine massive Einschränkung der Gedächtnisleistungen gekennzeichnet. Der Patient beginnt sich seiner Situation bewusst zu werden. Häufig kommt es zu depressiven, gelegentlich aber auch zu euphorischen Stimmungsschwankungen. Zunehmend treten Eigeninitiative und sprachliche Zuwendung zutage. Wünsche werden formuliert.

Remissionsstadium 7

Amnestisches ratloses Verhalten bestimmt das klinische Bild im Stadium 7. Daneben stehen die durch das auslösende Ereignis bedingten lokalen Defekte wie Paresen, Koordinationsstörungen sowie Sprach- und Sprechstörungen im Vordergrund. Die Stimmungslage ist meist dysphorisch gereizt. Oft ist der Patient motorisch überaktiv, was die betreuenden Personen oft mehr fordert als frühere Remissionsstadien.

Remissionsstadium 8

Im Stadium 8 steht das organische Psychosyndrom im Vordergrund, gekennzeichnet durch bleibende Störungen der höheren Hirnleistungen wie Merkfähigkeit, Konzentrationsfähigkeit und einer Reihe von Verhaltensauffälligkeiten.

Wie bereits im Stadium 7 stehen hier die lokalen läsionsbedingten Störungen im Vordergrund und leider auch häufig die tertiären Schäden am Nervensystem wie Kontrakturen, periartikuläre Ossifikationen, Polyneuropathien oder Druckläsionen peripherer Nerven.

Wenn der Remissionsverlauf zum Stillstand kommt, dann meist innerhalb der ersten vier Remissionsstadien, bevorzugt in den Stadien 2 und 4. Das ist auch der Grund, warum in Langzeitbetreuungseinheiten zumeist Patienten in den Stadien 1 bis 4 vorzufinden sind. Konzepte in diesen Institutionen haben sich daher vorwiegend an den Bedürfnissen dieser Remissionsstadien zu orientieren.

Späte Remissionsstadien (Stadium 6, 7, 8) können häufig zu Hause oder über eine tagesklinische Einrichtung betreut werden.

Minimally Conscious State nach Giacino

Wie eingangs erwähnt, wurde 1973 von den Autoren Bryan Jennett und Fred Plum der Begriff des „vegetative state" geprägt mit dem verhängnisvollen prognostischen Konnex und mit allen damit verbundenen ethischen, aber auch juristischen Fragen. Es war jedoch schon bald klar, dass es eine Reihe von Patienten gibt, die zwar in ihrer bewussten Wahrnehmung massiv beeinträchtigt sind, aber nicht den Kriterien eines vegetative state entsprechen. Auf der anderen Seite gab es auch Patienten, bei denen aus dem vegetative state heraus im Laufe der Zeit irgendwie – teilweise auch ohne gezielte rehabilitative Maßnahmen – eine Besserung eintrat, die also Hinweise für eine bewusste Wahrnehmung zeigten.

Zunächst wurde für diese „Zustände" der Überbegriff „disorders of consciousness" gewählt. In den späten 90er-Jahren wurde aber erkannt, dass es notwendig ist, für die Gruppe von Patienten einen Begriff zu finden. Im Rahmen der so genannten Aspen Neurobehavioural Conference Workgroup, geleitet vom amerikanischen Neurologen Joseph T. Giacino, wurde schließlich die Bezeichnung „minimally conscious state" geschaffen. Es wurde klar festgehalten, dass Patienten im minimally conscious state zwar „eine schwere Beeinträchtigung der Bewusstseinslage aufweisen, aber nicht den Kriterien eines Komas oder eines vegetative state entsprechen, da sie inkonstante, aber reproduzierbare oder anhaltende und zunehmend komplexe Verhaltensmuster zeigen, die für eine Wahrnehmung der eigenen Person oder der Umwelt sprechen". Weiters wurde festgehalten, dass diese Gruppe im Gegensatz zu Patienten mit einem vegetative state einen bedeutsamen Unterschied bezüglich des Outcomes haben – also eine deutlich günstigere Prognose.

In einer Publikation (Giacino 2002) wurden die wesentlichen diagnostischen Kriterien festgelegt und festgehalten, dass zumindest eines der folgenden Kriterien zutreffen muss, um die Diagnose eines minimally conscious state zu stellen: optische Folgebewegungen, anhaltendes visuelles Fixieren auffallender Objekte oder Reize, adäquates Lächeln oder aber auch Schreien auf optische oder akustisch oder verbale emotionale Reize, gezieltes Greifen nach Objekten, versuchte sprachliche Äußerungen oder Gestikulieren auf Fragen, adäquates Berühren oder Halten von Gegenständen, Befolgen einfacher Anweisungen sowie gestische oder verbale Ja-/Nein-Antworten.

Es wurde aber auch festgelegt, dass sich ein Patient aus dem Stadium eines minimally conscious state verbessert hat, wenn er eindeutig funktionell interaktiv kommunizieren kann – auf welche Weise auch immer – und er zumindest zwei Gegenstände funktionell richtig gebrauchen kann – entsprechend seiner Möglichkeiten, aufgrund der meist komplexen motorischen Behinderungen (etwa Benutzen eines Kammes, adäquates Handling eines Bleistiftes usw.).

Das Chaos der Nomenklatur – Versuch einer Ordnung und das Continuum der Rückbildung

Dem aufmerksamen Leser wird es nicht entgangen sein, dass die Bezeichnungen für die einzelnen genannten Krankheits- oder Zustandsbilder sehr vielfältig sind – um nicht zu sagen verwirrend.

Wir werden daher in der Folge versuchen, etwas Klarheit in das nomenklatorische Chaos zu bringen.

Es ist uns kein anderes Krankheitsbild bekannt, bei dem eine derartige Namensverwirrung besteht.

Das hat vermutlich mehrere Gründe. Zunächst handelt es sich bei dem, worüber wir hier versuchen, Klarheit und Informationen zu geben, nicht um eine Erkrankung, sondern um ein ätiologisch höchst unterschiedliches Zustandsbild – einen Symptomenkomplex, dessen führendes Symptom oder gemeinsames Merkmal eine Beeinträchtigung der bewussten Wahrnehmung ist. Daneben wird die Beurteilung durch komplexe motorische, sensible und kognitive Störungen erschwert – Störungen, wie man sie auch bei einer Vielzahl anderer neurologischer Erkrankungen findet. Die Schwere der Gehirnschädigung bedingt aber, dass eine offenbar existenzielle Eigenschaft des Menschen – das Bewusstsein – ebenfalls beeinträchtigt ist, während Wachheit und Weckbarkeit erhalten sind. Wir haben bereits in mehreren Kapiteln darauf hingewiesen. Wie schon wiederholt festgestellt, ist es die bisher nur ansatzweise gelöste Herausforderung, das, was wir unter Bewusstsein verstehen, zu definieren und in seiner Existenz zu beweisen. Was immer man untersucht und testet, es geht letztlich um die entscheidende Frage – oder vielleicht auch individuelle Fähigkeit –, wie weit es mir als Untersucher gelingt, mit dem betroffenen Menschen in Kontakt zu kommen – oder eben nicht. Ein weiterer Grund für die nur zögerlichen Bemühungen, diese Zustände klar zu definieren und zu bezeichnen, ist eine offenbar zutiefst menschliche Furcht und Abwehr vor derartigen Zuständen, in denen wir scheinbar unseres Willens beraubt sind. Die Unfähigkeit der Kommunikation auf gewohnter Ebene ist offenbar unerträglich und existenziell bedrohlich. Andere schwere Zustandsbilder, wie terminale Krebserkrankungen oder fortgeschrittene neurodegenerative Erkrankungen, sind offenbar immer noch einfacher zu benennen. Ein letzter Grund ist der kulturell-gesellschaftliche Konflikt zwischen einer durch die nationalsozialistischen Verbrechen traumatisierten mittel- und zentraleuropäischen und einer calvinistisch geprägten angloamerikanischen Gesellschaft. Geht es auf der einen Seite um ein würdevolles Leben mit schwersten Behinderungen, so geht es auf der anderen Seite um ein würdevolles Sterben. Erst die neuen faszinierenden Ergebnisse der funktionellen bildgebenden Verfahren haben das Interesse an dieser Personengruppe wieder geweckt, und es ist bemerkenswert festzustellen, dass die führende Wachkomaforschung heute gerade in jenen Ländern stattfindet, die sich bisher klar für die Möglichkeit einer Beendigung des Lebens im Vollbild des apallischen Syndroms – vegetative state – entschieden haben. Im Lichte der neuesten Forschungsergeb-

Kom.

nisse ist es klar, dass weder das apallische Syndrom apallisch (keine Funktion der Gehirnrinde) noch das vegetative state vegetative ist (organic body capable of growth and development but devoid of sensation and thought). Somit sind beide Bezeichnungen nicht korrekt. Beide Bezeichnungen aber haben sich in der Literatur und auch im täglichen Sprachgebrauch sehr etabliert – ebenso wie der Begriff Wachkoma.

Zurück zum Versuch einer Nomenklatur. Wir beziehen uns hier auf Publikationen, die einerseits versucht haben, die angloamerikanische und die deutschsprachige Nomenklatur anzunähern (Heindorf et al. 2007), andererseits ein Kontinuum der Rückbildung zu entwerfen (Laureys et al. 2007).

Als Überschrift stehen die Begriffe low awareness states oder disorders of consciousness und Zustände mit eingeschränktem Bewusstsein mit und ohne Kontaktaufnahme.

Beide Nomenklaturen beginnen mit dem initialen Koma als Folge einer akuten Schädigung des Gehirns – unabhängig von der Ursache. Aus diesem initialen Koma gibt es drei Entwicklungen. Im günstigsten Fall wacht der Patient nach spätestens acht bis zehn Tagen wieder auf und beginnt mit seiner Umwelt in Kontakt zu treten. Im ungünstigsten Fall verstirbt der Patient, ohne je wieder das Bewusstsein erlangt und die Augen geöffnet zu haben (Hirntod). Als dritte Möglichkeit entwickelt sich das Vollbild des apallischen Syndroms oder ein vegetative state – völlig synonyme Begriffe – das heißt, der Patient wacht auf, öffnet die Augen, aber eine Kontaktaufnahme mit der Umwelt oder eine bewusste Wahrnehmung der Umwelt und der eigenen Person finden zunächst nicht statt. In einem weiteren Entwicklungsschritt kann der Patient in die Remissionsstadien nach Gerstenbrand eintreten, wobei diese Remission in jedem Stadium, meist in den frühen Stadien, wieder auf unbestimmte Zeit zum Stillstand kommen kann. Wie bereits festgehalten, kommt es in der Regel bei mehr als 80 % der Patienten zu einer Remission aus dem Vollbild des apallischen Syndroms. In wenigen Fällen verbleibt der Patient trotz aller Bemühungen im Vollbild des apallischen Syndroms oder im vegetative state.

Ab dem Augenblick, in dem Remissionszeichen zu beobachten sind, spricht man in der angloamerikanischen Literatur nicht mehr von einem vegetative state, sondern von einem minimally conscious state. Betrachtet man die Diagnosekriterien des minimally conscious state genau, wird man feststellen, dass sie abgestuft etwa den Symptomen entsprechen, die Gerstenbrand für die Remissionsstadien 1–5 beschrieben hat. Somit entspricht der minimally conscious state diesen frühen Remissionsstadien. Der Vorteil der angloamerikanischen Nomenklatur ist die Tatsache, dass mit beginnender Remission die schicksalhafte Bezeichnung vegetative state nicht mehr auftaucht. Anders beim apallischen Syndrom.

Hier bleibt diese Bezeichnung in allen Remissionsstadien erhalten. Wie bereits beschrieben, kann sich der Patient auch aus dem minimally conscious state weiter verbessern. Man spricht dann in der angloamerikanischen Literatur von einem confusional state oder postconfusional state, was den späteren Remissionsstadien 6–8 des apallischen Syndroms nach Gerstenbrand entspricht. Es ist festzuhalten, dass die späteren Remissionsstadien wie das confusional state und das postconfusional state nicht eindeutig beschrieben und definiert sind. Verbleibt der Patient auf unbestimmte Zeit in einem frühen Remissionsstadium nach Gerstenbrand oder im minimally conscious state, wird in der angloamerikanischen Literatur derzeit der Begriff des „permanent minimally conscious state" verwendet – ein Begriff, der mit größter Vorsicht anzuwenden ist, da die Bezeichnung „permanent" einen unbegrenzten Stillstand suggeriert, der so nicht existiert.

Was nun zum Begriff Wachkoma? In der wissenschaftlichen Literatur ist dieser Begriff nicht wirklich definiert. In den Medien und wissenschaftlichen Trivialpublikationen bleibt er meist ein phenotypisch, äthiologisch und prognostisch höchst heterogenes Schlagwort. Dennoch ist dieser Begriff Sinnbild und Identifikation für eine Gruppe schwerstkranker und schwerstbehinderter Menschen, deren charakteristisches Symptom eine fehlende oder teilweise fehlende bewusste Wahrnehmung der eigenen Person und der Umwelt ist, was eine Kontaktaufnahme unmöglich macht oder massiv einschränkt. In der Öffentlichkeit ist der Begriff Wachkoma emotional tief verankert. Wir erlauben uns daher, in diesem Buch die Bezeichnung Wachkoma für das Vollbild des apallischen Syndroms (vegetative state) und die Remissionsstadien 1–5 nach Gerstenbrand (minimally conscious state) vorzuschlagen, was sich in der täglichen Arbeit in Langzeitbetreuungseinrichtungen und im Umgang mit akutmedizinischen Einrichtungen, Rehabilitationseinrichtungen und vor allem im Umgang mit den Angehörigen und der Öffentlichkeit bewährt hat. Die Intensität der Betreuung und die dazu nötigen Ressourcen sind für die unter den Begriff Wachkoma fallenden Patientengruppen völlig ident. Im Gegenteil, je mehr Remissionszeichen ein Patient zeigt, umso betreuungsaufwändiger wird er. Der Begriff Wachkoma nimmt für sich in Anspruch, außerhalb jeder ethisch moralischen, ökonomischen und gesellschaftlichen Diskussion zum Thema eines lebenswerten Lebens zu stehen. Er wird als Synonym für den Umgang mit schwerstkranken und schwerstbehinderten Menschen verwendet.

Prognose des Wachkomas: Unser Verhalten bestimmt die Prognose und die Prognose unser Verhalten

Trotz mehrfacher Hinweise auf die Unzulässigkeit einer Gleichsetzung wird die medizinisch ungünstige Diagnose eines Wachkomas häufig mit einer ungünstigen Prognose gleichgesetzt. Ungünstige Prognose bedeutet aber in der klinischen Praxis auch Sinnlosigkeit weiterer Maßnahmen – ein Verhalten, das den ungünstigen weiteren Verlauf vorzeichnet. Wir werden darauf näher im Abschnitt „Mögliche Verhaltensweisen von Angehörigen" eingehen. Beispielhaft für Berichte, die sich mit der Prognose beschäftigen, sei die Arbeit von Levy und Mitarbeitern (Levy et al. 1985) zitiert, in der sie festhielten, dass kein Patient nach einem hypoxisch bedingten Wachkoma, das länger als einen Monat andauerte, wieder zu Bewusstsein gelangt ist. Bei traumatisch bedingtem Wachkoma stellten die Autoren fest, dass diese Aussage erst nach zumindest sechs Monaten getroffen werden konnte.

Der kritische Punkt in diesem Bericht ist neben der ausstehenden Beantwortung der Frage, was denn Rückkehr zum Bewusstsein bedeutet, die Frage, welche Maßnahmen in diesen sechs Monaten getroffen wurden, um eine Rückkehr zum Bewusstsein zu ermöglichen.

Kurz zurück zu Jennett und Plum (1972).

Jennett und Plum gaben, wie erwähnt, bei unverändertem Befund nach einem Monat dem vegetative state die Bezeichnung „persistent vegetative state" – eine Bezeichnung, die ja prinzipiell keine Irreversibilität bedeutet. Stellt sich aber keine Veränderung innerhalb eines Jahres ein, so sprechen die Autoren von einem „permanent vegetative state". Der Begriff „permanent" impliziert aber spontan einen Zustand von Irreversibilität. Welche Konsequenzen diese Kriterien auf das Betreuungsverhalten haben, möge jeder für sich beantworten.

Es stellen sich bei der Diskussion über die Prognose die folgenden Fragen, die kritisch zu beleuchten sind.

■ Welche Konsequenzen hat die Feststellung, dass ein Zustand persistierend ist, für die Chance auf eine konsequente Frührehabilitation, wissend, dass im ersten Jahr Rückbildungen bis zu 80 % beschrieben werden (Choi et al. 1994)?

■ Welche Konsequenzen hat die Feststellung, dass ein Zustand persistierend oder permanent ist, auf die Bereitschaft, Frührehabilitation und

Langzeitbetreuung konsequent und professionell zu gestalten und zu finanzieren?

■ Wie gehen wir mit der Tatsache um, dass ein Zusammenhang zwischen effizienter Frührehabilitation und Prognose mehrfach belegt ist?

■ Wie gehen wir mit der Tatsache um, dass für bis zu 43 % der Patienten Fehldiagnosen angegeben werden (Andrews et al. 1996)?

■ Welchen Einfluss hat die Diagnose eines Zustandes, der offensichtlich irreversibel ist, auf die Motivation, Forschung auf diesem Gebiet zu betreiben?

■ Wieweit impliziert der Begriff „permanent" eine 100%ige Sicherheit betreffend Diagnose und Prognose, die jedoch in keinster Weise den Tatsachen entspricht?

■ Welchen Einfluss hat die Diagnose auf Fortführung oder Abbruch rehabilitativer Maßnahmen?

Wir kennen kein Krankheitsbild, bei dem trotz so wenigen Wissens über das Krankheitsbild so viel über die Prognose des Krankheitsbildes diskutiert wird.

Wir sind nicht dazu aufgerufen, zwischen prognostisch günstigem und prognostisch ungünstigem Leben zu entscheiden, sondern wir sind aufgerufen, die uns anvertrauten Menschen bestmöglich zu betreuen, ihr Recht auf Leben zu schützen und ihnen eine adäquate Lebensqualität zu ermöglichen.

Hauptfaktoren, die die Prognose beeinflussen – Ursache und Alter

Zweifellos beeinflussen zahlreiche Faktoren das weitere Schicksal – nennen wir es eben Prognose – eines Wachkoma-Patienten. Wann immer man das Thema Prognose anspricht, sind mehrere Faktoren zu berücksichtigen. Es ist zunächst – wie bereits im Kapitel „Remission" bemerkt – zu unterscheiden zwischen der Rückbildung der Bewusstseinsstörung – die für Betreuende und Angehörige ganz zentral im Mittelpunkt steht – und der Rückbildung der meist multiplen motorischen, sensorischen, kognitiven und neuropsychologischen Ausfälle, die sozusagen neben der Bewusstseinsstörung regelhaft vorhanden sind. Die Rückbildung beider Bereiche und damit die Prognose eines Wachkomas gehen meist nicht parallel. Es ist klar – und das muss auch den Angehörigen kommuniziert werden: Ein Wachkoma-Patient bleibt auch bei optimaler Rückbildung ein meist wesentlich in seinen Funktionen behinderter Mensch. Das sagt aber überhaupt nichts über den Wert eines Lebens und die mögliche Lebensqualität aus. Ein weiterer Punkt ist der Begriff Prognose an sich. Meist werden die Angehörigen damit konfrontiert, dass eine schlechte Prognose vorliegt. Damit transportieren professionelle Betreuer und Behandler die Tatsache, dass es nicht klar ist, ob der Patient überleben wird und dass er wahrscheinlich nicht wieder völlig gesund wird. Natürlich versterben viele dieser Menschen im Wachkoma und natürlich bleiben die meisten schwer behindert, aber mit dem Begriff der „schlechten Prognose" wird eine Hoffnungslosigkeit und Verzweiflung transportiert, die so nicht berechtigt ist. Doch nun zu den Tatsachen:

Ein entscheidender Hauptfaktor, der die Prognose – bezüglich Überleben und Wiedererlangen einer bewussten Wahrnehmung – beeinflusst, ist die Ursache eines Wachkomas.

Nach einem schweren Schädel-Hirn-Trauma kommt es in ca. 14 % der Fälle zu einem apallischen Syndrom, 52 % der posttraumatischen apallischen Syndrome zeigen nach einem Jahr wieder Bewusstseinstätigkeit (Levin et al. 1991, Multi Society Task Force 1994).

Von den nicht traumatischen Fällen erlangen etwa 20 % innerhalb von fünf Monaten wieder das Bewusstsein, ein Drittel verstirbt innerhalb eines halben Jahres. Die restlichen ca. 48 % zeigen keine wesentliche Remission und nach sechs Jahren leben nur mehr 7 % davon (Sazbon 1993).

Ein Jahr nach dem akuten Ereignis sind bei traumatischer Ursache im Schnitt 19–51 %, bei nicht traumatischer Ursache 31–53 % der Patienten mit apallischem Syndrom verstorben. Der Anteil der Patienten, die nach einem Jahr noch apallisch sind, liegt zwischen 8 und 65 %, das heißt, die Besserungsrate liegt zwischen 92 % und 35 %. Die hohen Streubreiten sind bemerkenswert und stimmen nachdenklich bezüglich der offenbar stark unterschiedlichen Betreuungsqualität, auf die diese hohe Streuung hinweist. Das zeigt auch, dass wir in Langzeitbetreuungseinrichtungen bereits eine hochselektierte Patientengruppe versorgen.

Ein prognostisch relevanter Faktor ist logischerweise das Alter des Patienten, wobei jüngere eine bessere Prognose haben als ältere. Die Wahrscheinlichkeit einer Remission liegt bei Patienten bis zum dreißigsten Lebensjahr bei 70 % bis 80 %, bei Patienten älter als 60 Jahre aber nur mehr bei 40 % bis 50 % (Sazbon und Groswasser 1990). Die Gründe dafür sind evident und begründet durch die zunehmende Multimorbidität älterer Patienten.

Weitere prognostisch relevante Faktoren

Die meisten Faktoren erscheinen trivial und selbsterklärend. Natürlich spielt die Häufigkeit von Komplikationen eine Rolle wie auch die Dauer eines Wachkomazustandes. Daneben gibt es noch eine Reihe weiterer Faktoren, die in der Literatur zusätzlich als ungünstig bewertet werden, isoliert aber nur eine fragliche Bedeutung haben und im Folgenden aufgelistet sind:

– langsame oder fehlende initiale Remissionsgeschwindigkeit
– zerebrale Vorschädigung (vorbestehende Schlaganfälle, Gehirnblutungen etc.)
– andere vorbestehende Erkrankungen (Herz-/Kreislauf-Erkrankungen, Diabetes, Malignome etc.)
– ein initialer Wert von < 5 auf der Glasgow Coma Scale (Beurteilungsskala für die Tiefe eines Komas mit einem Bereich von 0 bis 15)
– initiale Störungen der Optomotorik
– beidseitiges Fehlen der somatosensiblen evozierten Potenziale des Nervus medianus (beidseitiges Fehlen von N20, ein- oder beidseitiges Fehlen der Welle V bei erhaltener Welle I)
– MRT-Läsionen im Corpus callosum und/oder dorsolateralem Hirnstamm
– ausgeprägte Defekte in der kranialen Computertomografie, Magnetresonanztomografie

Todesursachen bei Patienten im Wachkoma

Todesursache sind interkurrente Komplikationen (siehe Kapitel „Häufige neurologische und nicht neurologische Komplikationen") oder das Fortschreiten einer vorbestehenden Grunderkrankung.

Man muss sich darüber im Klaren sein, dass Patienten mit einer traumatischen Ursache bis zum Zeitpunkt des Traumas in der Regel völlig gesund waren, während Patienten mit einer nicht traumatischen Ursache in der Regel eine bereits vorbestehende schwere organische Erkrankung hatten, die für sich alleine gesehen mit oder ohne Wachkoma eine weitere Progredienz zeigt.

Als Beispiele seien kardiovaskuläre oder zerebrovaskuläre Erkrankungen mit ihren zahlreichen Risikofaktoren oder pulmonale Erkrankungen angeführt. Die Wahrscheinlichkeit für diese Patienten, an einer nicht wachkomaspezifischen, sondern grunderkrankungsspezifischen Komplikation zu versterben, ist um ein Vielfaches höher, was klarerweise eine höhere Mortalität und damit auch schlechtere Prognose bedeutet.

Aufgeschlüsselt nach der Häufigkeit der Todesursachen stehen natürlich entzündliche Komplikationen an erster Stelle, wie Aspirationspneumonien. Das sind schwere Lungenentzündungen, die dadurch entstehen, dass Speichel oder Nahrung fälschlicherweise in die Lunge gelangen, verursacht durch die eingeschränkte Bewusstseinslage, aber auch durch motorische Probleme beim Schlucken. Diese Tatsache unterstreicht auch die fast regelmäßige Notwendigkeit einer so genannten PEG-Sonde (perkutane endoskopische Gastrostomie) und die zeitweise Notwendigkeit von gecufften Trachealkanülen, die eine Aspiration verhindern sollen.

An zweiter Stelle der Todesursachen stehen septische Zustandsbilder, meist ausgehend vom Urogenitaltrakt, da praktisch alle Patienten im Akutstadium eine künstliche Harnableitung bekommen, sei es nun in Form eines suprapubischen oder transurethralen Katheters.

52 % der Todesfälle bei apallischen Patienten sind durch diese ersten beiden Komplikationsmöglichkeiten bedingt.

Weitere 30 % versterben an Herz-/Kreislauf-Versagen, was nicht verwundert, da die häufigste Ursache des nicht traumatischen apallischen Syndroms ein initiales Herz-/Kreislauf-Versagen ist, mit allen genannten Folgen.

Ein kleiner Teil der Patienten verstirbt in Folge einer nicht beherrschbaren vegetativen Entgleisung als Zeichen eines irreversiblen Versagens hypothalamischer Funktionen.

Es wurde bereits auf die bemerkenswerte Tatsache hingewiesen, dass es kaum ein Zustandsbild gibt, bei dem so viel über Prognose diskutiert wird. Es muss außerdem nachdrücklich darauf hingewiesen werden, dass die Vorhersagevalidität (wie sicher ist meine Aussage) der Prognose bei nur 60 % liegt (Hagel und Rietz 1998) – also eine Spur besser als Münzenwerfen. Wir sollten es unterlassen, über Prognosen bei Menschen im Wachkoma zu sprechen.

Therapie des Wachkomas

Gibt es die?

Um es vorwegzunehmen: Es gibt eine Therapie des Wachkomas (Davies 1995, Lipp 1996, Gobiet 1999, Dolce 2002, Zieger 2002, Giacino 2005, Von Wild 2007). Trotzdem ist man in Bezug auf Wachkoma häufig mit einer fast nihilistischen Grundeinstellung – leider auch bei professionellen Berufsgruppen und Entscheidungsträgern im Gesundheits- und Sozialwesen – konfrontiert. Natürlich ist es nicht die spektakuläre therapeutische, medikamentöse oder invasive Maßnahme, die den Patienten „aufwachen" lässt. Die Wundertherapie gibt es nicht. Aber es gibt eine Reihe von nachweislich wirksamen Konzepten, sowohl im Akut-, Frührehabilitations- und Langzeitbereich, die Wahrnehmung initiieren und fördern können. Im Gegensatz zu vielen anderen Bereichen sind bei der Therapie von Menschen im Wachkoma nicht nur Ärzte, Pflege und Therapeuten gefordert, sondern auch die Familie und das Umfeld des Patienten. Das Schlagwort der interdisziplinären Herausforderung wird hier zu einer zwingenden Notwendigkeit. Neben der Stimulierung der bewussten Wahrnehmung gilt es natürlich auch motorische, sensorische und kognitive Fähigkeiten anzubahnen und zu verbessern. Ein großer Bereich im therapeutischen Gesamtkonzept ist außerdem die Verhinderung von Komplikationen bei medizinisch instabilen Patienten. Dazu aber ein eigenes Kapitel.

Es ist uns klar, dass wir das Thema Therapie hier bei weitem nicht umfassend behandeln können, und verweisen auf die einschlägige Literatur. Wir werden aber versuchen, wichtige Aspekte zu beleuchten, die besonders im Langzeitbereich beachtet werden müssen.

Förderung der Wachheit, der bewussten Wahrnehmung und der Motorik – was kann/muss man tun?

- Lagerung, Positionierung, Vertikalisierung
- Medikamentöse Möglichkeiten
- Maßnahmen gegen Spastizität und Kontrakturen
- Sensorische Stimulation
- Beseitigung behindernder Faktoren
- Neue experimentelle und invasive Therapiemöglichkeiten

Lagerung, Positionierung, Vertikalisierung

Menschen im Wachkoma sind absolut von fremder Hilfe abhängig, also davon, was wir mit ihnen tun. Somit nimmt das Thema Lagerung und Positionierung eine zentrale Rolle ein. Wir sind immer wieder damit konfrontiert, dass Wachkoma-Patienten über lange Zeit – oft jahrelang – in motorisch betriebenen Antidekubitussystemen liegen oder besser gesagt „gehalten" werden. Immer wieder müssen wir hören, dass diese Menschen Monate oder Jahre das Bett nicht verlassen haben. Nicht selten existiert kein entsprechend adaptierter Rollstuhl, da – sobald der Patient einmal in einer Pflegeeinrichtung gelandet ist – die Sinnhaftigkeit solcher Maßnahmen in Frage gestellt wird oder die Kosten dafür nicht übernommen werden. Die hohe Dekubitusgefährdung erfordert diese Maßnahme und der Patient lässt sich nicht „mehr" mobilisieren – wird dann in der Regel vorgebracht. Wir sind weit davon entfernt, dieses Verhalten als schuldhaft zu bezeichnen. Es unterstreicht nur die Notwendigkeit ausreichender personeller Ressourcen und die Notwendigkeit eines ausreichenden Spezialwissens zum Thema Umgang mit Menschen im Wachkoma.

Wer jemals, auch nur für kurze Zeit, in einem motorbetriebenen Antidekubitussystem gelegen ist, hat in wenigen Minuten erfahren, was es bedeutet, seine Grenzen zu verlieren, sich nicht mehr selbst spüren zu können. Was das für in der Wahrnehmung gestörte Menschen bedeutet, wird rasch klar. Die Folge sind vermehrte vegetative und motorische Unruhe, erhöhte Spastizität mit vermehrten Beuge- und Streckautomatismen der Extremitäten, Zähneknirschen, Zerbeißen der Lippen etc. Es gibt zahlreiche Konzepte, die eine entsprechende Positionierung unter Zuhilfenahme von adäquaten Lagerungsmaterialien ermöglichen und eine Lagerung auch in einem ganz normalen Krankenbett zulassen. Regelmäßige Korrektur der Position alle zwei bis vier Stunden bedeutet nicht nur Verhinderung von Wundliegen, sondern für den Patienten sensorischen und taktilen Input, aber auch sozialen Kontakt und Zuwendung.

Ebenso verhält es sich, wenn der Patient regelmäßig, von Anfang an, in den Rollstuhl positioniert wird. Hier geht es nicht darum, dass die Angehörigen Freude daran haben, ihren Patienten aus dem Bett heraus sitzen zu sehen – mag schon sein, dass das manchmal im Vordergrund steht, aber es geht um ein gemeinsames aktives Tun mit dem Patienten. Es werden Gelenke bewegt, Sehnen und Muskeln gedehnt, der Patient aufgerichtet, seine Aufmerksamkeit, Atmung, Kreislaufsituation, seine „Bewegungsfreiheit" wesentlich verbessert und neue Eindrücke überhaupt erst möglich gemacht. Ziel sollte es aber auch immer sein, den Patienten letztendlich zu vertikalisieren. Es gibt keine einfachere Methode, den

Patienten wacher zu machen, als ihn aufzustellen und damit die Formatio reticularis zu aktivieren, durch die Millionen Impulse, die von Gelenken, Sehnen, Muskeln, von der Haut und vielen anderen Strukturen in Richtung Gehirn geleitet werden. Sie können es selbst ausprobieren. Wie viele Bewegungsmöglichkeiten, wie viele Möglichkeiten mit der Umwelt in Kontakt zu kommen, haben Sie abhängig davon, ob Sie liegen, sitzen oder stehen? Wenn Sie müde und unaufmerksam herumsitzen und fast schon einschlafen, stehen Sie einfach auf – Sie werden es nicht verhindern können, dadurch wacher und aufmerksamer zu werden. Dieser völlig normale Mechanismus, ist in der Literatur als „arousal reaction" – Weckreaktion – beschrieben. Es gibt viele Möglichkeiten, den Patienten zu vertikalisieren. Ein Stehbrett, ein Aufrichterollstuhl oder ein Aufrichtebett – ein Krankenbett, das mit Hilfe eines Motors fast 90 Grad aufgerichtet werden kann, nachdem der Patient durch breite Gurten gesichert wurde. Auf unserer Apalliker Care Unit werden alle Patienten – sofern nicht aktuelle medizinische Gründe dagegen sprechen – in den speziell auf ihre Bedürfnisse abgestimmten Rollstuhl mobilisiert und so viele Patienten wie möglich regelmäßig – mehrmals die Woche bis täglich – vertikalisiert. Aufrichteneigung und Aufrichtedauer können langsam gesteigert werden. Man beginnt mit wenigen Minuten, bis der Patient 20 bis 30 Minuten eine fast 90%ige Vertikalisierung gut toleriert. Natürlich muss eine Person dabei ständig anwesend sein. Die ersten Male wird man auch Herzfrequenz und Blutdruck überwachen. Hier ist es gut möglich, Angehörige in das Therapiemanagement sinnvoll zu integrieren und sie mitarbeiten zu lassen. Lagerung, Positionierung und Vertikalisierung bedeuten also weitaus mehr als Dekubitusprophylaxe – sie sind wesentliche Bestandteile eines Gesamt-Therapiekonzeptes.

Medikamentöse Möglichkeiten

In der Literatur gibt es zahlreiche Publikationen über Medikamente, die bei Patienten im Wachkoma wirksam sein sollen. Wir wollen hier nur einige Beispiele nennen. In erster Linie sind es Transmittersubstanzen, die Motorik, Wachheit und Gedächtnis positiv beeinflussen sollen. So gibt es Berichte über Medikamente aus der dopaminergen Substanzgruppe, die bei Morbus Parkinson einen günstigen Einfluss auf Motorik und Antrieb haben. Hier sind L-Dopa-Präparate und Dopa-Agonisten – also Medikamente, die Dopaminrezeptoren stimulieren – zu nennen. In dieselbe Diagnosegruppe ist Amantadin einzureihen, das ebenfalls eine stimulierende Wirkung auf die Motorik bei Wachkoma-Patienten haben soll (Zafonte 1998). Weiters gibt es Berichte über die Anwendung von Medikamenten, wie zum Beispiel Donepezil, die primär als Antidementiva bei Morbus Alzheimer zur Verbesserung der kognitiven Beeinträchtigung eingesetzt werden und als Cholinesterasehemmer den Abbau von Acetylcholin hemmen, einer wichtigen Transmittersubstanz im Gehirn. Widersprüchliche Berichte liegen zu den Substanzen Modafinil, einer Amphetamin-ähnlichen Substanz, die bei Narkolepsie verwendet wird, und für Zolpidem vor, einem Arzneistoff, der als Schlafmittel eingesetzt wird und in einigen Publikationen paradoxerweise zu einer Verbesserung der Aufmerksamkeit und Wachheit bei Wachkoma-Patienten geführt hat. Insgesamt ist die Datenlage bei all diesen Medikamenten teilweise sehr widersprüchlich, sodass derzeit keine allgemein gültige Empfehlung abgegeben werden kann. Auch sind Medikamente, die als so genannte Nootropika bezeichnet werden, in der Regel bei Wachkoma-Patienten in ihrer Wirksamkeit nur wenig dokumentiert. Medikamente, die sich positiv auf die vegetative Symptomatik auswirken, sind β-Blocker und die Substanz Clonidin, die einerseits eine antispastische Wirkung zeigt, andererseits hemmend auf den Sympathikotonus wirkt. Auch über eine Reihe von verschiedenen Antidepressiva wird positiv berichtet, wobei in der Regel modernere Substanzen älteren gegenüber wegen der geringeren Nebenwirkungsrate zu bevorzugen sind. Aus eigener Erfahrung ist anzumerken, dass ein medikamentöser Therapieversuch durchaus Sinn macht. Wenn keine positive Wirkung festzustellen ist, sollte das Medikament aber auch wieder abgesetzt werden.

Maßnahmen gegen Spastizität und Kontrakturen

Ein Thema, das sich bei fast allen Wachkoma-Patienten stellt, ist die Spastizität. Grob gesprochen kommt es durch die fehlende Kontrolle übergeordneter motorischer Zentren, durch Schädigung der Pyramidenbahn, aber auch durch Schädigung extrapyramidaler Bahnen, in der Regel zu einer generalisierten Erhöhung des Muskeltonus. Damit verbunden sind gesteigerte Muskeleigenreflexe, Pyramidenbahnzeichen, wie das Babinski-Zeichen, Lähmungen, verzögerter Bewegungsbeginn durch vermehrte Antagonistenaktivität und Massenbewegungen. An den oberen Extremitäten überwiegen die Beugemuskeln, meist verbunden mit einer Innenrotation und Adduktion der Arme, einem Beugen der Unterarme mit Pronationsstellung, einer Flexion der Hände und der Finger und einer Flexion und Adduktion der Daumen. An den unteren Extremitäten hingegen überwiegen die Streckmuskeln und die Adduktoren mit einer Innenrotation der Beine, Strecken der Kniegelenke, Plantarflexion, Innenrotation und Supination der Vorfüße, bis hin zu gekreuzten Beinen und der

Tendenz beim Versuch, den Patienten zu vertikalisieren, mit dem äußeren vorderen Fußrand aufzutreten, was die Notwendigkeit einer entsprechenden orthopädischen Schuhversorgung unterstreicht.

Um eine Vorstellung davon zu bekommen, was eine generalisierte spastische Tonuserhöhung für einen Menschen bedeutet, versuchen Sie, die Muskeln Ihres rechten Armes für drei Minuten so stark wie möglich anzuspannen. Sie werden es nicht schaffen! Erschöpfung und Schmerzen werden Sie diesen Versuch abbrechen lassen. Jetzt haben Sie einen Eindruck, was Spastizität bedeutet.

Die Folgen dieser Spastizität sind vielfältig und erschweren den Pflegealltag beträchtlich. Neben der Gefahr der Druckulzerationen der Haut und dem zunehmenden Hygieneproblem durch einen Adduktorenspasmus der Beine (Genitalbereich, Katheterisierung etc.) und Beugespasmus der Hände (Händewaschen, Nagelpflege) sind Spitzfüße, die Unmöglichkeit, den Patienten in eine Sitzposition zu bringen, Gelenksdeformitäten und Osteoporose durch permanente Immobilisierung zu nennen. Hier gibt es eine Reihe von Möglichkeiten, die wahrgenommen werden müssen.

Es muss also der Teufelskreis Spastizität – Muskelkontraktion – Fehlstellung – Schmerz – Kontraktur unterbrochen werden. Somit ist die Verringerung des Muskeltonus bei Wachkoma-Patienten eine zentrale Aufgabe. Therapieziele sind somit, Schmerzen zumindest zu vermindern, Angst und Unruhe zu vermeiden und schließlich Funktionen zu verbessern. Dass hiermit auch eine Prävention zahlreicher Komplikationen wie Kontrakturen, Dekubitalulzera, Frakturen, Infektionen insbesondere im Bereich des Urogenitaltraktes und eine Obstipationsprophylaxe erfolgt, ist evident. Es stehen uns viele Möglichkeiten zur Verfügung, man muss sie nur kennen und anwenden können.

Der erste und wichtigste Punkt ist, ein Umfeld zu gestalten, das Spastizität verhindert. Dazu gehören in erster Linie ein ruhiges und stabiles Umfeld und ausreichend Zeit, sich um den Patienten kümmern zu können. Es ist bekannt, dass ein Patient bei jedem Ortswechsel – und sei es auch nur von einem Zimmer in ein anderes – oft Tage braucht, um wieder in einen stabilen vegetativen Zustand zu kommen. Weitere wichtige Punkte sind die Vermeidung von plötzlichen unangenehmen Reizen, wie Lärm, Kälte, Hitze, grelles Licht und Schmerz, sowie unklare verwirrende Informationen, seien sie nun taktil, akustisch oder optisch. Ein zentraler Bereich aber für die Tonusregulation ist eine richtige Positionierung im Liegen, Sitzen oder Stehen. Hier sei auf die einschlägigen Pflegekonzepte, wie Kinästhetik, Affolter und Basale Stimulation sowie Handling und Lagerung nach Bobath verwiesen. Im Bereich Tonusregulation und Bewegungsanbahnung spielen natürlich auch die physikalisch-therapeutischen Maßnahmen eine entscheidende Rolle. Es sind Maßnahmen, die in der Regel in die Fachgebiete des gehobenen medizinisch-therapeutischen Dienstes fallen. Konzepte wie Bobath, PNF und Vojta sind hier zu nennen, aber auch eine adäquate Versorgung mit Schienen und Schuhen sowie eine qualifizierte Anpassung von Spezialrollstühlen. Nicht zu vergessen die positive Wirkung einer Unterwassertherapie.

Von medikamentöser Seite steht eine Reihe von Substanzen zur Verfügung, die sich in der täglichen Praxis bewährt haben und regelmäßig zur Anwendung kommen. In erster Linie sind es das Baclofen – ein GABA B-Rezeptor-Agonist (Handelsname: Lioresal) und Tizanidin – eine α-2-adrenerge Substanz (Handelsname: Sirdalud). Seltener werden Tetrazepam, das am GABA B-Rezeptor wirkt (Handelsname: Myolastan) oder Diazepam mit einem ähnlichen Angriffspunkt wie Baclofen (Handelsnamen: Valium, Gewacalm) verwendet. Aber auch andere Substanzen, wie das bereits erwähnte Clonidin (Handelsname: Catapressan), Gabapentin (Handelsname: Neurontin) und in jüngster Zeit auch Cannabinoide werden immer wieder genannt, um Spastizität zu vermindern. Allen diesen Substanzen gemeinsam ist die Tatsache, dass sie in höherer Dosierung müde und schläfrig machen. Man ist daher gerade bei Wachkoma-Patienten sehr rasch an einer Dosierungsgrenze angekommen. Eine moderne und bereits seit mehreren Jahren zunehmend erfolgreich eingesetzte Methode ist die Implantation eines Pumpensystems, das Substanzen wie Baclofen oder Cloniden direkt in den Rückenmarkskanal transportiert. Bei den so genannten „Intrathekalen Baclofenpumpen (ITB)" benötigt man weniger als ein Tausendstel der oralen Dosis, um einen entsprechenden Effekt auf den Muskeltonus zu erreichen. In der Regel wird an den unteren Extremitäten ein wesentlich besseres Ergebnis erreicht als an den oberen Extremitäten. Es sprechen aber nicht alle Patienten positiv auf eine derartige – doch invasive – Maßnahme an, sodass vor einer eventuellen Implantation ein aufwändiges Austestungsverfahren notwendig ist, das nur in wenigen Spezialzentren möglich ist. Darüber hinaus ist die Implantation einer ITB kostenintensiv und benötigt für die Langzeitbetreuung auch ein geschultes Ärzteteam, das die Wartung, Einstellung und Nachfüllung dieser Pumpensysteme beherrscht.

Eine medikamentöse Therapiemöglichkeit, die an dieser Stelle ebenfalls angeführt werden soll, ist die Therapie mit Botulinumtoxin zur Behandlung der fokalen Spastizität. Botulinumtoxin unterbricht irreversibel die neuromuskuläre Überragung von der Synapse auf die motorische Endplatte des Muskels und bewirkt auf diese Weise eine partielle Lähmung, die zeitlich auf Wochen und wenige Monate begrenzt ist und sich positiv auf einen erhöhten Muskeltonus auswirkt. Indikationsbereich im

Wachkomabereich sind insbesondere Verbesserung von Fehlstellungen im Bereich der oberen und unteren Extremitäten und damit Schmerzverminderung oder Schmerzvermeidung sowie Unterstützung und Erleichterung von Körperpflege- und Hygienemaßnahmen (extreme Beugestellung der oberen Extremität und Faustschluss, Adduktorenspasmus an den unteren Extremitäten). Natürlich kann Botulinumtoxin auch zur Unterstützung von bewegungsfördernden Maßnahmen durch das physikalisch therapeutische Team bei Wachkoma-Patienten in einer höheren Remissionsstufe angewendet werden.

Zuletzt seien auch noch chirurgische Maßnahmen angeführt. Sie kommen in seltenen Fällen nach Ausschöpfung aller konservativen Therapiemöglichkeiten in Betracht. Zu nennen sind hier Verlängerungsmaßnahmen oder Transposition von Muskeln und Sehnen, operative Maßnahmen an durch Kontrakturen deformierten Knochen und Gelenken sowie Tendotomien – also Durchtrennung von Sehnen bei extremen Kontrakturen. Diese Maßnahmen müssen sehr sorgfältig im Team gemeinsam mit den Angehörigen und den meist orthopädischen Chirurgen überlegt sein und sind in der Regel nur in darauf spezialisierten Zentren möglich.

Sensorische Stimulation

Bei Menschen im Wachkoma ist die Förderung der Wachheit und der bewussten Wahrnehmung ein zentrales Anliegen. Wir haben bereits erfahren, dass heute durch modernste funktionelle bildgebende Techniken dargestellt werden kann, wie von außen kommende Reize stimulierend auf die Gehirntätigkeit wirken. Durch gezielte Reize von außen schaffen wir überhaupt erst die Voraussetzung, dass Wachheit und in der Folge bewusste Wahrnehmung und sogar neues Lernen möglich werden. Wir sind aufgefordert, dem Patienten gezielt und überlegt ein Angebot zu stellen und seine Reaktionen zu beobachten und wahrzunehmen. Basierend auf diesen Erkenntnissen gilt es weitere therapeutische Schritte zu planen und durchzuführen. Es gilt einen therapeutischen Regelkreis aufzubauen und zu etablieren. Basis für alle diese Schritte ist die sensorische Stimulation. Alles, aber auch wirklich alles, was wir unmittelbar mit dem Patienten und am Patienten machen, ist sensorische Stimulation, und bekommt damit eine therapeutische Bedeutung – das muss uns klar sein. Zahlreiche Konzepte, die in der täglichen Praxis angewendet werden, wie Kinästhetik, Affolter, Bobath, Basale Stimulation, Facio-orale Trakt-Therapie (FOTT), basieren auf uni- oder multimodaler sensorischer Stimulation, ebenso wie körpernaher Dialogaufbau und jede Form der Musiktherapie. Aber auch zahlreiche so genannte alternative Therapieformen, wie zum

Beispiel Aromatherapie und Aromapflege haben – um es wirklich banal auszudrücken – ein einziges Ziel: An der passenden Stelle soll in der funktionellen Magnetresonanztomografie (fMRT) etwas aufleuchten, etwas aktiv werden. Damit gibt man dem Gehirn eine Chance zu lernen, wieder Verbindungen zu knüpfen, Integration verschiedener Areale wieder zu ermöglichen und auf diese Weise Wachheit und bewusste Wahrnehmung und in der Folge auch Funktion zu ermöglichen – so einfach ist das! Wenn wir mit unseren Patienten nichts tun, sie nicht stimulieren, dann geben wir ihnen auch nicht diese Chance!

Definitionsgemäß ist sensorische Stimulation die Anwendung von äußeren Reizen mit dem Ziel, eine Weckreaktion, eine Aufmerksamkeit oder Verhaltensänderung zu bewirken (Giacino 1996).

Es gilt also sensorische Isolation zu verhindern. Es gilt aber auch eine Reizüberflutung zu vermeiden, die das Gegenteil von Aufmerksamkeit und Wachheit bewirkt. Jeder kennt das von sich selbst – in solchen Situationen schalten wir einfach ab und sind nicht mehr in der Lage, einzelne Reize zu differenzieren. Machen Sie sich nur einmal die Situation in einem Krankenhauszimmer bewusst.

Wie viele Umgebungsgeräusche nehmen wir hier wahr? Gespräche werden geführt, man hört laute Stimmen, Zurufe, Mobiltelefone läuten, Rufanlagen alarmieren, Türen knallen zu, Speisewägen, Transportwägen, Visitenwägen, Reinigungsmaschinen machen selbst Lärm oder stoßen gegen Wände und Türen, Lieferanten kommen und gehen und damit es nicht zu eintönig wird, spielt irgendwo ein Radio und natürlich laufen mehrere TV-Geräte auf unterschiedlichen Kanälen, usw. Für einen in der Wahrnehmung eingeschränkten Patienten verwirrend und beängstigend. Es wird also notwendig sein, die Reizflut einzudämmen und Reize, soweit wie nur möglich, gezielt zu setzen, klar und eindeutig. Nur so wird man abschätzen können, was der Patient wahrnimmt, worauf er reagiert. Es wird wichtig sein, Ruheperioden gezielt zu planen und nicht nur dem inhaltslosen Zufall zu überlassen. In der Kommunikation wird man sich bemühen, langsam zu sprechen mit einfachen, kurzen Sätzen. Man wird dem Patienten Zeit geben müssen zu reagieren. 20 bis 30 Sekunden sind eine durchaus übliche Reaktionszeit. Man sollte sich bemühen, nicht über den Patienten hinweg zu sprechen – zum Beispiel bei Pflegehandlungen zu zweit nicht über private Dinge plaudern –, aber auch darauf zu achten, nicht über den Patienten zu sprechen und vor allem keine negativen Äußerungen. Man muss Patienten auch ihrem Alter gemäß behandeln. Das gilt insbesondere für Angehörige, die oft verleitet sind, in ein kindliches Kommunikationsschema zu verfallen. Die einfachste Methode, all das zu beachten, ist, sich so zu verhalten, als würde der Patient alles verstehen. Im Umgang mit dem Patienten ist es auch wichtig, das, was man gerade mit oder an ihm macht, anzukündigen – dann aber ihm auch die Möglichkeit zu geben, das Tun mitzuverfolgen und mitzuerleben, ohne es ständig zu kommentieren.

Sie sehen, dass das Thema sensorische Stimulation einen zentralen Platz im Umgang mit Menschen im Wachkoma hat. Besonders in der Therapiesituation – also bei der gezielten Anwendung von Reizen – sind all diese Faktoren zu beachten. Gerade hier müssen Intensität und Häufigkeit besonders sorgfältig kontrolliert werden, um den Patienten nicht zu überfordern. Kürzere, aber dafür häufigere Therapieangebote sind besser, ebenso vertraute und positiv belegte Reizangebote. Im visuellen Bereich wird man bekannte Gegenstände, Bilder, Fotos etc., aber auch zum Beispiel einen Spiegel verwenden, mit dem sich der Patient betrachten kann. Im akustischen Bereich sind es Musik, vertraute Stimmen, Lieblingsmelodien, eventuell Naturgeräusche und Instrumente. Im taktilen Bereich ebenfalls vertraute Gegenstände, verschiedene Materialien – Fell, Holz, Metall etc., Vibration, Kälte, Wärme. Im olfaktorischen Bereich Parfum, Gewürze, und im gustatorischen Bereich zum Beispiel Orangenjuice, Salz oder Geschmacksrichtungen, die der Patient besonders gerne mochte. Dazu ist es nicht notwendig, dass der Patient schlucken kann. Es genügt, die Lippen oder das Zahnfleisch zu benetzen. Die Methoden der Faciooralen Trakt-Therapie (FOTT) bieten hier viele Möglichkeiten. Wichtig ist es aber auch, immer auf ausreichende Ruheperioden zwischen den Therapieeinheiten zu achten. Hier kommt man nicht selten in Konflikt mit den Angehörigen. „Je mehr, umso besser" ist bei Wachkoma-Patienten sicherlich nicht der richtige Weg. Aus all dem Gesagten wird auch klar, dass der Umgang mit Menschen im Wachkoma sehr arbeits- und zeitintensiv ist und volle Konzentration des Betreuenden und des Therapeuten verlangt. Das darf nicht unterschätzt werden – wird es aber leider oft, besonders wenn es um die Frage der Personalressourcen geht.

Beseitigung behindernder Faktoren

Diese Therapieoption scheint zunächst etwas verwunderlich. Sie hat aber einen hohen Stellenwert, da oft übersehen wird, dass man den Patienten durch eine Reihe von Faktoren negativ beeinflussen und in seiner Rückbildung behindern kann.

Hier sind in erster Linie sedierende Medikamente aus der Gruppe der Tranquilizer (insbesondere Benzodiazepine) und Neuroleptika zu nennen. Diese sind so zurückhaltend wie nur möglich einzusetzen. Wenn Neuroleptika notwendig sind, sollten in jeden Fall die neueren, so genannten atypischen Neuroleptika verwendet werden, mit einem wesentlich günstigeren Nebenwirkungsspektrum. Auch sehr hoch dosierte Antispastika sedieren den Patienten und man wird immer versuchen müssen, einen Mittelweg zwischen Verminderung der Spastizität und möglichst geringer Beeinträchtigung der Vigilanz zu finden. Eventuell wird man die Implantation einer intrathekalen Baclofenpumpe in Betracht ziehen. Auch notwendige Antiepileptika können einen sedierenden Effekt haben, der bei verschiedenen Substanzgruppen unterschiedlich stark ausgeprägt ist. Auch Analgetika, insbesondere Morphine und morphinähnliche Substanzen, können sich negativ auf Vigilanz und Wahrnehmung auswirken. Hier ist der Einsatz sorgfältig abzuwägen und sicherlich keine Routinemaßnahme. Ein wichtiger behindernder Faktor stellt die mangelnde Aufmerksamkeit für Komplikationen dar, was wieder die Notwendigkeit spezialisierter Einrichtungen besonders im Langzeitbereich unterstreicht. Zu spät erkannte Infektionen, septische Zustände, alltägliche interkurrente Erkrankungen, die bei wachen Patienten kein diagnostisches oder therapeutisches Problem darstellen, können eine Remission beträchtlich verzögern oder verhindern. Insuffizientes Ernährungs- und PEG-Sonden-Management mit wiederholtem Erbrechen, Nahrungsunverträglichkeit, wiederholten Aspirationspneumonien, Über- und Unterernährung, insuffizientes Trachealkanülen-Management mit lokalen Hautproblemen, Druckulzerationen und vieles mehr sind hier zu nennen.

Wichtige Bereiche sind auch fehlende oder inadäquate Versorgung mit Hilfsmitteln. Hier sind besonders unpassende Lagerungshilfsmittel, fehlende Aufrichtehilfen, Badelifter und insbesondere eine mangelhafte Rollstuhlversorgung zu nennen, die dem Patienten nachweislich Schaden zufügen können. Der Standard-Krankenkassenrollstuhl ist für Wachkoma-Patienten in keinem Fall geeignet oder ausreichend!

Zuletzt muss auch noch auf die Möglichkeit eines behindernden Umfeldes hingewiesen werden. Gründe dafür sind in einer inakzeptablen Grundeinstellung oft auch professioneller Gruppen zu suchen, die Wachkoma-Patienten nicht als schwer kranke und schwerstbehinderte Menschen erkennen, sondern als terminale therapie- und rehabilitationsresistente Individuen abqualifizieren. Die Folge sind Widerstände bei notwendigen Untersuchungen und Therapien, insbesondere bei notwendigen operativen oder anderen invasiven Maßnahmen, ein Infragestellen der notwendigen Reintegration in die Familie, Verhinderung oder Vorenthaltung notwendiger finanzieller oder personeller Ressourcen, sowohl für den Patienten selbst wie für die betreuende Familie, und die prinzipielle Infragestellung der Überlebensberechtigung. In all diesen Bereichen geht enorm viel Kraft, Energie und vor allem auch Zeit sinnlos verloren. Es gilt rechtzeitig auch das Umfeld zu verändern und anzupassen und nicht nur den Patienten. Dazu noch mehr im Kapitel „Ethik und Wachkoma".

Neue experimentelle und invasive Therapiemöglichkeiten

Der Vollständigkeit halber sollen hier auch Therapieoptionen aufgezeigt werden, die bis jetzt eher einen experimentellen Charakter aufweisen. Sie weisen aber auf eventuelle zukünftige Möglichkeiten hin.

Hier sind zu nennen die tiefe Gehirnstimulation (deep brain stimulation – DBS) (Yamamoto 2005), die dorsale Rückenmarkstimulation (spinal dorsal column stimulation – SDCS) und die Nervus medianus Stimulation (Right Medianus Nerve Stimulation – RMNS). Bei der DBS werden Elektroden in den Bereich der Formatio reticularis oder der unspezifischen Thalamuskerne implantiert und stimulieren damit Bereiche, die für Wachheit und Aufmerksamkeit eine Schlüsselfunktion haben. Bei der SDCS wird das Rückenmark in Höhe C2 durch elektrische Impulse stimuliert und dadurch der Gehirnstoffwechsel und die Gehirndurchblutung verbessert, was in der Folge auch die Wachheit und Aufmerksamkeit verbessern soll. Eine ähnliche Wirkung findet man bei der RMNS, wobei hier der rechte Nervus medianus am Unterarm elektrisch stimuliert wird.

Häufige Komplikationen bei Patienten im Wachkoma

Wir haben dem Thema Komplikationen ein eigenes Kapitel gewidmet, da die Kenntnis und das Erkennen der wichtigsten Komplikationen sowie das adäquate Reagieren besonders im Langzeitbereich eine Herausforderung für das betreuende Personal, aber auch für betreuende Angehörige ist. Hier findet man immer wieder fehlende Erfahrung und Wissen, was wiederum Unsicherheit und Ängste verursacht.

Häufige neurologische Komplikationen
– Epileptische Anfälle
– Hydrocephalus und Shunt
– Critical illness Polyneuropathien und Bed rest Syndrom
– Heterotope Ossifikationen

Epileptische Anfälle

Die schwere Schädigung des Gehirns, insbesondere der Gehirnrinde führt nicht selten akut oder in der Folge zu epileptischen Anfällen. Die Notwendigkeit einer entsprechenden Therapie ergibt sich bei 30 % bis 50 % aller Wachkoma-Patienten (Dolce und Sazbon 2002). Anfälle finden sich häufiger bei traumatisch bedingtem Wachkoma, bei Wachkoma nach intrazerebralen Blutungen und Subarachnoidalblutungen und nach intrakraniellen Infektionen.

Nach der Art finden wir sowohl primär generalisierte Anfallstypen, meist in Form eines typischen Grand Mal-Anfalls, oder aber fokale Anfälle mit einfacher (zum Beispiel einfache motorische Anfälle – so genannte Jackson Anfälle) oder mit komplexer Symptomatik. Während die Diagnose der ersten beiden Anfallstypen meist schon klinisch möglich ist, ist die Diagnose eines fokalen Anfalls mit komplexer Symptomatik bei Patienten im Wachkoma schwierig, da oft nur sehr diskrete motorische Auffälligkeiten zu beobachten sind und sich diese Anfallstypen bei Nicht-Wachkoma-Patienten durch eine Veränderung der Bewusstseinslage, des Verhaltens, der Ansprechbarkeit oder Kommunikationsfähigkeit manifestieren. Sie sind also bei Wachkoma-Patienten in der Regel klinisch nicht oder nur sehr schwer zu erkennen. Hier ergeben erst die Zusatzuntersuchungen, insbesondere ein Elektroenzephalogramm – EEG – eine sichere Diagnose.

Natürlich kann sich aus jedem fokalen Anfall ein sekundär generalisierter Anfall entwickeln mit der entsprechenden klinisch eindeutigen Symptomatik. Bezüglich der medikamentösen Möglichkeiten und der dazu erforderlichen nervenfachärztlichen Expertise sei auf die entsprechende einschlägige Literatur verwiesen. Wir wollen aber mehrere Notwendigkeiten herausstreichen: Die Überwachung und Führung eines Wachkoma-Patienten mit einem epileptischen Anfallsleiden gehört in die Hände eines Facharztes. Es werden regelmäßige klinische Kontrollen, EEG-Kontrollen, Kontrollen der Medikamentenspiegel im Blut und akute klinische und EEG-Kontrollen bei auffälligen Verhaltensänderungen notwendig sein. Auch wird es wichtig sein, eventuelle Nebenwirkungen und Interaktionen antiepileptisch wirksamer Medikamente mit anderen Medikamenten zu wissen und zu erkennen.

Hydrocephalus und Shunt

Eine Erweiterung der inneren Gehirnhohlräume (Ventrikel) findet man bei Wachkoma-Patienten in 37 % bis 51 % (Dolce und Sazbon 2002). Diese Erweiterung wird als Hydrocephalus bezeichnet. Gründe sind in erster Linie eine Schädigung des Gehirngewebes durch eine einwirkende mechanische Gewalt bei einem Schädel-Hirn-Trauma oder die Schädigung des Gehirngewebes durch mangelnde Sauerstoff- oder Blutversorgung. Zugrundegegangenes Gewebe vernarbt, was letztlich zu einer Schrumpfung des Gesamtgehirns führt. Man spricht dann von einem Hydrocephalus ex vacuo. Problematischer sind Erweiterungen der Ventrikel, wenn die auslösenden Ursachen für das Wachkoma eine traumatisch bedingte oder spontane Subarachnoidalblutung oder eine intrazerebrale Blutung sind. Besonders bei dieser Ursachengruppe kann Blut auch in das Ventrikelsystem eindringen. Blut und Blutreste können zu Verklebungen insbesondere an den Engstellen dieses Systems führen. Die Folge ist eine bedrohliche Zirkulationsbehinderung der Gehirnflüssigkeit, des Liquor cerebrospinalis, mit einem zunehmenden intrakraniellen Druckanstieg. Seltenere Ursachen können auch eine Liquorüberproduktion oder eine Liquorresorptionsstörung sein, besonders nach entzündlichen Erkrankungen des Gehirns und seiner Häute. Dementsprechend kann man auch zwischen einem Hydrocephalus unterscheiden, bei dem die Liquorzirkulation unterbrochen ist (nicht kommunizierender Hydrocephalus), und einem Hydrocephalus, bei dem die Zirkulation nicht unterbrochen ist, aber ein Missverhältnis zwischen Produktion und Resorption besteht (kommunizierender Hydrocephalus). Bei Patienten, die sich nicht im Wachkoma befinden, würde sich ein derartiges Ereignis in erster Linie durch eine zunehmende Bewusstseinstrübung, eine verstärkte Gangstörung sowie eine Harninkontinenz manifestieren. Beim Wachkoma-Patienten aber bleiben diese Symptome zunächst unerkannt. Hier werden andere Symptome wie zunehmende Schläfrigkeit, reduzierte Weckbarkeit, eine Zunahme der vegetativen Symptomatik, ein Stillstand oder eine Verschlechterung einer erreichten Remissionsstufe den Verdacht darauf lenken, dass sich möglicherweise ein Hydrocephalus entwickelt hat. Bei jedem Verdacht muss daher umgehend eine kraniale Computertomografie oder eine kraniale Magnetresonanztomografie durchgeführt werden. Durch diese Untersuchungen kann in den meisten Fällen die Verdachtsdiagnose bestätigt oder ausgeschlossen werden. Ein Zuwarten oder Verzögern der notwenigen diagnostischen Schritte kann fatal und unter Umständen sogar lebensbedrohlich sein. Ist die bildgebende Diagnostik nicht eindeutig, können als weitere Maßnahme eine invasive Liquordruckmessung oder eine Isotopen-Cisternografie notwendig sein.

Nicht alle Formen des Hydrocephalus benötigen eine Therapie. Ist aber eine Liquorzirkulationsstörung oder eine Druckerhöhung nachgewiesen, ist die konsequente Therapiemaßnahme die Implantation eines Shuntsystems, mit dem der Liquor über ein – heute meist einstellbares – Ventil- und Schlauchsystem in die obere Hohlvene abgeleitet werden kann. Obwohl es sich um eine relativ einfache neurochirurgische Intervention handelt, sind Komplikationen nicht selten. Hier sind subdurale Hygrome im Operationsbereich und Infektionen zu nennen, aber auch epileptische Anfälle, die eventuell eine Dauertherapie benötigen.

Implantierte Shuntsysteme müssen auch regelmäßig überwacht werden. Trotz korrekter Implantation kann es zu Verstopfungen im Bereich des Ventils oder des Schlauchsystems kommen. Der Shunt kann zu viel oder zu wenig Liquor fördern, was im ersten Fall zu einem Kollaps des Ventrikelsystems führen kann und im letzteren Fall wieder zu einer Vergrößerung der Ventrikel mit allen genannten klinischen Konsequenzen. Shuntsysteme können dislozieren oder sich dyskonnektieren. Wir empfehlen eine routinemäßige klinische und computertomografische Shuntkontrolle, auch bei unkompliziertem Verlauf, einmal im Jahr.

Critical illness Polyneuropathien und Bed rest Syndrom

Polyneuropathien sind Erkrankungen des peripheren Nervens. Ursachen können Stoffwechselerkrankungen sein wie ein Diabetes mellitus, übermäßiger langdauernder Alkoholmissbrauch, aber auch endokrinologische Erkrankungen, Vitaminmangelzustände und eine Reihe von Infektionen, aber auch genetisch bedingt sein. Klinisch manifestieren sich Polyneuro-pathien durch oft schmerzhafte Missempfindungen, besonders an den distalen Extremitätenabschnitten, Lähmungen und einer zunehmenden Verschmächtigung des Muskelreliefs an den Extremitäten. Hier soll eine bei Wachkoma-Patienten nicht selten zu beobachtende Polyneuropathie-form genannt werden, die als so genannte Critical illness Polyneuropa-thie bekannt ist (Zifko 1996, Von Wild 2007). Sie wird fast ausschließlich auf Intensivstationen bei bis zu 70 % der Patienten beobachtet und mani-festiert sich vorwiegend mit peripheren schlaffen Lähmungen, fehlenden Reflexen und zunehmenden Muskelatrophien. Besonders betroffen sind Patienten, die eine Sepsis überstanden haben. Die genaue Ursache einer Critical illness Polyneuropathie ist nicht bekannt. Eine toxische Ätiologie im Rahmen einer Sepsis wird diskutiert. Wie bei allen Formen einer Poly-neuropathie kann die Diagnose durch eine elektroneurografische Unter-suchung der peripheren Nerven gesichert werden, wo sich eine axonale sensomotorische Neuropathie zeigt. Die Prognose ist bei früh einsetzen-der Mobilisation günstig. Doch genau das wird bei Patienten im Wach-koma oft nur zögerlich durchgeführt. Eine oft erst viel später einsetzende Mobilisation wird dann durch bereits bestehende massive Muskelatro-phien erschwert oder unmöglich gemacht.

Im Zusammenhang mit der Problematik der abnehmenden Muskel-masse bei Patienten im Wachkoma soll auch kurz auf den immer wieder genannten Begriff des Bed rest Syndroms eingegangen werden (Von Wild 2007). Es ist eine Tatsache, dass Immobilität und Immobilisierung eine Reihe negativer Auswirkungen auf den Organismus haben – Auswirkun-gen, die sich schon innerhalb von Tagen bis wenigen Wochen auch bei völlig gesunden und auch jungen Probanden dramatisch manifestieren. Hier sind eine Abnahme der Muskelmasse mit Muskelatrophien, Kontrak-turen, heterotopen Ossifikationen, Koordinations-, Gleichgewichts- und Bewegungsstörungen zu nennen, Abnahme der Knochendichte bis hin zu einer manifesten Inaktivitätsosteoporose, Probleme mit der Integrität der Haut bis hin zu Dekubitalulzera, eine erhöhte Infektionsgefahr, Verän-derungen im Flüssigkeitshaushalt, Störungen der Darmmotorik bis hin zur Darmatonie und letztlich ein zunehmender Wahrnehmungsverlust der eigenen Person und der Umwelt bis hin zu psychiatrischen Auffälligkeiten mit depressiven Symptomen. Die Gesamtheit dieser Symptome wird mit dem Begriff Bed rest Syndrom zusammengefasst. Es besteht kein Zweifel, dass Menschen im Wachkoma bei inadäquater Betreuung und mangeln-der oder fehlender Mobilisation Symptome eines Bed rest Syndroms mit allen Konsequenzen aufweisen. Umso mehr kann nicht deutlich genug auf die Themen Mobilisation, Positionierung, Vertikalisierung, aktive und passive Bewegungsübungen und letztlich auf die adäquate Hilfsmittel-versorgung hingewiesen werden.

Heterotope Ossifikationen

Ein Problem, das besonders im Langzeitbereich nicht selten übersehen wird, sind heterotope Ossifikationen. Es handelt sich hier um Ossifikationen – Verknöcherungen in den periartikulären Weichteilen. Sie können nach Operationen an den Gelenken, aber auch spontan nach einem schweren Schädel-Hirn-Trauma und im Rahmen einer längeren Immobilisation auftreten. Die genaue Ursache ist nicht bekannt. Man vermutet aber, dass Mikrotraumen, ein spastisch erhöhter Muskeltonus, aber auch metabolische oder genetische Faktoren eine Rolle spielen. Betroffen sind besonders die großen Gelenke wie Knie- und Hüftgelenk. Im Akut- und Subakutstadium ist das Gelenk schmerzhaft geschwollen und in der Beweglichkeit eingeschränkt. Neben entzündungshemmenden Medikamenten, wie nichtsteroidalen Antirheumatika, kann auch eine operative Entfernung und Mobilisation der Verknöcherungen notwendig werden. Im chronischen Stadium ist das Gelenk durch Verknöcherung des umgebenden Gewebes versteift. Problematisch und unerkannt können derartige Gelenksveränderungen bleiben, wenn der Patient ohne professionelle Frührehabilitation direkt auf eine Langzeiteinrichtung verlegt wird. Probleme bereiten unerkannte heterotope Ossifikationen beim Versuch, den Patienten zum Beispiel in den Rollstuhl zu mobilisieren, was durch ein verknöchertes und dadurch versteiftes Hüftgelenk massiv behindert wird. Bei Immobilität und Fehlhaltungen an Gelenken sollte neben der Möglichkeit von Kontrakturen auch an eine heterotope Ossifikation und die Möglichkeit einer operativen Therapie gedacht werden. Die Diagnose kann durch eine einfache Röntgenuntersuchung gestellt werden.

Häufige nicht neurologische Komplikationen

Patienten im Wachkoma sind schwerstkranke und schwerstbehinderte Menschen. Auch Komplikationen, die nicht primär dem neurologischen Fachgebiet zuzuordnen sind, müssen erkannt und entsprechend behandelt werden. Ziel soll es sein, die Aufmerksamkeit der Betreuenden zu schärfen und die Notwendigkeit einer qualifizierten Betreuung zu unterstreichen. Wir können an dieser Stelle nur die wichtigsten Aspekte anführen, die im Alltag immer wieder zu Problemen führen können.

Bezüglich der Themen Ernährungsmanagement, PEG-Sonden-Management, Tracheostoma- und Trachealkanülen-Management, Dekubitusprophylaxe, Stuhlregulation, Mund-, Zahnhygiene und Management harnableitender Systeme mit allen Facetten und Problemen verweisen wir auf die einschlägige Fachliteratur aus Medizin und Pflege.

Wir wollen aber einige Bereiche anführen, die fast regelhaft besonders im Langzeitbereich Grund für Diskussionen sind:

- Schluckstörungen – Dysphagie und Aspirationspneumonie
- Fieber – zentrales Fieber
- Inaktivitätsosteoporose

Schluckstörungen – Dysphagie und Aspirationspneumonie

Schluckstörungen – Dysphagie – bis hin zur Unmöglichkeit, Flüssigkeiten und Nahrung zu schlucken, sind ein regelhaft bei Menschen im Wachkoma vorhandenes Problem. Es gibt kaum Patienten, die nicht über eine PEG-Sonde ernährt werden müssen. Schlucken ist ein äußerst komplexer Mechanismus, bei dem an die 50 Muskelgruppen, die Hirnnerven V, VII, und IX bis XII, motorische und prämotorische Rindenareale im Großhirn sowie mehrere Bahnsysteme beteiligt sind. Es ist daher verständlich, dass schwere Schädigungen des zentralen Nervensystems fast immer mit Schluckstörungen einhergehen. Beim Schluckablauf sind eine orale Phase, also die Zerkleinerung, die Vorbereitung und der Transport der Nahrung, eine pharyngeale Phase mit Anheben und Abdecken des Kehlkopfes, Abdichten des Rachens zum Nasenraum und schließlich wieder Senken des Kehlkopfes und eine ösophageale Phase mit dem Weitertransport der Nahrung in den Magen zu unterscheiden. Alle diese Schritte müssen genau koordiniert sein, um ein Eindringen von Nahrung und Flüssigkeit in die oberen Luftwege und letztendlich in die Lunge zu verhindern. Während die orale Phase willkürlich gesteuert werden kann, laufen die beiden anderen Phasen reflektorisch ab. Somit sind Wachheit und bewusste Wahrnehmung eine Grundvoraussetzung, um den Schluckakt sicher zu ermöglichen. Zeichen einer Störung des Schluckens sind schon äußerlich zu erkennen. Vermehrte Speichelproduktion, Speichelfluss aus dem Mund und vermehrte Verschleimung sind eindeutige Hinweise darauf, dass sicheres Schlucken nicht möglich ist. Neben der klinischen Untersuchung wird vor allem die flexible transnasale Laryngoskopie eingesetzt, eine einfache und für den Patienten nicht belastende, beliebig oft wiederholbare endoskopische Beobachtung des Schluckaktes. Diese Untersuchung kann auch bei bewusstseinsgestörten und motorisch schwerst beeinträchtigten Patienten durchgeführt werden. Mit dieser Technik kann eindeutig geklärt werden, ob der Schluckakt komplett oder inkomplett abläuft und ob Nahrung und Flüssigkeiten über den Kehlkopf eventuell in die Luftwege und die Lungen gelangen. Eine Videofluoroskopie, eine röntgenologische Beurteilung des gesamten Schluckaktes, ist zwar noch genauer in der Aussagekraft, ist aber bei Wachkoma-Patienten oft nicht möglich, da die Untersuchung in sitzender Position durchgeführt werden muss und eine gewisse Kooperation des Patienten erforderlich ist. Ein Eindringen der Nahrung in die Luftwege und die Lunge wird als Aspiration bezeichnet. Die Folge ist eine meist schwere Lungenentzündung mit allen therapeutischen Konsequenzen. Die Aspirationspneumonie ist eine der häufigsten Pneumonieformen und auch heute noch mit einer hohen Mortalität von bis zu 60 % verbunden. Besonders problematisch sind sogenannte stille Aspirationen. Hier scheint der Schluckvorgang nach außen hin, besonders bei ungenügendem oder fehlendem Hustenreflex, ungestört, Speisereste bleiben aber oberhalb der Epiglottis hängen und dringen verzögert in die Luftwege ein. Oft fällt eine stille Aspiration dadurch auf, dass der Patient vermehrt verschleimt ist, häufig beim Liegen oder nachts hustet, ein gurgelndes Atemgeräusch zu bemerken ist und schließlich immer wieder scheinbar unerklärliche Fieberzacken und erhöhte Entzündungsparameter im Blut auftreten. Werden diese Symptome beobachtet, besteht rascher Handlungsbedarf.

Die eigene Erfahrung zeigt, dass es oft schwierig ist, den besorgten Angehörigen klar zu machen, dass der Patient nicht schlucken kann und nicht schlucken darf. Die Verabreichung von Nahrung ist unbestritten eine besondere Form der Zuwendung und es bedarf oft vieler Gespräche und Mitintegration in die Untersuchungen zur Schluckabklärung, um die Angehörigen davon zu überzeugen, dass die „Liebe, die durch den Magen geht" den Patienten vital gefährden kann. Umso mehr muss in diesen Fällen auf die Möglichkeiten der oralen Stimulation, gerade durch den betreuenden Angehörigen, hingewiesen werden.

Fieber – zentrales Fieber

Veränderte Körpertemperatur und Fieber sind bei Wachkoma-Patienten ebenfalls ein häufiges Problem. Nur wenige Ereignisse erregen die Aufmerksamkeit der betreuenden professionellen Gruppen und der Angehörigen so sehr wie Fieber und der damit immer verbundene Verdacht einer Infektion, in erster Linie der Lunge oder im Bereich der harnableitenden Wege. Sehr häufig ergeben sich Diskussionen, ab wann man von

Fieber spricht, da die „Alarmmeldung, dass der Patient fiebert", oft mehr-
fachste Konsequenzen hat, bis zur akuten Krankenhauseinweisung bei
zu Hause betreuten Wachkoma-Patienten. Wir haben für unsere Wachkoma-Station festgelegt, dass Fieber dann vorliegt, wenn bei wiederholten Messungen mit einem Ohrthermometer im Abstand von zumindest einer Stunde eine Temperatur von mehr als 38 °C festgestellt wird.
Der nächste Schritt ist die klinische Untersuchung und ein orientieren-
des Set an Zusatzuntersuchungen, das ein Blutbild mit Differenzialblut-
bild, Nierenparameter, Entzündungsparameter wie C-reaktives Protein
– CRP, einen kompletten Harnbefund, Blut- und Harnkultur sowie ein Tho-
raxröntgen umfasst. Ergeben sich daraus Hinweise für eine bakterielle
Infektion, erfolgt eine entsprechende antibiotische Therapie gemäß Anti-
biogramm. Sofern nicht eine akute lebensbedrohende Situation vorliegt,
ist die „blinde" Gabe eines Breitbandantibiotikums als erste Maßnahme
kontraindiziert. Nicht selten kann man bei Wachkoma-Patienten, insbesondere wenn noch eine beträchtliche vegetative Instabilität vorliegt,
ein so genanntes zentrales Fieber beobachten (Childs 2008). Dabei treten oft Temperaturen bis 40 °C auf, ohne typische Tagesschwankung wie
bei infektbedingtem Fieber. Trotz sorgfältiger Untersuchung findet man
keinen Hinweis auf eine bakterielle oder virale Infektion. Typischerweise
sprechen die üblichen antipyretisch wirksamen Medikamente hier nicht
an, während aber pflegerische und physikalische Maßnahmen durchaus
eine Wirkung zeigen. Ursachen für ein zentrales Fieber sind Störungen der
hypothalamischen Zentren, die für die Regulation der Körpertemperatur
verantwortlich sind.

Inaktivitätsosteoporose

Ein unterschätztes und wenig beachtetes Problem ist die in der Regel
auch bei jungen Wachkoma-Patienten und häufig schon nach wenigen
Monaten feststellbare oft hochgradige Inaktivitätsosteoporose. Mit dieser verminderten Knochenfestigkeit ist ein deutlich erhöhtes Frakturrisiko
verbunden. Da es aber, wie bereits mehrfach in diesem Buch nachdrücklich betont, aus den verschiedensten Gründen notwendig und wichtig ist,
Menschen im Wachkoma zu mobilisieren, zu bewegen, zu vertikalisieren,
wird man in der Regel ein erhöhtes Risiko für das Auftreten von Frakturen in Kauf nehmen müssen. Andererseits ist es gerade diese motorische
Aktivierung und Belastung durch die Schwerkraft, die ein weiteres Fortschreiten der Inaktivitätsosteoporose verhindern kann. Das unterstreicht
wieder die Wichtigkeit einer professionellen Berührungs- und Mobilisie-
rungsqualität besonders im Pflege- und Therapiebereich. Trotzdem wird

man Frakturen nie ganz verhindern können. Es ist aber wichtig, das Risiko zu kennen und darauf im Umgang mit Wachkoma-Patienten zu achten. Es ist durchaus sinnvoll, ein Osteoporose Basisassessment mit entsprechenden Laborbefunden und eventuell eine Knochendichtemessung durchzuführen. Alle unsere Patienten erhalten eine entsprechende Calcium- und Vitamin-D-Prophylaxe im Rahmen einer optimalen Ernährung und wir nutzen alle Möglichkeiten einer entsprechenden Tageslicht- und Sonnenlichtexposition, um unter anderem auch die Vitamin-D-Produktion anzuregen – ein zusätzlicher Grund, Wachkoma-Patienten regelmäßig ins Freie zu bringen. Inwieweit eine Therapie mit intravenösen Biphosphonaten indiziert ist, muss im Einzelfall entschieden werden, ist aber derzeit sicherlich eine „off label"-Therapie.

Versorgungsstrukturen

Durch den medizinischen Fortschritt im Bereich der Notfallmedizin, der Neurologie, Neurochirurgie und neurologisch orientierten Intensivmedizin überlebt eine zunehmende Zahl von Menschen schwere und schwerste Hirnschädigungen.

Bei einem Teil der Patienten bilden sich die Hirnschädigungsfolgen trotz ausreichend langer Rehabilitation nur unvollständig zurück. Es sind oft Zustände mit geringem Bewusstsein, minimalen mentalen und kognitiven Funktionen und anderen schweren Residualsyndromen, vorwiegend im Bereich der Motorik.

Neben der Entwicklung einer leistungsfähigen Akutversorgung und Rehabilitation wurde der Notwendigkeit einer auf die Bedürfnisse dieser Patientengruppe ausgerichteten, langfristigen stationären, teilstationären und häuslichen Betreuung zu wenig Beachtung geschenkt. Somit bleibt die Situation schwerst hirngeschädigter Patienten, die über lange Zeit, gegebenenfalls auch lebenslang einer Langzeitbehandlung, Langzeitrehabilitation und Pflege bedürfen, ungeklärt, obwohl hier übereinstimmend dauerhafte unterstützende, betreuende und zustandserhaltende Maßnahmen erforderlich sind.

Es ist eine unwidersprochene Forderung, dass die betroffenen Patienten, wenn auch in geringerer Intensität, in der Langzeitbetreuung dieselben Bedingungen benötigen wie in der Phase B der Neurorehabilitation mit der Fortführung der notwendigen Funktionstherapien, sowie einer medikamentösen Dauerbehandlung, ärztlichen Überwachung und Kontrolle.

Ein wesentliches Anliegen des vorliegenden Buches ist es daher, Hilfestellungen für die Etablierung und den Aufbau von Versorgungsstrukturen im Langzeitbereich zu geben. Da es dafür in zahlreichen Ländern noch keine allgemein gültigen und akzeptierten Modelle mit entsprechenden Inhalten gibt, soll in der Folge besonders darauf eingegangen werden.

Es gilt Begriffe und die damit verbundenen vorwiegend strukturellen Inhalte klarzustellen.

Es wird daher zunächst eine prinzipielle Versorgungsstruktur aufgezeigt, in der Folge werden die darin angeführten Betreuungsphasen inhaltlich definiert und schließlich wird besonders ausführlich auf die Phase F(b) als Kernstück der stationären Langzeitbetreuung eingegangen.

Dies möge auch als Hilfestellung für allfällige Strukturdiskussionen dienen, wo immer sie geführt werden.

Die Betreuung von Patienten mit apallischem Syndrom – vegetative state, minimally conscious state – vom Akut- bis in den Langzeitbereich erfordert besondere Strukturen. Unabhängig von allen Fragen der Prognose gilt es ein flächendeckendes Versorgungssystem aufzubauen. Es muss sowohl einer möglichen Reversibilität wie einer Irreversibilität des klinischen Zustandes Rechnung getragen werden.

Dazu ist das Folgende zu berücksichtigen:

Klare Diagnosekriterien

Die erste und meist entscheidende Schwierigkeit ist die exakte Diagnose. Hier sind die neurologischen Fachkollegen der verschiedenen Krankenhäuser aufgefordert, nicht primär neurologisch orientierte Intensivstationen und Akutversorgungseinheiten mit allen Kräften zu unterstützen. Je früher die eindeutige Diagnose gestellt wird, umso zeitgerechter können entsprechende weiterführende Maßnahmen geplant werden und umso früher besteht auch Klarheit für die betroffenen Angehörigen. Es gilt aber in erster Linie eine Diagnose und keine Prognose zu stellen.

Frührehabilitationseinrichtungen

Nach der Stabilisierung des akuten Krankheitsbildes sollen die Patienten baldmöglichst von der Akutstation auf speziell auf dieses Krankheitsbild ausgerichtete Frührehabilitationseinrichtungen verlegt werden. Dies entbindet die akutversorgende Einheit natürlich nicht von einer intensiven Rehabilitation von der ersten Stunde an, um sekundäre Schäden so weit wie möglich zu vermeiden.

Rücknahme der Intensivrehabilitation

Bei ausbleibender Besserung nach drei bis sechs Monaten wird man sich für eine gestufte Rücknahme der anfänglich intensiven Rehabilitationsmaßnahmen entscheiden, was aber nicht bedeutet, dass man den Patienten „aufgibt" oder man „nichts mehr tun kann" oder dass „alles Weitere sinnlos" ist. Von einer „ausbleibenden Besserung" spricht man dann, wenn trotz intensiver Rehabilitation und bei ungestörtem Rehabilitationsverlauf für zwei Monate keine weiteren Funktionsverbesserungen mehr festgestellt werden können. Ein ungestörter Rehabilitationsverlauf liegt dann vor, wenn keine akutmedizinischen Therapien (Herz-, Kreislauf-, Lungenprobleme etc.) im Vordergrund der Behandlung stehen (Schönle 1999).

Langzeitbetreuung

In der Folge ist es notwendig, für eine Unterbringung in einer für die Langzeitbetreuung dieser Patienten spezialisierten Einheit zu sorgen, sofern nicht die Möglichkeit einer weiteren Betreuung zu Hause besteht. In diesen auf die Betreuung von Wachkoma-Patienten spezialisierten Langzeiteinrichtungen zum Beispiel in Form von Wachkoma-Stationen (Apalliker Care Units) müssen eine „medizinisch aktivierende Behandlungspflege" nach klaren medizinischen, pflegerischen wie therapeutischen Kriterien sowie die Möglichkeiten einer integrativen Mitbetreuung und Mitbegleitung der Angehörigen sichergestellt sein.

Rehabilitation von schwerstbehinderten Menschen hört nie auf. Lediglich die Intensität muss den Bedürfnissen und den Fähigkeiten angepasst werden. Ein Abschieben in ein Pflegeheim, das den besonderen Bedürfnissen dieser Patientengruppe nicht entspricht, muss unter allen Umständen vermieden werden. Welche Qualitätskriterien eine spezialisierte Langzeitbetreuungseinheit nachzuweisen hat, wird später noch ausführlich erläutert.

Nur ein Team, das mit dem Krankheitsbild „Wachkoma" vertraut ist, wird in der Lage sein, Remissionen rechtzeitig zu erkennen und zu fördern, um dann den Patienten wieder in eine intensivere Rehabilitationseinheit verlegen zu können. Eine gute Versorgungsstruktur ist keine Einbahnstraße!

Plant man eine umfassende Versorgungsstruktur für Patienten im Wachkoma, ist es notwendig, von Anfang an alle Phasen von der Akutversorgung an der Intensivstation über die Frührehabilitation bis in den Langzeitbereich ausreichend zu berücksichtigen. Jede Kette ist so stark wie ihr schwächstes Glied. Es ist unzureichend, nur Akutbereiche und Rehabilitationseinrichtungen zu etablieren, ohne einen entsprechend qualitativ hochwertigen Langzeitbereich. Ebenso wird man rechtzeitig Überlegungen anstellen müssen, wie eine Betreuung zu Hause unterstützt oder überhaupt erst möglich gemacht werden kann.

Aufgrund der bekannten prognostischen Daten ist damit zu rechnen, dass etwa ein Drittel der betroffenen Menschen trotz aller Bemühungen eine längerfristige spezialisierte Betreuung braucht. Die annähernd genauen Bedarfszahlen für die einzelnen Bereiche ergeben sich unschwer aus den oben angeführten Prävalenz- und Inzidenzangaben.

Ist nicht die gesamte Versorgungskette sichergestellt, fallen Patienten wie Angehörige in das sprichwörtliche „tiefe schwarze Loch", das – um es auf den Punkt zu bringen – sich dort auftut, wo eigentlich eine Langzeitversorgungseinheit stehen sollte. Alle bis dahin investierten Mühen und finanziellen Aufwendungen werden damit in Frage gestellt. Menschen im Wachkoma, die zunächst am Ende der Frührehabilitation keine weiteren Fortschritte machen, sind keine Sterbenden, sondern weiterhin schwerstbehinderte Menschen.

Es ist aber nicht genug damit getan, die einzelnen Versorgungsbereiche zu verwirklichen. Man wird in den Institutionen auch von Anfang an auf ein lückenloses Schnittstellenmanagement achten müssen, sonst wird diese Schnittstellentätigkeit wohl von den Angehörigen oder anderen Gruppen und Personen übernommen werden, auch wenn es durchaus in guter Absicht geschieht.

Betreuungsphasen

In der Folge werden die notwendigen Kriterien der einzelnen Phasen der Betreuung im Überblick beschrieben, in Anlehnung an die Empfehlungen der Österreichischen und der Deutschen Gesellschaft für Neuro-Rehabilitation (ÖGNR, DGNR) und der Deutschen Bundesarbeitsgemeinschaft für Rehabilitation Phase F (BAR F). In ihrem umfassenden rehabilitationsmedizinischen Konzept finden sich im Phasenmodell der ÖGNR (siehe auch www.neuroreha.at) einige grundsätzliche Vorbemerkungen, die hier beispielhaft angeführt werden sollen und die auch die Basis für eine strukturierte Langzeitbetreuung darstellen:

- Neurologische Erkrankungen werden als Prozesse gesehen, in deren Verlauf ein unterschiedliches Ausmaß an neurorehabilitativen Aktivitäten notwendig ist. Unter diesem Aspekt erfolgt die Phaseneinteilung.
- Alle professionellen Interventionen müssen auf das Wohlergehen des betroffenen Individuums ausgerichtet sein.
- Die Phaseneinteilung dient zur Planung und Ausstattung von Betreuungseinrichtungen (Akut-Krankenhäuser, Rehabilitationseinrichtungen, regionale Nachbetreuungseinrichtungen).
- Für die Phasenzuordnung werden klare nachvollziehbare Kriterien herangezogen (funktioneller Zustand, Kooperationsfähigkeit, Erfordernisse, um lebensnotwendige Funktionen zu erhalten, Begleiterkrankungen).
- In jeder Phase kann ein akutneurologischer und/oder neurorehabilitativer Behandlungsbedarf bestehen.
- Während des gesamten Krankheitsprozesses ist eine Trennung von Diagnostik und Therapie nicht sinnvoll.
- Betreuungseinrichtungen müssen vereinbarte Strukturqualitätsanforderungen erfüllen, wenn sie die Betreuung von Betroffenen übernehmen (Festlegung von Qualitätskriterien).
- Das österreichische Phasenmodell soll auf andere europäische Phasenmodelle – insbesondere aus deutschsprachigen Nachbarländern – abgestimmt sein.

Im Phasenmodell der Österreichischen Gesellschaft für Neurorehabilitation wird auch festgehalten, dass es in jeder Phase zu einer Stagnation des Krankheitsprozesses bzw. zu einer „Chronifizierung" kommen kann, was für die Phase B bedeutet, dass der Patient weiterhin bewusstseinsgestört ist, dass ständig Komplikationen eintreten können und dass schwerste neurologische Defizite weiter bestehen. Für diese als Sonderfälle bezeichnete Patientengruppe – also Patienten in einer „chronischen Phase B" – gibt es bislang in Österreich kein allgemein akzeptiertes Versorgungsmodell, sodass die Versorgungssituation dieser schwerstgeschädigten Patienten in Österreich derzeit noch ungeklärt ist, was die Etablierung von entsprechenden Einrichtungen erschwert.

Anders ist die Situation im benachbarten Ausland.

Ende der 90er-Jahre wurde in Deutschland, basierend auf den einzelnen Phasen der neurologischen Rehabilitation und in enger Zusammenarbeit mit den Kostenträgern (Kranken-, Pensions-, Unfall- und in Deutschland auch Pflegeversicherungen), eine Empfehlung zur neurologischen Rehabilitation von Patienten mit schweren und schwersten Hirnschädigungen der Phase B (und C) erarbeitet und eine Phase F als „Behandlungs- und Rehabilitationsphase definiert, in der dauerhaft unterstützende, betreuende und/oder zustandserhaltende Leistungen erforderlich sind". Zu diesen Leistungen gehören in Abhängigkeit vom Befinden und der Bedarfslage der betroffenen Personen Behandlungspflege, ständige Beaufsichtigung sowie medizinisch-diagnostische und medizinisch-therapeutische Maßnahmen. Im Gesamtkonzept werden auch die Schwerpunkte Physio- und Ergotherapie sowie Logopädie fest verankert. Weiters wird die herausragende Rolle der Angehörigen und das durchgängige Prinzip der einheitlichen ärztlichen (neurologischen) Versorgung unterstrichen. Es wird mehrfach betont, dass das Gesamtkonzept das ganze Spektrum der Versorgung vom vollstationären Bereich bis zur Betreuung zu Hause umfasst. Die Phase F entspricht also einer „chronischen Phase B".

In der Folge werden Patientenkriterien, Kriterien für Strukturen und Prozesse sowie Ergebnis- oder Zielkriterien für die einzelnen Phasen beschrieben.

Phase A (Intensiv-, Akutbehandlung)

Hier steht die Behandlung des akuten Krankheitsbildes im Vordergrund. Der Patient ist tief komatös. Das erfordert in der Regel alle Möglichkeiten einer Intensivstation eines Krankenhauses inklusive Beatmungsmöglichkeit und ein umfangreiches Monitoring. In dieser Phase stehen die Minimierung der primären Gehirnschädigung und das Beherrschen lebensbedrohlicher Komplikationen im Vordergrund, von der akuten Hirndrucksymptomatik bis zu den verschiedensten, meist kardiopulmonalen, renalen wie septischen Komplikationen. Von Beginn an muss aber auf die besonderen Bedürfnisse dieser Patienten geachtet werden und es müssen alle Maßnahmen ergriffen werden, um sekundäre Schäden wie Kontrakturen, Wundliegen und Critical illness Polyneuropathien zu verhindern. Wacht der Patient nach drei bis vier Wochen aus dem initialen Koma nicht auf, stehen zunehmend vegetative Symptome im Vordergrund. Beginnt der Patient schließlich die Augen zu öffnen, ohne das Bewusstsein wiederzuerlangen, ist aus dem initialen Koma ein apallisches Syndrom, ein vegetative state, ein Wachkoma, geworden.

Spätestens zu diesem Zeitpunkt ist es sinnvoll, den Patienten in ein speziell darauf ausgerichtetes Frührehabilitationszentrum zu verlegen, wobei eine prolongiert instabile Herz-, Kreislauf- oder Atemfunktion die Verlegung verzögern kann.

Phase B (Frührehabilitation)

Unter allen Umständen und ausnahmslos muss dem Patienten im Wachkoma die Chance auf eine Frührehabilitation gegeben werden, zumindest aber die Möglichkeit eines umfangreichen neurologischen Stagings an einer im Umgang mit Wachkoma-Patienten erfahrenen Rehabilitationseinrichtung zur Abschätzung der Rehabilitationschancen. Es ist natürlich klar, dass es nicht sinnvoll ist, einen 80-jährigen Patienten, der nach einem rezidivierenden Herzinfarkt nach wiederholter Reanimation in den Zustand eines Wachkomas gekommen ist und kardial nicht im geringsten belastbar ist, oder einen Patienten mit einer wie auch immer gearteten malignen Grunderkrankung, die nach ärztlichem Ermessen innerhalb der nächsten Monate zum Tod führt, intensiv zu rehabilitieren. Aber die Entscheidung darüber darf nicht aus einer indifferenten Haltung im Sinn von „da kann man sowieso nichts mehr machen" heraus getroffen werden, sondern nach klaren und nachvollziehbaren Überlegungen und Entscheidungskriterien. Selbst eine solche Entscheidung bedeutet jedoch nicht, dass der Patient keiner weiteren, wenn auch rehabilitativ weniger intensiven Langzeitbetreuung bedarf.

In der Phase B ist der Patient weiter in seiner Bewusstseinslage massiv eingeschränkt, aber kreislaufstabil und nicht mehr beatmungspflichtig. Die Kooperationsfähigkeit ist nur minimal gegeben. In der Regel sind die Patienten noch tracheostomiert, mit einer PEG-Sonde und einer suprapubischen Harnableitung oder einem transurethralen Dauerkatheter versorgt. Üblicherweise wird diese Phase in einer neurologischen Krankenhausfachabteilung oder einem hochmedizinalisierten neurologischen Rehabilitationszentrum stattfinden. Die lokale Situation muss sicherstellen, dass akute intensivmedizinische Maßnahmen jederzeit und unmittelbar möglich sind, entweder an der Abteilung selbst oder in unmittelbarer Nachbarschaft – und das rund um die Uhr.

Die Abteilungen der Phase B benötigen eine besondere Expertise in der Frührehabilitation von Wachkoma-Patienten sowie Fähigkeiten und Kenntnisse im Bereich der Komarehabilitation, was einen hohen Personalaufwand, ärztlich, pflegerisch wie therapeutisch bedeutet. Medizinische Komplikationen sind häufig und erfordern umgehende Behandlung.

Ziele sind in erster Linie eine Besserung des Bewusstseinszustandes, Erkennen von aktivierbarem Rehabilitationspotenzial, Vertikalisierung und zunehmende Mobilisierung des Patienten. Weiters stehen Förderung der Kooperation und der Mitarbeit und schließlich – wenn möglich – Entwöhnung von der Trachealkanüle und Training von Schlucken, Essen und Sprechen sowie, wie in allen anderen Phasen von Anfang an, die Verminderung von Sekundärschäden und Tertiärschäden im Vordergrund.

In Einrichtungen der Phase B wird in der Regel auch die Entscheidung über die Implantation einer intrathekalen Baclofenpumpe gefällt und die Implantation schließlich auch durchgeführt. Oft ergibt sich auch die Notwendigkeit einer Shuntimplantation oder orthopädisch operativer Maßnahmen. Bei entsprechendem Rehabilitationsfortschritt kann der Patient in eine Betreuungseinheit der Phase C verlegt werden. Dies ist vielleicht innerhalb desselben Zentrums möglich, kann aber auch eine neuerliche Verlegung bedeuten.

Phase C (weiterführende Rehabilitation)

Hier ist der Patient bereits zunehmend bewusstseinsklar, teilorientiert und kooperativ. Er arbeitet bereits mit und ist therapeutisch bis zu drei Stunden am Tag belastbar. Zunehmend kann er Aktivitäten des täglichen Lebens selbst bewältigen. In der Regel sind dies Patienten, die das Remissionsstadium 6 bis 7 bzw. nach angloamerikanischer Nomenklatur ein confusional state oder postconfusional state erreicht haben. Der pflegerische Aufwand ist aber noch immer beträchtlich. Hier sind die Möglichkeiten eines spezialisierten Rehabilitationszentrums gefordert, mit einer ärztlichen Präsenz und Notfallversorgung rund um die Uhr. Ein Schwerpunktkrankenhaus mit intensivmedizinischer Einrichtung muss innerhalb von 15 bis 20 Minuten erreichbar sein. Ziele der Phase C sind die Erlangung zunehmender Selbstständigkeit, der Handlungsfähigkeit im Alltag, Mobilität und Motivation.

Natürlich kann die Remission, wie bereits erwähnt, besonders in der Phase B trotz aller Bemühungen zum Stillstand kommen. Diese Patienten benötigen eine spezialisierte Langzeitbetreuung, die in Deutschland als Phase F(b) bezeichnet wird. Gerade Patienten, die weiter den Kriterien einer Phase B entsprechen, können aufgrund des beträchtlichen Aufwandes nur vereinzelt zu Hause betreut werden, sowohl aus finanziellen wie auch aus Gründen der Überlastung der Familie.

Um es nochmals klar zu sagen: Zum Stillstand ist eine Remission dann gekommen, wenn innerhalb von zwei Monaten trotz intensiver Therapie und bei ungestörtem Rehabilitationsverlauf keine Änderung des klinischen Bildes erreicht werden konnte, also eine weitere Verbesserung ausbleibt. Das bedeutet aber keinesfalls, dass nicht nach weiteren Monaten, manchmal auch nach Jahren, eine Verbesserung wieder eintreten kann, besonders bei entsprechender, in diesem Fall intermittierender, qualifizierter Langzeitbetreuung.

Seltener benötigen auch Patienten aus der Phase C eine stationäre Langzeitbetreuung. Sie wird in Deutschland als Phase F(c) bezeichnet. Meist gelingt es jedoch, diese Patienten ambulant über tagesklinische Einheiten oder zu Hause zu betreuen. Auf die ebenfalls ausschließlich ambulanten Phasen der Rehabilitation und berufswiedereingliedernden Phasen E und D soll im Rahmen dieses Buches nicht eingegangen werden.

Phase F(b) (Langzeitrehabilitation und aktivierende Behandlungspflege)

Die Phase F(b) ist das zentrale Kernstück der stationären Langzeitbetreuung von Wachkoma-Patienten.

Einrichtungen, die der Phase F(b) entsprechen, stehen in Österreich bei weitem zu wenig zur Verfügung oder existieren mancherorts überhaupt nicht. Dies liegt nicht zuletzt daran, dass diese Phase traditionell von Pflegeeinrichtungen „abgedeckt" wurde.

Erst in den letzten Jahren wurde – auch durch den Druck der Angehörigen – die Notwendigkeit erkannt, gerade in diesem teilweise zu Recht sehr emotionalisierten Bereich ausreichende Kapazitäten sicherzustellen und eine entsprechende Spezialisierung und Qualifizierung im pflegerischen wie medizinischen Bereich zu fördern. Wir dürfen hoffen, dass der inhaltsleere Begriff „Pflegefall" bald zum Unwort des Jahres wird und chronisch schwer kranke und schwerstbehinderte Patienten in Zukunft differenzierter beurteilt werden.

Aus all diesen Gründen soll auf die Phase F(b) besonders eingegangen werden (Bundesarbeitsgemeinschaft für Rehabilitation 2000, 2003).

Merkmale der Patienten der Phase F(b)

Bei einem Teil der Patienten mit schweren und schwersten Schädigungen des Nervensystems bleiben trotz adäquater Behandlung im Intensiv- und Akutbereich und trotz nachfolgender Rehabilitation auf Dauer erhebliche Krankheitsfolgen bestehen. Bei diesen Patienten, die nicht mehr selbstständig leben können, sind neben der im Vordergrund stehenden Pflege auch intensive medizinische und therapeutisch-rehabilitative Maßnahmen durch ein interdisziplinäres Team notwendig (Zitat der Bundesarbeitsgemeinschaft für Rehabilitation 2003). Die Patienten der Phase F(b) unterscheiden sich bezüglich klinischer Merkmale, medizinischer und pflegerischer Bedürfnisse nicht von Patienten der Phase B. Es wäre auch völlig widersinnig zu behaupten, dass sich die Bedürfnisse deswegen ändern, weil sich der Zustand nicht ändert!

Die Patienten weisen weiter folgende Merkmale auf:

- intermittierende oder dauernde schwere Bewusstseinsstörung
- keine Beatmungspflicht und kreislaufstabil
- schwere Störungen der vegetativen Funktionen
- höhergradige Störung der Bewegungsfunktionen (Tetraplegie, Hemiplegie etc.)
- höhergradige Störung der Kommunikation mit nur minimaler Kooperationsfähigkeit
- beeinträchtigte Sprach- und/oder Sprechfunktion
- höhergradige Störung der Wahrnehmungsfunktion bzw. der höheren Hirnleistungen
- vollkommene oder weitgehende Unselbstständigkeit bezüglich der Aktivitäten des täglichen Lebens
- Notwendigkeit ständiger Aufsicht;
- Oftmals bestehen ein Tracheostoma mit Trachealkanüle, eine suprapubische Harnableitung oder ein transurethraler Katheter und fast regelhaft eine PEG-Sonde.
- schwere Störung der Schluckfunktion
- häufige Komplikationen wie epileptische Anfälle, bronchopulmonale Infekte, Sepsis, Infekte der harnableitenden Wege, Shuntdysfunktion, um nur eine kleine Auswahl zu nennen, die ärztlich-medizinische Maßnahmen zu jeder Zeit und unmittelbar erforderlich machen
- notfallsmäßige Verschlechterungen, die jederzeit intensivmedizinische Interventionen notwendig machen können

Ziele der Phase F(b)

Die Pflege und Betreuung in der Phase F(b) hat die folgenden Ziele:

- Erhaltung des in der Phase B erreichten Zustandes bezüglich Wachheit und Kommunikationsfähigkeit, Mobilisierungsgrad und eventueller Aktivitäten des täglichen Lebens
- Erkennen und Fördern von aktivierbarem Rehabilitationspotenzial
- Vermeidung remissionshemmender Faktoren
- Verhindern von Sekundär- und Tertiärkomplikationen
- Verbesserung der Kommunikations- und Kooperationsfähigkeit
- Weiterführung der sensorischen Stimulation und der Vertikalisierung
- Sicherung des erreichten Mobilitätszustandes und weiterführende Mobilisierung
- adäquate Schmerztherapie
- Überwachung von Hydrocephalus und Shuntfunktion
- Management intrathekaler Baclofenpumpen
- Trachealkanülen-Management
- Management von PEG/Gastrotube
- Ernährungsmonitoring
- eventuell orthopädische Maßnahmen
- Weiterführen des geplanten Hilfsmitteleinsatzes
- Weiterführen spezieller pharmakotherapeutischer Maßnahmen
- Diagnose und Therapie von Komplikationen wie:
  - epileptische Anfälle
  - vegetative Entgleisungen
  - Dysphagie/Aspiration/Aspirationspneumonie
  - Harnwegsinfekte/Sepsis
  - Erbrechen, Diarrhoe, Obstipation
  - orthostatische Probleme
  - gastrointestinale Blutungen, Stressulzera
  - Hautprobleme, Druckulcera
  - Phlebothrombosen, Pulmonalembolien
  - Inaktivitätsosteoporose, Spontanfrakturen
  - heterotope Ossifikationen
  - Kontrakturen
- Integration, Betreuung und Schulung der Angehörigen als wichtigste Co-Therapeuten, die nirgendwo anders in der Betreuungskette von so zentraler Bedeutung sind wie in der Phase F(b). Die Angehörigen sind ein fixer Bestandteil des Betreuungsteams, werden geschult, beglei-

tet und unterstützt. Es gilt im Interesse des Patienten, ihre Mitarbeit zu sichern und Überforderung zu verhindern.

– finanzielle Unterstützung und Rechtsberatung
– regelmäßiges Assessment
– Unterstützung für eine Weiterbetreuung zu Hause
– Unterstützung und Förderung von Maßnahmen für eine soziale Reintegration

Natürlich stehen in der Phase F(b) pflegerische Maßnahmen und speziell auf die Bedürfnisse der Wachkoma-Patienten abgestimmte Betreuungskonzepte im Vordergrund. Im Bereich der Betreuung von Patienten im Wachkoma der Phase F(b) erfährt die Pflege eine therapeutische Qualifizierung. Die Fortführung der Funktionstherapien aus den Bereichen Physiotherapie, Ergotherapie und Logopädie sind zweifellos erforderlich, aber in einem zeitlich geringeren Umfang als in der Phase B.

Aus der Fülle der Ziele ist klar zu erkennen, dass eine qualifizierte Betreuung von Menschen im Wachkoma nur in eigens dafür etablierten Einrichtungen erfolgen kann, die nachweislich über eine speziell auf die Bedürfnisse dieser Menschen ausgerichtete Struktur-, Prozess- und Ergebnisqualität verfügen und sicherstellen können. Nicht umsonst werden von der BAR Phase F Schwerpunkteinrichtungen gefordert mit einer Mindestanzahl von 20 Betten.

Strukturqualität von Phase-F(b)-Einrichtungen

Alle bisher genannten Tatsachen erfordern, wie bereits festgestellt, eine besondere Strukturqualität (Bundesarbeitsgemeinschaft für Rehabilitation 2000, 2003).

Standort

In der Regel wird die Phase F(b) in Sonderkrankenanstalten oder spezialisierten medizinalisierten Pflegeeinrichtungen lokalisiert sein, die nach dem österreichischen Krankenanstaltengesetz als Pflegeanstalten für chronisch Kranke bezeichnet werden. Derartige Einrichtungen sollten im Verbund oder in unmittelbarer Nähe zu einem Akutkrankenhaus liegen mit einer maximalen Anfahrtszeit von 20 Minuten. Häufige akutmedizinische Interventionen erfordern die Nähe und rasche Erreichbarkeit eines Akutkrankenhauses mit unmittelbarem Zugang zu diagnostischen und therapeutischen Möglichkeiten (CT, MRI, US, chirurgische, gastroenterologische, kardiologische, urologische, eventuell auch neurochirurgische und intensivmedizinische Möglichkeiten). Wegen der Notwendigkeit, die Angehörigen eng in den Betreuungsprozess einzubinden, ist eine gute Erreichbarkeit auch mit öffentlichen Verkehrsmitteln anzustreben, wobei zweifellos für den ländlichen und den städtischen Bereich unterschiedliche Toleranzgrenzen zu erwarten sind.

Raumbedarf und Raumstruktur

Die Betreuung von Wachkoma-Patienten der Phase F(b) wird in der Regel nicht gemischt in einer herkömmlichen Langzeitbetreuungseinheit, etwa gemeinsam mit geriatrischen oder dementen Patienten, erfolgen können.

Solche gemischten Stationen sind problematisch und in der Regel mit einem höheren organisatorischen Aufwand und mit einer höheren Belastung insbesondere des betreuenden Pflegepersonals verbunden. Denkbar sind gemischte Stationen für spätere Remissionsstadien, in denen eine Kommunikation mit dem Patienten schon möglich ist. Es muss aber bewusst sein, dass solche Konstrukte zu Lasten der Betreuungsqualität von Wachkoma-Patienten gehen können, die nicht in der Lage sind, ihre Bedürfnisse entsprechend zu artikulieren. Es ist für ein Betreuungsteam auch völlig unmöglich, in einem Zimmer auf die Bedürfnisse von Wachkoma-Patienten einzugehen und im nächsten Zimmer geriatrische Schlaganfallpatienten oder Patienten mit einer Demenz zu betreuen. Weiters problematisch ist die Zusammenführung einer Wachkoma-Betreuungseinheit mit einer Palliativstation. Hier bestehen grundsätzlich unterschiedliche Betreuungsziele, was eine wesentliche Belastung für das Betreuungsteam darstellt. Leider trifft man auch bei Entscheidungsträgern und Verantwortlichen immer wieder auf die Meinung, dass die Betreuung von Wachkoma-Patienten sich nicht von der Betreuung anderer „Pflegeheimpatienten" unterscheidet und dass kein wesentlicher Unterschied zwischen einer Wachkoma-Station und einer Palliativ- oder Hospiz-Station besteht.

Eigenständige Betreuungseinheiten der Phase F(b) (Wachkoma-Station, Apalliker Care Unit) umfassen im optimalen Fall 20 bis maximal 25 Betten. Bei dieser Bettenanzahl können sowohl ein ärztlicher Dienst wie ein speziell geschultes Pflegeteam ökonomisch eingesetzt werden. Ein nicht zu unterschätzender Erfolgsfaktor an derartigen Stationen ist die Entwicklung einer Corporate Identity. Besteht jedoch die Vorgabe, Wachkoma-Patienten in geriatrischen Langzeitbetreuungseinrichtungen mitzubetreuen, sollte diese Patientengruppe nach Empfehlungen der BAR Phase F eine Mindestanzahl von acht Plätzen nicht unterschreiten und räumlich wie auch organisatorisch als eine Einheit zusammengefasst sein.

Bedürfnisse von Wachkoma-Patienten im Langzeitbereich dürfen nicht mit den Bedürfnissen geriatrischer Patienten in Pflegeeinrichtungen verwechselt werden.

Es wird in der Regel sinnvoll sein, eine eigene Betreuungeinheit zu etablieren mit eigener Kostenstelle – eben eine Wachkoma-Station, an der eine Langzeitrehabilitation und aktivierende medizinische Behandlungspflege der Phase F(b) angeboten wird.

Derartige Wachkoma-Stationen benötigen auch ein auf die Bedürfnisse der Patienten abgestimmtes Raumangebot.

Bei der Raumgröße ist auf einen um ca. 25 % höheren Platzbedarf bedingt durch Spezialbetten, Spezialrollstühle, Schienen- und Lagerungsmaterial zu achten.

Optimal sind Zweibettzimmer, wobei mobile Raumteiler zur individuellen Wahrung der Intimsphäre sinnvoll sind. Wachkoma-Patienten sind wie keine andere Patientengruppe davon abhängig, sensorische Inputs zu bekommen. Einzelzimmer können isolieren und nehmen dem Patienten die Chance, Anteil zu nehmen. Das bedeutet natürlich auch, dass den Angehörigen die Möglichkeit geboten werden muss, sich mit ihrem „Patienten" zurückziehen zu können. Das bedeutet aber nicht in jedem Fall die Notwendigkeit von Einbettzimmern.

Prinzipiell benötigt man nicht in jedem Zimmer eine eigene Sanitäreinheit mit Dusche, WC und Waschbecken, da diese von Patienten in einem frühen Remissionsstadium nicht benutzt werden kann. Es ist durchaus ausreichend, für zwei bis vier Patienten eine Nasseinheit einzuplanen, die über ausreichend Platz verfügt, um den Patienten mit einem Patientenlifter barrierefrei hineinzuführen. Es ist auch auf ausreichenden Manipulationsraum für das betreuende Personal zu achten. Natürlich kann in fortgeschritteneren Remissionsstadien ein Wasch- oder Toilettentraining durchaus schon möglich und auch sinnvoll sein.

Unverzichtbar aber ist ein großer Sanitärraum mit Dusche und Spezialbadewanne. Er dient nicht nur der Körperhygiene, sondern kann auch für belebende oder entspannende Bäder benutzt werden.

So wie sich gesunde Menschen nicht den ganzen Tag im Schlafzimmer aufhalten, ist ein entsprechender Aufenthaltstagesraum für die Patienten vorzusehen, vorzugsweise auch mit direkter Zugangsmöglichkeit ins Freie. Wo dies nicht möglich ist, sollte dieser Raum über große Fensterflächen verfügen und hell und freundlich ausgestattet sein. Auch hier ist bei der Planung auf den erhöhten Platzbedarf zu achten. Dieser Raum dient zudem der Freizeitgestaltung. Die Einrichtung individueller Ecken und Nischen schafft Intimität und Sicherheit.

Womöglich sollte auch ein Entspannungsraum (Snoozelenraum) einge-
plant werden, der gerne von Angehörigen, aber auch vom betreuenden
Personal in Anspruch genommen wird.

An weiteren Räumen sind ein eigener Physiotherapieraum und eventuell auch ein Raum für Ergotherapie und Logopädie vorzusehen. Als
Mindestausstattung des Therapieraumes sind eine Bobathliege und ein
Stehbrett vorzusehen. Weiters ist auf ausreichende Nebenräume für Lagerungsmaterialien und Therapiegeräte zu achten. Gänge und Patientenzimmer sind keine Parkplätze für Spezialrollstühle und Lagerungspölster.

Die besondere Belastungssituation der Angehörigen erfordert es, auch
für diese Gruppe Rückzugsmöglichkeiten vorzusehen, etwa in Form eines
Aufenthaltsraumes mit einer kleinen Kochgelegenheit.

Ein eigener Schwesternstützpunkt mit angeschlossenem Sozialraum,
ein Besprechungs- und Untersuchungsraum für den Stationsarzt und ein
Zimmer für die leitende Pflegeperson sowie ein eigener Besprechungs-
raum für das Team, der auch multifunktional genutzt werden kann, ergänzen das notwendige Raumprogramm.

Der Schwesternstützpunkt sollte zentral und offen in der Station ange-
ordnet sein und wenn möglich direkten Sichtkontakt zu ein bis zwei Patientenzimmern haben.

Apparative Voraussetzungen

In allen Patientenzimmern sind Anschlüsse für Sauerstoff, Absaugvorrich-
tungen, ausreichend Stromanschlüsse sowie Anschlüsse für ein einfaches
Monitoring vorzusehen (nichtinvasive Blutdruckmessung, Pulsfrequenz,
EKG, O_2-Sättigung).

Zumindest bei 20 % der vorhandenen Betten sollte ein ständiges Monitoring möglich sein.

An weiteren Geräten sind Ernährungspumpen und ein Bladder-Scan
zur nichtinvasiven Restharnkontrolle erforderlich.

Weiters nötig sind Patientenlifter, ausreichend Lagerungsmaterialien
und natürlich für jeden Patienten ein individuell angepasster, patienten-
gerechter Spezialrollstuhl.

Motorbetriebene Antidekubitus-Systeme nach individuellen Standards
ergänzen die apparative Ausstattung.

Personalbedarf

Wachkoma-Stationen im Langzeitbereich stellen besondere Anforderungen an die Mitarbeiter, sowohl qualitativ wie quantitativ.

Ärztliches Personal

Die Bedürfnisse der Patienten ändern sich nicht durch die Chronifizierung eines Zustandsbildes – also durch den Wechsel von der Phase B in die Phase F(b). Somit müssen die Qualifikationen von Arzt, Pflege und Therapie in beiden Phasen gleich sein. Unterschiede ergeben sich jedoch im Personalschlüssel und damit im Personalbedarf. Die Empfehlungen für den Personalschlüssel ergeben sich aus den Angaben der Österreichischen Gesellschaft für Neurorehabilitation für die Phase B und der BAR Phase F. Aufgrund der hohen medizinischen Ansprüche von Patienten in der Phase F(b) ist im ärztlichen Bereich ein Arzt-/Patientenschlüssel von 0,05:1 anzustreben.

Die ärztliche Tätigkeit umfasst sämtliche ärztlich-medizinischen Handlungen, eine tägliche Visite, die gesamte ärztliche Dokumentation, Durchführung und Leitung von Assessments, Erstellung und Überprüfung eines Behandlungs- und Rehabilitationsplans, Abhalten von Teambesprechungen inklusive Vorbereitungszeiten, Gespräche mit Angehörigen, Schnittstellenmanagement, Koordination der Behandlungs- und Betreuungstätigkeiten, Anordnung und Einholung von Befunden, diversen Schriftverkehr sowie unmittelbare Tätigkeiten am Patienten (klinische Untersuchungen, Injektionen, Infusionen, Tracheostoma-, PEG-Sonden-, Cystofix-, Pumpenmanagement, Management von Komplikationen etc.). Daraus ergibt sich bei einer optimalen Stationsgröße von ca. 20 bis 25 Patienten eine Vollzeitstelle für einen Stationsarzt an einer Wachkoma-Station – Apalliker Care Unit.

Qualitative Voraussetzungen
- neurologische, psychiatrische und intensivmedizinische Kenntnisse
- interdisziplinäre multiprofessionelle Teamerfahrung
- überdurchschnittlich hohe Belastbarkeit

Der betreuende Stationsarzt ist im optimalen Fall ein Facharzt für Neurologie.

Ist dies nicht möglich, sind ausreichende Kenntnisse des Krankheitsbildes erforderlich sowie die Fähigkeit, medizinische Probleme zu erkennen und zu beherrschen, wie vegetative Krisen, psychomotorische Entgleisungen, Krampfanfälle, Hirndrucksymptomatik etwa bei drohender Shuntinsuffizienz, Probleme infolge Spastizität und infolge bestehender Kontrakturen, motorische Störungen der unterschiedlichsten Genesen, bronchopulmonale Probleme und septische Probleme jeder Art.

Durch die Fülle der angeführten Details wird die Notwendigkeit fundierter Kenntnisse klar dokumentiert. Unter allen Umständen aber ist bei nichtfachärztlicher Führung der Station eine fachärztliche neurologische Konsiliarverfügbarkeit jederzeit kurzfristig sicherzustellen.

Ist eine Wachkoma-Station in ein Pflegezentrum mit einer ärztlichen 24-Stunden-Präsenz integriert oder im unmittelbaren Verband mit einem Akutkrankenhaus, stellt die ärztliche Versorgung in den Nachmittags- und Nachtstunden üblicherweise kein Problem dar. Kann dies nicht gewährleistet werden, ist die Anwesenheit einer intensivmedizinisch ausgebildeten Pflegefachkraft in der Zeit, in der kein Arzt unmittelbar zur Verfügung steht, unbedingt erforderlich, um eventuelle Komplikationen sowohl fachlich korrekt wie auch rechtlich einwandfrei zu erkennen und beherrschen zu können. Wie bereits angeführt, ist unter diesen Umständen auch sicherzustellen, dass innerhalb von 20 Minuten ein Krankenhaus mit intensivmedizinischen Einrichtungen erreicht werden kann.

Pflegepersonal
In einer Bedarfsanalyse des Wiener Krankenanstaltenverbundes wird für Wachkoma-Stationen im Langzeitbereich ein Pflegepersonal-Patienten-Schlüssel von 1,25:1 festgehalten, wobei die Pflegeleitung der Station sowie ihre Vertretung nicht inkludiert sind. Ähnliche Personalschlüssel sind im Wachkoma-Betreuungskonzept für das Land Niederösterreich gefordert.

Der Prozentsatz des diplomierten Pflegepersonals ist mit 75 % festgelegt, bedingt durch den Qualifizierungsgrad der notwendigen Pflegeleistungen. Dieser Personalschlüssel bedingt eine sinnvolle Stationsgröße von zumindest 16 Patienten. Die Präsenz im Nachtdienst ist mit einer Pflegeperson auf acht Patienten anzusetzen, wobei die Zahl von zwei Pflegepersonen im Nachtdienst nicht unterschritten werden soll.

Qualitative Voraussetzungen
- Kenntnisse der neurologischen Grund- und Behandlungspflege
- Kenntnisse der neurorehabilitativen und intensivmedizinisch orientierten Pflege
- theoretische wie praktische Kenntnisse in speziellen Pflegekonzepten wie Basale Stimulation, Affolter, Kinästhetik, Lagerung und Handling nach Bobath sowie reaktivierende Pflegekonzepte
- interdisziplinäre und multiprofessionelle Teamerfahrung
- überdurchschnittliche Belastbarkeit

Im Bereich der medizinisch orientierten Pflege sind wie im ärztlichen Bereich besondere Kenntnisse hinsichtlich Trachealkanülen-, Sonden-, Kathetermanagement etc. erforderlich.

Auch die hohen Anforderungen hinsichtlich Überwachung nicht kommunikationsfähiger Patienten und die Probleme infolge langdauernder Sondenernährung und der oft speziellen medikamentösen Verordnungen sind zu berücksichtigen.

Im Rahmen der rehabilitativen und kommunikationsfördernden Pflege haben Stimulierung und Aktivierung zur Verbesserung von Wahrnehmung, Reaktions- und Handlungsfähigkeit eine zentrale Bedeutung. Darüber hinaus gilt es, einen Dialogaufbau zu gestalten, Willkürmotorik anzubahnen und den Patienten zu mobilisieren.

Auf die Notwendigkeit, die Angehörigen von Anfang an strukturiert mit einzubeziehen, wurde bereits mehrfach hingewiesen.

Gehobener medizinisch-technischer Dienst
Unter dieser Bezeichnung sind die Berufsgruppen Physiotherapie, Ergotherapie und Logopädie zusammengefasst. Im Langzeitbereich werden zwar Therapieressourcen zurückgenommen, das bedeutet aber nicht, dass sie völlig ausgesetzt werden. Die Folgen für ein zumindest zustandserhaltendes Konzept wären katastrophal. Entsprechend den Empfehlungen der Deutschen Gesellschaft für Neurorehabilitation ist ein Therapeuten-Patienten-Schlüssel von zumindest 1:8 anzustreben. Das bedeutet eine Stunde Therapie pro Tag/Patient von Montag bis Freitag. Die Behandlungsdauer einer Einzeltherapie wird in der Regel zwischen 45 und 60 Minuten betragen. Ziel müssen regelmäßige und mehrfach wöchentliche Therapieeinheiten sein. Auch hier zeigt sich die Problematik kleiner Wachkoma-Stationen, da nicht selten zwei Therapeuten für eine Therapieeinheit eines Patienten notwendig sind.

Qualitative Voraussetzungen
- interdisziplinäre multiprofessionelle Teamerfahrung
- hohe Belastbarkeit
- theoretische und praktische Kenntnisse der verschiedensten Therapiemethoden, insbesondere Bobath, Affolter, Kinästhetik, Facio-orale Trakt-Therapie
- ausreichende Kenntnisse des Krankheitsbildes und der damit verbundenen klinischen Besonderheiten

Schwerpunkte werden im Bereich der Physiotherapie neben der Aufrechterhaltung des Mobilisationsgrades tonusregulierende und vertikalisierende Maßnahmen sein. Im Bereich der Ergotherapie sind sensorische Stimulation, Verbesserung der Grob- und Feinmotorik, Verbesserung der Körperwahrnehmung und Anbahnung alltagsorientierter Bewegungen vorzusehen, weiters adäquate Hilfsmittelversorgung sowie die Unterstützung einer geplanten Betreuung zu Hause.

Die Facio-orale Trakt-Therapie, das Kanülen-Management sowie die Anbahnung von Schluck-, Sprach- und Sprechfunktion stehen im Mittelpunkt der logopädischen Behandlung.

Inhalt und Häufigkeit des Therapieangebotes sind natürlich abhängig von der Belastbarkeit des Patienten. Therapeuten müssen ein Teil des Gesamtteams sein, da sonst ein erfolgreiches Schnittstellenmanagement nicht möglich ist. Werden externe Therapeuten stundenweise eingesetzt, ist auch für die Kommunikation im Team ausreichend Zeit vorzusehen. Nirgendwo in der Medizin hat interdisziplinäre und multiprofessionelle Kommunikation, die auch die Angehörigen mit einbezieht, einen so hohen Stellenwert wie in der Langzeitbetreuung von Patienten im Wachkoma.

Gerade im Therapeutenbereich werden zustandserhaltende Maßnahmen häufig zu gering geschätzt und die Grenzziehungen zwischen Therapie und Pflege gestalten sich häufig schwierig.

Für alle im Langzeitbereich tätigen Berufsgruppen zeigt sich aber, dass in der Arbeit mit extrem kommunikationsgestörten Patienten in Verbindung mit oft sehr fordernden Angehörigen die fachliche Qualifizierung oft rasch an eine Grenze stößt.

Im Langzeitbereich haben aber auch alternative Therapieansätze wie Musiktherapie, Aromatherapie und tiergestützte Therapie einen hohen Stellenwert. Hier muss auf eine sorgfältige Auswahl der Patienten und eine entsprechende Qualifikation der Therapieanbieter geachtet werden! Hohe Erwartungshaltung an alternative Therapiekonzepte besonders von Seiten der Angehörigen können ein Problem darstellen. Es wird angeraten, sich an die Liste der anerkannten komplementärmedizinischen Methoden zu halten und auf die nachweisliche Erfahrung der Therapeutinnen und Therapeuten im Umgang mit Patienten im Wachkoma zu achten.

Team

Das Thema Team verdient in der Betrachtung der strukturellen Voraussetzungen für eine Wachkoma-Station im Langzeitbereich besondere Beachtung.

Interdisziplinäre Kommunikation, gegenseitige Mitteilung von Beobachtungen, ständiges Zusammenführen der Einzelaktionen zu einem sinnvollen Ganzen haben bei der Betreuung von Wachkoma-Patienten eine zentrale Bedeutung.

Ein einheitliches Betreuungskonzept, das lückenlos von allen Beteiligten gelebt wird, klare Kommunikationsstrukturen, ein geregelter, aber dennoch hochindividueller patientenorientierter Tagesablauf sowie eine einheitliche gemeinsame und auch gemeinsam verstandene Dokumentation sind die tragenden Säulen.

Grundlage jeder Betreuung ist die Schaffung eines therapeutischen Teams. Dazu sind auf der Prozessebene mehrere Faktoren wichtig:

- einheitliche Betreuungsstandards
- einheitliches Dokumentationssystem
- einheitliches Scoringsystem und Assessmentmethoden
- klar strukturierte Kommunikation im Team mit regelmäßigen Teambesprechungen und Fallkonferenzen
- klar strukturierte Kommunikation mit den Angehörigen
- strukturiertes Schulungskonzept sowie Fort- und Weiterbildung vorzugsweise im Indoorsetting

Gegenseitiger Respekt und gegenseitiges Wahrnehmen und Anerkennen sind die verbindenden Elemente. Es geht nicht darum, nett zueinander zu sein oder sich lieb zu verhalten, es geht um Authentizität und Professionalität, die in einem ständigen Abtast- und Lernprozess ihre Position erkennt und Schnitt- oder Nahtstellen bewusst wahrnimmt.

Es geht aber auch um immer wieder notwendige Abgrenzung und Distanz in einem Arbeitsfeld, in dem permanent der psychische Intimbereich überschritten wird, ja überschritten werden muss.

Demzufolge wird es notwendig sein, auch Raum für diese Bedürfnisse der Mitarbeiterinnen und Mitarbeiter zu schaffen durch Angebote regelmäßiger Teamentwicklungs- und Supervisionsmaßnahmen. Konflikte zwischen und innerhalb der einzelnen Berufsgruppen und Fehler im gegenseitigen Umgang, aber auch im Umgang mit den Patienten und ihren Angehörigen sind in einem sich entwickelnden Umfeld als kostbar zu betrachten und als Quelle neuer Erkenntnisse zu nützen.

Wachkoma-Patienten lügen nie, teilen uns immer alles wertfrei auf ihre Weise mit und erwarten, dass wir entsprechend handeln. Machen wir es im Team einfach auch so.

Angehörige

Angehörige müssen in der Struktur einer Wachkoma-Station von Anfang an mit berücksichtigt werden. Sie gehören zum Team und sind die wichtigsten Co-Therapeuten (Bienstein 2001, Schnepp 2002, Hannich 2010).

Angehörige müssen durch entsprechende Schulung und Mitarbeit vor Ort konsequent mit den Therapie- und Rehabilitationsmethoden vertraut gemacht werden. Dies setzt voraus, dass sie so oft wie nur möglich anwesend sind.

Angehörige dürfen nicht als lästige, argwöhnisch beobachtende, belastende Kontrolleure empfunden werden, sondern als unterstützende und mithelfende Verbündete, die natürlich begleitet und entlastet werden müssen, die aber selbst das Team in seiner Tätigkeit begleiten und entlasten.

Angehörige sind oft Lieferanten wichtiger Informationen über Reaktionen und Fähigkeiten des Patienten. Gerade in dieser Beziehung dürfen Mitteilungen nicht als unprofessionell, laienhaft oder schlichtweg als Missinterpretation abqualifiziert werden.

Besondere Bedeutung kommt ihnen natürlich bei den verschiedensten Varianten der Freizeitgestaltung zu. Hier helfen sie mit, Ressourcen des Teams zu entlasten und so viel Normalität und persönliche Beziehung wie nur möglich einzubringen. Ein Bereich, dem ohne Angehörige zu wenig Platz geboten würde.

Betreuungsbedarf und Betreuungskosten von Wachkoma-Patienten im Langzeitbereich

Obwohl es, wie eingangs erwähnt, nur wenige epidemiologische Studien gibt, errechnet sich ein Bedarf an Frührehabilitationsbetten für Wachkoma-Patienten von etwa 1 pro 100 000 Einwohner bei einer geschätzten Aufenthaltsdauer von sechs Monaten und ein Bedarf an spezialisierten Langzeitbetreuungsbetten von etwa 5 pro 100 000 Einwohner bei einer geschätzten durchschnittlichen Überlebenszeit von drei bis fünf Jahren.

Unter Berücksichtigung der genannten Strukturqualitätsmerkmale kommen mehrere Kostenrechner im Langzeitbereich auf durchschnittlich € 250 bis € 300 pro Tag und Patient, also auf ca. € 7500 bis € 9000 pro Monat. Die Kosten für ein Akutbett der Phasen A und B belaufen sich etwa auf das Doppelte bis Dreifache, abhängig davon, wo diese Versorgung stattfindet.

Es ist also keine Frage, ob wir die Betreuung in einem spezialisierten Langzeitbereich finanzieren können, sondern, ob wir es wollen.

Problematisch ist die Tatsache, dass die Finanzierung der einzelnen Phasen in Deutschland und Österreich völlig unterschiedlich gestaltet ist. In Österreich kommen für die Akutbetreuung im Krankenhaus in der Regel – mit zahlreichen Einschränkungen und Sondervereinbarungen, auf die hier nicht näher eingegangen werden kann – die Länder, der Bund und die Krankenkassen auf. Rehabilitation, abhängig von der jeweiligen Phase, wird im stationären Bereich darüber hinaus aus geschichtlichen Gründen von den Pensionsversicherungsanstalten und Unfallversicherungsanstalten finanziert bzw. mitfinanziert. Der Langzeitbereich aber muss vollständig privat finanziert werden und damit wird er für viele Wachkoma-Patienten unfinanzierbar.

Wachkoma bedeutet für Angehörige also unter Umständen ein Leben am Existenzminimum. Pensionsansprüche und Pflegegeldansprüche werden bis zu 80 % herangezogen sowie sämtliches vorhandenes Vermögen des Patienten (Barvermögen, Lebensversicherungen, Sparbücher, Eigentumswohnungen. Liegenschaften etc.). Weiters kann ein Teil des Einkommens eines eventuellen Ehepartners vom Träger zur Finanzierung des Langzeitbereiches einbehalten werden.

Erst wenn das nicht ausreicht und das Existenzminimum bereits erreicht ist, wird auf öffentliche Mittel zurückgegriffen.

Diese Regelungen bedeuten in den meisten Fällen eine extreme finanzielle Belastung. Dies hat nicht selten zur Folge, dass notwendige medizinische – ärztliche, pflegerische und therapeutische – Maßnahmen auf ein absolutes Minimum reduziert werden. So entscheiden sich die Überlebensfrage und die Frage der Betreuungsqualität an den ökonomischen Voraussetzungen.

Ein Abgehen vom Solidaritätsprinzip – was wir sicherlich alle ablehnen – ist im Bereich der Langzeitbetreuung leider fast schon Wirklichkeit. Es fällt nur niemandem auf.

Glücklicherweise wird diese prinzipielle Regelung nicht in allen österreichischen Bundesländern strikt gehandhabt, aber prinzipiell ist es so. Zweifellos wäre ein System der Mischfinanzierung, bestehend aus Leistungen der Sozialhilfeträger, Krankenkassen, Pensionsversicherungen und in vielen Fällen der Unfallversicherungen, gerechter und auch sinnvoll. Die Zukunft wird es zeigen.

Obwohl in der Vergangenheit bereits mehrfach von verschiedensten politischen Seiten auf diese Missstände aufmerksam gemacht und gerechte Finanzierungskonzepte gefordert wurden, ist bis heute der Finanzierungsmodus unverändert und geht zu Lasten der betroffenen Patienten und deren Familien.

Betreuungssituation von Wachkoma-Patienten in Österreich

In den Jahren 2007 bis 2009 wurde von der Österreichischen Wachkoma Gesellschaft (www.wachkoma.at) eine Umfrage in allen Langzeitpflegeeinrichtungen Österreichs durchgeführt, um die Zahl der in diesen Häusern betreuten Wachkoma-Patienten zu erheben. Insgesamt wurden in allen neun Bundesländern 889 Einrichtungen befragt. 114 davon gaben an, einen oder mehrere Menschen im Wachkoma zu betreuen. Diese Häuser erhielten in der Folge Fragebögen, mit deren Hilfe zwischen Patienten im Vollbild des apallischen Syndroms/vegetative state und Patienten in den frühen Remissionsstadien/minimally conscious state unterschieden werden konnte. Weiters wurde erhoben, von welchen Einrichtungen die Patienten übernommen wurden und wie viele mit einer Trachealkanüle und/oder einer PEG-Sonde versorgt sind. Schließlich wurden noch Fragen über Umfang und Qualifikation der pflegerischen und ärztlichen Betreuung gestellt.

Insgesamt wurden 389 Wachkoma-Patienten genannt, was ziemlich exakt der vermuteten Prävalenz von 5/100 000 Wachkoma-Patienten in Langzeitbetreuungseinrichtungen entspricht. 269 Patienten wurden als im Vollbild des apallischen Syndroms/vegetative state beschrieben, 120 in einem frühen Remissionsstadium oder minimally conscious state. Das durchschnittliche Lebensalter lag bei 56 Jahren. Als Ursache des Wachkomas wurde in 22 % ein traumatisches Ereignis angegeben, in 27 % eine hypoxische Ursache – also eine zu lange Blut- oder Sauerstoffunterversorgung des Gehirns, etwa im Rahmen eines Herz-/Kreislauf-Stillstandes – und in 44 % ein schwerer Schlaganfall oder eine Gehirnblutung. In 21 % fand sich eine andere Ursache für das Wachkoma. Auch diese Zahlen bestätigen Angaben aus der Literatur, die ein Verhältnis von 20:80 zwischen traumatischer und nichttraumatischer Ursache angeben (Multi-Society Task Force on PVS 1994).

Erschütternd war aber die Tatsache, dass nur 26 % der Wachkoma-Patienten aus einer Rehabilitationseinrichtung gekommen waren. 51 % wurden direkt von der Akutabteilung und 11 % sogar direkt von der Intensivstation in die Pflegeeinrichtung überstellt. Es ist somit klar, dass nur ein Viertel aller Wachkoma-Patienten, die in einer Pflegeeinrichtung betreut werden, zuvor eine Rehabilitationschance erhalten haben. Man kann also davon ausgehen, dass die Zahl der Rehabilitationsplätze für Phase-B-Patienten im Wachkoma insgesamt bei weitem zu gering ist – neben der Vermutung, dass Wachkoma-Patienten bei der Zuteilung eines Rehabilitationsplatzes benachteiligt werden.

91 % der Patienten wurden über eine PEG- Sonde ernährt. 37 % hatten eine Trachealkanüle.

Wenig erfreulich waren auch die Angaben zu den Strukturqualitätskriterien.

Ein auf die Betreuung dieser Patientengruppe abgestimmtes Gesamtkonzept findet man leider nur in Ausnahmefällen. In nur 11 der 114 Einrichtungen (9,6 %) wurde ein eigenes Pflegeteam für die Betreuung von Wachkoma-Patienten genannt, und nur in 18 Häusern (15,8 %) wurde angegeben, dass eine ärztliche Betreuung rund um die Uhr zur Verfügung steht. In der Regel werden diese Patienten also von niedergelassenen Ärzten für Allgemeinmedizin nach Bedarf mitbetreut. Eine fachärztliche Expertise steht nur in Ausnahmefällen zur Verfügung. Nur in 8,8 % fand sich ein Pflegepersonal – Patientenschlüssel von größer oder gleich 1:1. In 58 % der Einrichtungen war der Schlüssel kleiner als 0,5:1. Was das für die Betreuungsqualität bedeutet, möge jeder selbst beurteilen. Bedenkt man die notwendige hohe Qualifikation besonders im Pflegebereich, ist die Tatsache erschreckend, dass in 81 der 114 Einrichtungen der Prozentsatz des diplomierten Pflegepersonals unter 50 % und nur in weniger als einem Drittel über 50 % liegt. Wie immer man dieses Umfrageergebnis interpretiert – es zeigt jedenfalls deutlich, dass noch gravierende Versorgungsmängel – quantitativ wie qualitativ – bestehen.

Es ist eine unwidersprochene Forderung, dass die betroffen Patienten, wenn auch in geringerer Intensität, in der Langzeitbehandlung/Langzeitrehabilitation und Pflege dieselben Bedingungen benötigen, wie in der Phase B der Neurorehabilitation mit der Fortführung der notwendigen professionellen Pflege, Funktionstherapien sowie der medikamentösen Dauerbehandlung, der ärztlichen Überwachung und Kontrolle.

Die Geschichte der Angehörigen

Die Situation der Angehörigen von Wachkoma-Patienten ist von einer besonderen Einmaligkeit. Wir wollen darauf detaillierter eingehen (Zieger 1998, 2004; Bienstein 2001; Schnepp 2002; Hannich 2010; Kaudel 2010).

Der Weg der Angehörigen vom Akutereignis bis in den Langzeitbereich ist in der Regel dramatisch und bedrückend. Regelhaft wird über Hilflosigkeit, Ratlosigkeit, Verzweiflung, Wut und Ohnmacht und über das Gefühl berichtet, allein zu sein und zunehmend sozial isoliert zu werden. Daneben stehen existenzielle, vor allem finanzielle Belastungen im Vordergrund. All diese Erlebnisse spiegeln wider, in welcher Krisensituation sich Menschen befinden, die plötzlich mit der Situation eines Angehörigen im Wachkoma konfrontiert sind. Wie ein böser Fluch scheint das Wort Wachkoma auf den Betroffenen zu lasten, ist es einmal ausgesprochen. Folgende Eindrücke werden berichtet:

Zunächst die Nachricht von einem schrecklichen Ereignis, sei es ein schwerer Verkehrsunfall, ein Operationszwischenfall, eine „missglückte" Reanimation, ein schwerer Schlaganfall oder eine Hirnblutung. Der erste Schock geht in der Massivität der Akutereignisse und Akutaktivitäten meist unter. Zu sehr ist der Patient Teil eines meist phantastischen Krankenhausapparates und in diesem kaum sichtbar. Aber: Vieles ist unklar. Welche Diagnose liegt eigentlich vor? Wie ist die Prognose? Wie lange dauert diese Erkrankung? Welche Erkrankung ist das? Wie soll ich mich verhalten? Wie soll ich kommunizieren? Warum klärt mich niemand auf? Warum ist diese medizinische Terminologie so verwirrend?

Nimmt nach Stabilisierung der Akutsituation die weitere Entwicklung nicht den gewünschten Verlauf im Sinn von „es geht aufwärts" und wacht der Patient nicht aus dem initialen Koma auf, stirbt er aber auch nicht, werden die Angehörigen nicht selten jeder Hoffnung beraubt. „Da wird nichts mehr daraus, da kann man nichts mehr machen, da gibt es keine Hoffnung mehr, bereiten Sie sich auf das Schlimmste vor, es hat alles keinen Sinn mehr, es lohnt sich ja doch nicht, das ist doch kein lebenswertes Leben, wollen Sie das wirklich" lauten die am meisten berichteten Sätze.

Die darauf folgende Phase ist durch allgemeine Ratlosigkeit auf allen Seiten gekennzeichnet. In der Regel wissen weder die betreuenden Ärzte und schon gar nicht die Angehörigen, wie es nun weitergehen soll. Das unterstreicht die Notwendigkeit eines umfassenden Case-Managements gerade im Wachkomabereich. Man beobachtet sich zunächst gegenseitig und hofft, vom anderen einen Hinweis für den nächsten Schritt oder zumindest einen Rat zu bekommen.

Obwohl die Angehörigen meist Reaktionen am Patienten wahrnehmen, werden diese vom nicht mit der Problematik vertrauten Betreuungspersonal als subjektive Interpretationen negiert. Es ist eine Tatsache, dass wir Bewusstsein daran messen, wieweit es uns gelingt, Beziehungen herzustellen. Ein nahe stehender Angehöriger wird weitaus besser und eher Hinweise für Bewusstsein feststellen als eine nicht so nahe stehende Betreuungsperson. Kleine vegetative Reaktionen können durchaus Zeichen einer beginnenden primitiven Reaktion sein.

Mit dem Gefühl, überhaupt nicht verstanden zu werden, beginnen üblicherweise jetzt die ersten Angehörigen, voll Wut und Verzweiflung zu agieren und die Organisation und deren Mitarbeiter gegeneinander auszuspielen, was in der Regel nicht als Hilfeschrei, sondern als kontraproduktiv interpretiert wird. Schließlich erhöht das System den Druck.

Ein teures Akutbett kann dann nicht mehr länger „blockiert" werden, der bis gestern intensiv monitierte Patient liegt plötzlich in einem Einzelzimmer auf der Normalstation usw.

In der Folge kommt die Aufforderung, sich möglichst rasch um einen „guten Pflegeplatz" oder um eine „gute Rehabilitation" zu kümmern, mit dem Nachsatz: „Viel gibt es da aber nicht, vielleicht haben Sie Glück." So als wäre es offenbar Aufgabe des Angehörigen, sich um die weitere Betreuung zu kümmern. Angehörigen wird oft vermittelt, dass die weitere Betreuung von den Faktoren „Zufall und Glück" abhängig ist. Kümmern sich die Angehörigen dann um einen Rehabilitationsplatz, müssen sie vielleicht feststellen, dass es überhaupt keine Rehabilitationsmöglichkeit in der näheren Umgebung gibt und, wenn doch, frühestens in drei bis sechs Monaten ein Platz frei ist, man aber nichts versprechen kann. Spätestens ab diesem Zeitpunkt beginnen oft Interventionen auf den verschiedensten, nicht selten auch lokalpolitischen Ebenen. Obwohl letztlich viele Menschen etwas Positives und Konstruktives erreichen wollen, steht der Angehörige mit dem Gefühl da, dass bei weitem nicht alles versucht wurde. Verschärft werden alle diese Erlebnisse durch das besondere Naheverhältnis der Angehörigen zu „ihrem" Patienten. Meist stehen Angehöriger und Patient in einem besonders nahen familiären oder persönlichen Verhältnis. Der Wachkoma-Patient ist meine Ehepartnerin, mein Ehepartner, meine Tochter, mein Sohn und nicht Oma oder Opa oder Tante und Onkel. Die Emotionalität der Beziehung beeinflusst wesentlich das Verhalten eines Angehörigen.

Natürlich gibt es Akuteinrichtungen, die sich nach Stabilisierung der Akutsituation vorbildhaft um eine weitere Rehabilitation bemühen, die

Angehörigen in jeden weiteren Schritt mit einbeziehen und nicht jeder Hoffnung berauben. Dennoch wird noch viel Aufklärungsarbeit, besonders in nicht neurologisch orientierten Akuteinrichtungen, notwendig sein, um ein zufriedenstellendes Case Management für Wachkoma-Patienten zu erreichen. Ist die Diagnose eines apallischen Syndroms/Wachkoma in der Akuteinrichtung schließlich gestellt, gewinnen Angehörige oft den Eindruck, dass die Einrichtung jedes weitere Interesse am Patienten verloren hat. Oft wird der Verdacht geäußert, dass der Patient Schaden erleiden könnte, wäre man als Angehöriger nicht so oft wie nur möglich vor Ort. „Wenn ich nicht da bin und alles kontrolliere, passiert gar nichts", ist ein oft gehörter Satz. In dieser Phase sind Konflikte insbesondere zwischen Pflegepersonal und Angehörigen häufig und professionelles Krisenmanagement von Seiten der Akuteinrichtung gefordert. Ist es schließlich gelungen, einen Rehabilitationsplatz zu bekommen, beginnt sich die Hoffnungsspirale wieder vermehrt in Bewegung zu setzen. Für den Angehörigen ist es völlig klar: Je mehr und je länger, umso besser. Zeigt der Patient eine gute Rückbildung, wird er in dieser Forderung bestätigt und das Konfliktpotenzial wird langsam weniger. Problematisch aber wird die Situation oft dann, wenn die vom Angehörigen erhofften Fortschritte nicht eintreten und der Patient in einem meist frühen Remissionsstadium vorerst verbleibt. Obwohl die spezialisierten Rehabilitationseinrichtungen in der Regel ein ausgezeichnetes Betreuungsmanagement für Angehörige bieten, ist es immer wieder erstaunlich, mit welcher Hartnäckigkeit Angehörige trotz mehrfachster klärender Gespräche nicht akzeptieren können, dass jetzt zunächst ein Stillstand in der Rückbildung eingetreten ist und eine weitere intensive Rehabilitation keinen zusätzlichen Nutzen bringt. Schließlich stellt sich die Frage einer adäquaten Langzeitbetreuung. Eine Frage, die die meisten Angehörigen zunächst schockiert. Oft fällt zu diesem Zeitpunkt der Begriff „Pflegeheim" zum ersten Mal mit all den damit in der Regel noch immer verbundenen negativen Assoziationen. Mein Sohn, meine Tochter, mein Ehepartner, meine Ehepartnerin in ein Pflegeheim? – unvorstellbar! Das Prinzip Hoffnung wird wieder auf die Probe gestellt und Angehörige beginnen sich wieder über die möglichen Angebote zu informieren. Natürlich gibt es in den letzten Jahren zunehmend für die Betreuung von Wachkoma-Patienten spezialisierte Langzeiteinrichtungen. Aber von einer qualitativ hochwertigen flächendeckenden Versorgung kann noch lange keine Rede sein. Ähnlich wie beim Übertritt in eine Rehabilitationseinrichtung ist der Angehörige wieder mit langen Wartezeiten und vielen bürokratischen Hürden und Unsicherheiten konfrontiert. Mit der Entscheidung, eine Langzeiteinrichtung für die weitere Betreuung in Anspruch zu nehmen, ändert sich das Leben des Angehörigen nochmals entscheidend (Schnepp, 2002; Kaudel, 2010). Ab jetzt ist es klar, dass ein völlig anderer Lebensabschnitt beginnt. Angehöriger und Patient werden auf unbestimmte Zeit getrennt leben und es stellt sich die Frage, wie und in welcher Intensität der Kontakt aufrecht erhalten bleibt. „Ich kann meinen Angehörigen im Wachkoma doch nicht alleine lassen? Gerade jetzt braucht er mich ganz besonders!", sind häufige Feststellungen. Ab jetzt gibt es für den Angehörigen oft zwei Leben –. das Leben in der Institution mit „seinem" Wachkoma-Patienten und das andere Leben, das Alltagsleben. Vielleicht muss ein Beruf weiter ausgeübt werden, vielleicht gibt es noch Kinder, ein Geschäft, ein Büro, einen Garten? Der Angehörige muss spätestens jetzt sein Leben neu organisieren, Pläne für die Zukunft werden notwendig und oft würden die Angehörigen dafür professionelle Hilfe brauchen. Natürlich wird sich das künftige Alltagsleben auch nach dem Versorgungsalltag in der Institution richten müssen. Wenn es nicht schon lange passiert ist, wird sich auch das soziale Umfeld des Angehörigen, seine sozialen Kontakte verändern mit allen Problemen, Ängsten und Hoffnungen. Über all das stülpt sich häufig auch noch die Problematik einer schwierigen finanziellen Situation. Im weiteren Verlauf wird sich schließlich die Frage stellen, wieweit ich mich als Angehöriger an der stationären Betreuung beteilige, mich darauf einlasse. Was kann ich machen, was will ich machen, was wird von der Institution zugelassen, wie viel Unterstützung, wie viele Informationen bekomme ich von der Institution, wie werde ich dort aufgenommen, werde ich als Partner akzeptiert, wie viel Zeit kann ich aufwenden, schaffe ich das alles? Und wieder ist es die Hoffnung, die den Angehörigen die Kraft gibt, das alles auf sich zu nehmen. Das bisher Gesagte soll nur einen kleinen Einblick vermitteln, wie notwendig es ist, sich in spezialisierten Langzeiteinrichtungen dem Thema der Angehörigen besonders anzunehmen. In der Regel wird es die Pflege sein, die zu allererst in Konfliktsituationen mit den psychisch, aber oft auch physisch überlasteten Angehörigen kommt. Bevormundung des Angehörigen durch die Pflege, aber auch umgekehrt Bevormundung der Pflegepersonen durch „professionelle" Angehörige, mangelndes gegenseitiges Verständnis, Ängste und Druck, etwas nicht richtig zu machen auf beiden Seiten, Problemfeld Überversorgung-Unterversorgung, Informationspflicht, Informationsschuld – um nur einige Bereiche zu nennen. Hier ist eine hohe Konfliktlösungskompetenz im Langzeitbereich gefordert, wofür Kommunikationsbereitschaft und gegenseitiges Verständnis die Basis sind.

Eine hilfreiche Maßnahme für eine erfolgreiche Bewältigung ist die frühzeitige Begleitung der Angehörigen. Man muss Angehörige ernst nehmen. Eine frühzeitige, stufenweise Information und Aufklärung sowie

Einbeziehung in die notwendigen Entscheidungsprozesse, Integration in die Betreuungsprozesse und zunehmende Professionalisierung sind erforderlich. Natürlich dürfen notwendige finanzielle, soziale und juristische Unterstützungen nicht fehlen in der Vorbereitung für ein langfristiges Betreuungskonzept.

Eines ist klar: Es ist nicht nur der Patient, sondern die gesamte Familie zu betreuen. Die Dramatik der Situation macht krank und erfordert professionelle Hilfe.

Die psychische Belastung ist schier unvorstellbar. Aus dem Leben, dem gewohnten sozialen Setting herausgerissen, reagiert das System mit Verdrängung, Abwehr, Aggression, Verzweiflung und vielleicht später Akzeptanz und Verarbeitung. Die Unsicherheit der Prognose und die Unmöglichkeit der Kommunikation sowie der oft jahrelange Verlauf stellen eine extreme Belastung dar. Die Unfassbarkeit des „Wachkomas", die oft dramatische Unsicherheit betreuender Institutionen, verbunden mit der verwirrenden medizinischen Terminologie tun ihr Übriges.

Es ist daher notwendig, möglichst frühzeitig das Familiensystem mit einzubinden, zu betreuen, zu begleiten, seinem Tun einen Sinn zu geben, regelmäßig zu informieren und zu professionalisieren.

Vielleicht geht es doch zu Hause

Welche Hilfe brauchen pflegende Angehörige?

Dazu kommt immer wieder der Gedanke, es doch mit einer Betreuung zu Hause zu versuchen und den Angehörigen nicht in ein Pflegeheim „abzuschieben" – da es noch immer viel zu wenige für Wachkoma-Patienten spezialisierte Langzeitbetreuungseinrichtungen gibt. In der Regel bedeutet das aber die Berufsaufgabe eines Familienmitglieds, meist eines weiblichen, eine massive finanzielle Schlechterstellung und soziale Isolation. Denn wer besucht schon gerne einen Haushalt, in dem ein Wachkoma-Patient mit all den „Grauslichkeiten" wie PEG-Sonde, Tracheostoma, Cystofix und Kontrakturen betreut wird. Darüber hinaus sind Hausärzte und mobiles Pflegepersonal nicht selten mit den klinischen Besonderheiten überfordert und soziale Hilfen stoßen oft an die Grenze der Finanzierbarkeit.

In der Folge brennen viele auch aus. Auf der einen Seite wollen sie „ihren Patienten" nicht aufgeben, auf der anderen Seite steht die Frage, ob sie sich ihr Leben tatsächlich so vorgestellt haben. Wut, Verzweiflung, Hass, Aggression, Ohnmacht sind nur einige der Verhaltensmöglichkeiten und Gefühle.

Betrachtet man die Situation zu Hause Betreuender näher (Hannich 2010), sind es in erster Linie eine hohe emotionelle Verbundenheit, gegebene Versprechen, religiöse Gründe, aber auch Schuldgefühle, die Angehörige dazu veranlassen, ihren Wachkoma-Patienten zu Hause zu betreuen.

Daneben spielen Faktoren wie Vermeidung von Einsamkeit, Lebenssinn und natürlich auch finanzielle Überlegungen eine Rolle. In vielen Fällen ist mit der Übernahme der Betreuungstätigkeit auch eine berufliche Veränderung bis zur Berufsaufgabe verbunden. Schwierigkeiten, über die pflegende Angehörige berichten, sind zermürbende organisatorische Kommunikation mit Ämtern, Versicherungen, medizinischen und sozialen Diensten, unzureichende räumliche Bedingungen zu Hause, die Unmöglichkeit, sich selbst zurückzuziehen und die Belastung durch die Pflegesituation selbst. Neben der ständigen emotionalen Betroffenheit im Kontakt mit dem Angehörigen im Wachkoma sind es oft fehlendes Wissen und mangelnde Sicherheit im Umgang mit dem Betroffenen, die physische Überforderung und das Gefühl, ständig anwesend sein zu müssen. Fremde Pflegekräfte, auch rund um die Uhr, ändern oft nur wenig an der gespürten subjektiven Belastung. Dazu kommen noch zunehmende soziale Isolation durch Rückzug von anderen Familienmitgliedern, Freunden und Nachbarn, fehlende Freizeit und Freizeitaktivitäten sowie mögliche Konflikte mit Angehörigen. Es ist daher nicht verwunderlich, dass psychosomatische Beschwerden bei pflegenden Angehörigen häufig sind. All das unterstreicht die Notwendigkeit, pflegende Angehörige zu unterstützen und zu entlasten. Dazu gehören in erster Linie eine finanzielle Absicherung, verstärkte Professionalisierung ambulanter Hilfsdienste für die Betreuung schwerstbehinderter Menschen im Wachkoma, Möglichkeiten von Kurzzeitpflegeplätzen zur Entlastung der pflegenden Angehörigen, Beratungsbüros, Informations- und praktische Ausbildungsmöglichkeiten für Angehörige, Etablierung spezialisierter ambulanter Betreuungsteams aus Pflege und Arzt und zuletzt vor allem Förderung der Akzeptanz schwerstkranker und schwerstbehinderter Menschen als ganz normalen Teil unserer Gesellschaft! Hier sind Staat und Gesellschaft nicht in Zukunft, sondern jetzt gefordert!

Mögliche Verhaltensweisen und Verarbeitungsstrategien von Angehörigen

Es ist wichtig zu wissen, dass das Verhalten, das bei Angehörigen beobachtet werden kann, den klassischen Stadien der Schockverarbeitung folgt: Ablehnung, Wut, Schuldsuche bei sich und anderen, Depression, Verhandlungsbereitschaft mit sich und der Umwelt, schließlich Akzeptanz der Situation und Suchen nach konstruktiven Lösungen. In ihrer Geschichte erleben die Angehörigen mehrere Kränkungen (Elsbernd 1996, Häusler 2001, Zieger 2002, Agricola 2010, Hannich 2010). Zunächst der Schock der Information über die Möglichkeit eines apallischen Syndroms. In der Folge verlieren die „professionellen Betreuer" die Hoffnung und geben Hoffnungslosigkeit weiter. Der Druck, einen Pflegeplatz oder Rehabilitationsplatz zu suchen, nimmt zu bei gleichzeitiger Erkenntnis, dass es zu wenige solche Plätze gibt und viele Institutionen schon im Vorhinein zugeben, damit überfordert zu sein. Die Angehörigen erleben Ablehnung, Wut, Ohnmacht und suchen die Schuld bei anderen oder auch bei sich selbst. Schließlich erleben sie eine zunehmende Isolierung und Depression. Oft beobachten wir, besonders zu Beginn, wilden Aktionismus, Verleugnung und Verdrängung der Realität. Die Angehörigen bekämpfen die offensichtlich „böse" Umwelt. Die Umgebung wird abgewiesen, man distanziert sich mit Schuldzuweisungen und Projektionen und wirft sich zugleich vor, versagt zu haben. Nicht selten verharren Angehörige über Jahre in diesem Zustand. Welcher professionelle

Betreuer kennt sie nicht! Später und nicht selten erst durch professionelle Hilfe wird das Trauma verarbeitet und bewältigt. Die notwendige Trauerarbeit wird geleistet und die Realität schließlich akzeptiert. Am Ende steht die erfolgreiche Integration der Gefühle.

Was Angehörige denken

In der Regel werden Angehörige nicht über den Zustand ihres „Patienten" befragt. In der Regel ist es umgekehrt und wir ertappen uns immer wieder dabei, dass wir unsere Meinung in die Angehörigen hineinprojizieren. Es ist daher interessant zu erfahren, was Angehörige denken.

In einer Studie von Tresch et al. (1991b), die wir hier etwas ausführlicher wiedergeben wollen, wurden Angehörigen von Patienten im Wachkoma bezüglich des Wachheitszustandes ihres Angehörigen, über die Prognose, den weiteren Verlauf, über die Sinnhaftigkeit therapeutischer Maßnahmen, einer künstlichen Ernährung über PEG-Sonde und akuter lebenserhaltender Maßnahmen sowie über die Zufriedenheit mit der Betreuung befragt.

50 % der Patienten wurden auch noch nach zwei Jahren täglich von den Angehörigen besucht. 73 % der Angehörigen gaben an, dass der Patient auf die Anwesenheit eines Familienmitglieds reagiert, 67 % waren überzeugt, dass Schmerz empfunden werden kann, und immerhin 55 % berichteten über eine Reaktion auf verbale Kommunikation.

Dennoch erwartete kaum ein Angehöriger eine wesentliche Verbesserung des Zustandes.

91 % befürworteten die Verabreichung von Antibiotika, falls dies notwendig wäre, und 82 % eine ausreichende, wenn nötig auch intravenöse Verabreichung von Flüssigkeit. Allerdings befürworteten 76 % eine DNR (do not rescucitate)-Entscheidung. 88 % der Angehörigen sprachen sich für eine PEG-Sonde aus und wehrten sich gegen eine Entfernung. Die Bedeutung von guter Körperpflege, ausreichender Ernährung, täglicher Mobilisation in den Rollstuhl, Kommunikation mit anderen Patienten und einer stimulierenden Betreuung wurden extrem hoch angesetzt. Interessanterweise wurde die finanzielle Belastung als gering eingestuft, obwohl die Tatsachen dagegen sprachen.

All das sind Feststellungen, die wir aus eigener Erfahrung an unserer Wachkoma-Station bestätigen können. Angehörige sind eine schier unerschöpfliche Quelle der Information, die man nutzen sollte, um einordnen zu können, wie Angehörige mit ihrer Situation umgehen.

Umgang mit Wachkoma-Patienten: Biomedizinischer versus beziehungsmedizinischer-personenzentrierter Zugang

Immer wieder ist man mit unterschiedlichsten emotionalen Zugängen und Umgangsformen zu dem Thema Menschen im Wachkoma konfrontiert. Es geht hier überhaupt nicht um gut oder böse oder richtig und falsch. Es geht darum, unterschiedliche Zugänge und Verhaltensweisen aufzuzeigen und Hilfestellung zu geben. Vielleicht gibt es auch Anregungen für eine Diskussion (Dörr 2000, Zieger 2002).

Prinzipiell kann man zwischen einem biomedizinischen und einem beziehungsmedizinischen Zugang zum Thema Wachkoma unterscheiden, und alle, die sich mit diesem Thema beschäftigen oder davon betroffen sind, werden sich dieser Diskussion stellen müssen. Ist der Mensch eine Organmaschine, die zu funktionieren hat oder ein lebendiges Wesen, das fühlt und sich durch sozialen Kontakt und Interaktion mit seiner Umwelt – auf welchem Niveau auch immer – definiert.

Wir stehen heute mitten in einer aktuellen Wertediskussion, in der die Begriffe Leben, Wert des Lebens, Individuum, Autonomie der Person, Menschenwürde und vieles mehr ihre ursprüngliche Unantastbarkeit und Selbstverständlichkeit zu verlieren drohen. Künstlich verlängertes Leben, Machbarkeit in der Medizin, ökonomische Faktoren beeinflussen unsere Einstellung zum Wert des Lebens und unsere Einstellung, was wir für richtig oder für falsch halten. Ist jede Form des Lebens ein gleichwertiges Leben oder dürfen wir defektes unansehnliches Leben jederzeit zerstören? Stellen Sie sich vor, Sie müssen sich möglicherweise in ferner Zukunft entscheiden? Darf der Mensch erhaltenes Leben auch auslöschen in schöpferischer „Laune"? Ist ein Leben, das nicht unseren Qualitätsnormen entspricht, ein lebenswertes? Wann kommt der qualitätsgeprüfte Mensch? Wer wird wann und wie geboren, wer soll wann und wie sterben? Können wir uns es leisten, ein solches Leben niedriger Qualität überhaupt aufrechtzuerhalten? Was können, sollen oder müssen wir uns in der Medizin leisten? Wie verteilen wir die Mittel in der Familie, im Staat, in der Welt?

Fragen über Fragen, die nicht Sicherheit, sondern Unsicherheit bereiten in einer Zeit, in der in unserer Welt der Begriff Wert zunehmend ökonomisch gedeutet wird? Was soll diese Beschäftigung mit Wachkoma-Patienten überhaupt?

Das biomedizinische Weltbild stellt die naturwissenschaftliche Orientierung in den Vordergrund. Was (derzeit?) nicht gemessen werden kann, existiert nicht oder wird nur am Rande als Unschärfe wahrgenommen, gleichsam als störender Faktor. Der Körper ist eine zusammengesetzte Organmaschine, Gefühle sind das Ergebnis einer noch nicht ausreichend erforschten Biochemie. Der Begriff Seele reduziert sich auf chemische Formeln und elektrophysiologische Parameter. Zwischenmenschliche Beziehungen werden zunehmend vernachlässigbar und der Mensch wird zur Person und schließlich zur Sache reduziert, zu einer Hülle – zu einer vordergründig sinnlosen Hülle, wenn wir uns auf Wachkoma-Patienten beziehen.

Dem gegenüber steht das beziehungsmedizinische Menschenbild. Hier bedeutet Leben Verletzlichkeit und Sterblichkeit. Leben hat eine körperliche, aber auch eine geistig-soziale Komponente. Krankheit, Sterben und Tod gehören als selbstverständliche Teile zum Leben dazu, werden nicht verdrängt oder als abnormal definiert. Auf diesen Teilen beruhen das Soziale und das Zwischenmenschliche. Unser Gehirn ist nicht nur ein biologisches Organ, sondern es ist auch für unser soziales Verhalten verantwortlich, ist also ein durch und durch soziales Organ. Jedem Menschen ist Menschenwürde zuzusprechen, auch in der extremen Form des Lebens im Wachkoma.

Unabhängig vom Zugang, den wir individuell wählen, sind mehrere Faktoren außer Diskussion:

- ■ Menschen im Wachkoma sind vollständig auf fremde Hilfe angewiesen.
- ■ Menschen im Wachkoma sind höchst verletzlich.
- ■ Wachkoma ist eine extreme Lebensform am Rande des Todes.

Wir können uns täglich neu entscheiden, wie wir mit dieser Lebensform umgehen. Wir können wählen zwischen passivem Verhalten, indem wir die Patienten einfach liegen lassen und verwahren, sie nicht teilhaben lassen am normalen Leben, sie absondern, sie als therapieresistent oder rehabilitationsunfähig abstempeln. Der Verlauf des apallischen Syndroms wird natürlich zu einem Teil durch pathophysiologische und physikalische Faktoren beeinflusst, aber zu einem zumindest ebenso großen Teil durch psychosoziale Faktoren und den Ausprägungsgrad der Isolation, der wir den Patienten aussetzen. Schon der gesunde und bewusstseinsklare Mensch wird unter extremen isolierenden Bedingungen mit psychischen Auffälligkeiten reagieren, von unwirklichen Empfindungen, illusionären Verkennungen, paradoxen Wahrnehmungen bis hin zu schweren psychotischen Zuständen mit Halluzinationen und Wahnvorstellungen und schweren Antriebs- und Gedächtnisstörungen. Mehrfach wurden die Auswirkungen von Vernachlässigung, Isolation, Hospitalismus, Trennung von vertrauten Menschen und Vorenthalten sozialer Kommunikation und Zuwendung beschrieben. Mag sich jeder selbst ausdenken, wie sich eine Reduktion der Betreuung darauf, dass der Patient es warm hat und satt und sauber ist, auf einen in der Wahrnehmung und Motorik extrem behinderten Menschen auswirkt, unabhängig von den pathophysiologischen, motorischen und sensorischen Defiziten.

Wenn wir uns so verhalten, werden diese Patienten bald zunehmend unbeweglich, die Gelenke werden Kontrakturen bekommen, und Wundliegen und rezidivierende Infekte werden die Folge sein und schließlich zum Tod führen. Eine Art stille Euthanasie.

Abhängig vom Land, in dem wir leben, werden wir uns vielleicht entscheiden, dieses sinnlose Leben aktiv zu beenden, um unnötiges Leiden zu vermeiden.

Verhungern lassen durch Entfernen der Magensonde ist die zumeist auch rechtlich akzeptierte Methode dieser direkten Euthanasie.

In einer Feststellung der American Association of Neurology aus dem Jahr 1989 kann man lesen:

- Patienten mit vegetative state leiden nicht und nehmen Schmerzen nicht wahr – was mit der klinischen Reaktionslosigkeit auf Schmerzreiz, den autoptisch festgestellten Zerstörungen beider Hemisphären und der niedrigen Glucosemetabolisationsrate im PET begründet wird.
- Die künstliche Zufuhr von Nahrung und Flüssigkeit ist eine Form medizinischer Therapie – das Absetzen der Nahrungs- und Flüssigkeitszufuhr entspricht also dem Absetzen jeder sonstigen medizinischen Therapie, wenngleich eine erhöhte emotionale Komponente dem betreuenden Personal zugestanden wird!

Es wird weiters festgehalten, dass die Gabe von Nahrung und Flüssigkeit keinen Benefit für den Patienten im permanent vegetative state hat.

Mir ist kein anderes Krankheitsbild bekannt, bei dem so offen über Sterbehilfe/Euthanasie diskutiert und diese auch durchgeführt wird.

Die Schritte sind klar: Erkennen und Diagnose eines apallischen Syndroms/vegetative state, Feststellung, dass nach einem Jahr keine Veränderungen zu erwarten sind, Entscheidung, die Behandlung zu beenden, und schließlich die Beendigung der Behandlung in Form des Nahrungs- und Flüssigkeitsentzuges. Üblicherweise verstirbt der Patient innerhalb von 14 Tagen. So einfach ist das also.

Besonders problematisch werden derartige grundsätzliche Festlegungen, wenn man die eingangs erwähnte hohe Rate an Fehldiagnosen und die Ergebnisse der neuen bildgebenden Verfahren berücksichtigt.

Natürlich können wir uns auch für eine aktive Förderung und Partizipation, Rehabilitation und soziale Reintegration entscheiden. Wie auch immer: Wir werden uns entscheiden müssen. Und egal wie wir uns entscheiden in der Kommunikation mit Wachkoma-Patienten, wir werden immer unsere eigene Verletzlichkeit und unsere eigene Vergänglichkeit spüren. Wir werden bewusst die innere Spannung wahrnehmen, unsere Ohnmacht, Unsicherheit und Hilflosigkeit. Wir werden uns entscheiden müssen, ob wir eine Hinwendung für sinnlos halten und weglaufen oder ob wir sie für sinnvoll, notwendig erachten und begleiten.

Wachkoma und Ethik

End-of-life-Diskussion oder doch nur Euthanasie?

Wenn man sich mit dem Thema Wachkoma auseinandersetzt, wird man meist rasch mit dem Begriff Ethik konfrontiert. Ethik hat, wie der Philosoph E. Loewy einmal sagte, mit der Entscheidung zu tun, von zwei schlechten Möglichkeiten die bessere zu wählen. Entscheidungen zwischen zwei guten oder neutralen Möglichkeiten sind in der Regel nie eine Frage der Ethik.

Der kritische Punkt bei Wachkoma-Patienten aber ist, dass der Patient nicht in der Lage ist, für sich selbst zu entscheiden. Es stellen sich daher immer die Fragen, wer entscheidet und was soll wie entschieden werden (American Medical Association 1990; British Medical Association 2001, ANA Committee on Ethical Affairs 1993; American Academy of Neurologie 1993; Andrews 1996, 2003; Nagel 2001; Jennett 2002; Höfling 2005; Bernat 2006; Beck 2006; Böttger-Kessler 2007; Hinterhuber 2008).

Im Umgang mit schwerkranken, schwerbehinderten Menschen ist man täglich mit ethischen Fragestellungen und Entscheidungen konfrontiert, wobei die erste spontane Antwort oft mehr Probleme schafft als sie löst. Jeder von uns wird sich vielleicht schon einmal selbst die Frage gestellt haben, ob er etwa nach einem schweren Schlaganfall im Wachkoma, bewegungsunfähig und unfähig zu kommunizieren, weiterleben möchte.

Ist diese Frage schon schwierig zu entscheiden, wenn es mich als Person selbst betrifft, so werden die Fragen – was und wie soll es getan werden, wer soll es tun und wer soll entscheiden – noch schwieriger, wenn sie eine fremde Person oder einen nahe stehenden Angehörigen betreffen.

Bei der Frage „Wer soll entscheiden?" kann es der Patient selbst sein, der im Rahmen einer Patientenverfügung Entscheidungen getroffen hat. Möglicherweise gibt es einen gesetzlich Bevollmächtigten. Möglicherweise sind das Angehörige selbst, wie Ehepartner, erwachsene Kinder oder Geschwister. Fragen, die es meist zu beantworten gibt, betreffen im einfachen Fall die Einwilligung zu diagnostischen und therapeutischen Maßnahmen, im schwierigen Fall die Frage, ob ein Leben im Wachkoma ein lebenswertes Leben ist, wie schwer der Patient leidet oder ob dieses Leben im Wachkoma beendet werden soll. Auch ökonomische Fragen – denn die Betreuung von Wachkoma-Patienten kostet etwas und nicht in allen Ländern gilt das Solidaritätsprinzip – werden früher oder später auftauchen, abhängig davon, in welchem gesellschafts- oder gesundheitspolitischen Umfeld wir uns gerade bewegen. Zweifellos werden auch Ärzte und Pflegepersonal, das Krankenhaus, der Staat und möglicherweise die Zugehörigkeit zu einem Religionsbekenntnis mit entscheiden. Wie immer wir uns entscheiden, es entscheidet ein Gesunder über einen Kranken, auch wenn es ein und dieselbe Person sein sollte, wie im Falle einer Patientenverfügung. Dazu aber mehr im nächsten Kapitel.

Wenn man sich in der Medizin in kritischen Situationen mit ethischen Fragen beschäftigt, kommt man sehr rasch auf die eigentliche Kernfrage, die lautet: „Wann ist ein Leben lebenswert oder wann ist ein Leben nicht lebenswert? "

Üblicherweise werden nicht beherrschbare Schmerzen, nicht beherrschbare Qualen, eine fehlende Wahrnehmung der Umwelt – wie etwa im Wachkoma – oder eine schwere Behinderung wie Blindheit oder Gliedmaßenamputationen als nicht lebenswerte Umstände genannt. Nicht selten aber werden zu allererst die Situation der Familie, die die Behinderung oder die Krankheit des Betroffenen als unerträglich emp-findet, oder das Fehlen an Lebensqualität angeführt. Zunehmend kann man auch die Feststellung hören, dass die finanziellen oder personellen Ressourcen besser genutzt werden könnten als in der Erhaltung eines schwerbehinderten, schwerkranken Menschen.

Dem gegenüber steht die kategorische Feststellung, dass jedes Leben unabhängig vom Grad der Behinderung lebenswert und zu schützen ist. Nicht selten werden zur Verteidigung des Lebens die Möglichkeiten einer spontanen späteren Remission sowie zukünftige, derzeit noch nicht bekannte Behandlungsmöglichkeiten genannt. Zuletzt ist festzustellen, dass die Lebensqualität natürlich ein höchst subjektiver Parameter ist, und ich bezweifle, dass irgendjemand die Lebensqualität eines anderen Menschen einschätzen kann, ohne diesen anderen auch befragt zu haben.

Moderne medizinische und technische Möglichkeiten helfen Men-schen zu überleben. Oft ist dieses Überleben verbunden mit schwe-ren Komplikationen und Nachfolgeschäden, bei denen eine Remission nicht oder nur unvollständig möglich ist. Häufig entstehen in diesem Fall Gedanken an eine sinnlose Existenz, an eine Apparatemedizin und an ein entwürdigendes und entmenschlichtes Dahinvegetieren. Die Fra-gen nach einem Behandlungsabbruch, zunehmend aber auch die Fragen nach den Kosten treten in den Vordergrund. In der Begegnung und Kom-munikation mit schwerstkranken, schwerstbehinderten Menschen kann man sich kaum verwehren, seine eigene Verletzlichkeit zu spüren und Spannungen bewusst wahrzunehmen. Übertragungen und Gegenüber-tragungen tauchen auf und die Feststellung: „So möchte ich nicht leben." Daraus ergibt sich scheinbar folgerichtig die Konsequenz, dass auch der andere so sicher nicht leben möchte. Eine klassische Ausgangssituation für eine „End of life"-Diskussion.

Was bedeutet das für uns und unser Tun, wenn wir denken, so nicht leben zu wollen, würde es uns treffen? Wir können dann grundsätzlich zwischen drei Umgangsformen mit Menschen im Wachkoma wählen:

- Wir können uns für eine aktive Behandlung, Förderung, Integration und Partizipation schwer kranker, schwer behinderter Menschen entscheiden.
- Wir können schwerkranke, schwerbehinderte Menschen einfach liegen lassen, sie verwahren im Sinne einer passiven, stillen oder indirekten Euthanasie, sie als rehabilitationsunfähige und therapieresistente Individuen bezeichnen.
- Und wir können diese Menschen töten oder verhungern lassen, wie es in vielen Ländern dieser Welt schon passiert, etwa durch Entfernen der Magensonde – unserem Rechtsverständnis nach eine aktive und direkte Euthanasie –, wobei hier doch nur ein scheinbar sinnloses Leben beendet und unnötiges Leiden vermieden wird.

Auch wenn die Worte „töten" oder „verhungern lassen" dramatisch klingen – sie sind in vielen Ländern dieser Welt bereits Realität.

Der Fall Terri Schiavo, der im Frühjahr 2005 in allen Medien viel Aufsehen erregte, demonstrierte uns dramatisch die Folgen eines solchen Vorgehens!

Wir wissen heute, dass eines der geforderten diagnostischen Kernkriterien des Wachkomas, nämlich das fehlende Bewusstsein der eigenen Person und der Umwelt, äußerst kritisch zu beurteilen ist.

Funktionelle bildgebende Verfahren wie die funktionelle Kernspintomografie (fMRT) und die Positronen-Emissions-Tomografie (PET) können beweisen, dass bei komplexen Aufgaben die gleichen Hirnareale wie bei gesunden Probanden – wenn auch in geringerer Intensität – aktiv sind. Es ist daher anzunehmen, dass Menschen im Wachkoma über mehr Wahrnehmung verfügen als bislang angenommen wurde und die Wahrscheinlichkeit, dass hier jemand bei zumindest teilweisem Bewusstsein verhungert wurde, wird von einer vagen Befürchtung zu einer unmenschlichen Tragödie. Einen Fall Terri Schiavo würde es heute wahrscheinlich nicht mehr in dieser Form geben.

In zahlreichen Ländern der Welt wird die Beihilfe zum Selbstmord nicht strafrechtlich verfolgt. Diese Tatsache bekommt dann eine besondere Bedeutung, wenn der Betroffene nicht mehr in der Lage ist, selbst zu entscheiden.

In diesen Fällen geht es immer darum festzustellen, was im „besten Interesse des Patienten" zu tun ist, sich für ein Vorgehen zu entscheiden – oder nicht zu entscheiden, welche Vorteile für den Patienten größer sind als dessen Nachteile. Es gilt die Frage zu beantworten, ob der Patient in einem bestimmten Zustand leben möchte oder nicht leben möchte und wenn nicht, wie das Leben nun zu beenden sei. Dabei muss auch die prinzipielle Frage erlaubt sein, ob das Töten überhaupt im Interesse irgendeines Menschen sein kann, besonders dann, wenn augenscheinlich keinerlei Interessen mehr vorhanden sind.

Es gibt mehrere Möglichkeiten, ein Leben zu beenden. Beispiele sind DNR (do not resuscitate)-Order – die Nichtdurchführung einer Reanimation, einer Intubation und Beatmung, die Nichtdurchführung einer Hämodialyse, die Nichtbehandlung interkurrenter Erkrankungen, die Nichtbehandlung von fortschreitenden Grunderkrankungen, letztendlich die Einstellung der Ernährung und der Flüssigkeitszufuhr oder das aktive Töten.

Wie auch immer – es bleibt eine Form der Euthanasie.

In Österreich ist die aktive, direkte Sterbehilfe widerrechtlich und strafbar (Totschlag). Auch das Verlangen des Patienten, getötet zu werden, ändert nichts an der Strafbarkeit. Die aktive indirekte Sterbehilfe, das heißt das Tolerieren eines verfrühten Todes aufgrund einer medizinischen, etwa schmerzlindernden Behandlung ist nicht strafbar. Bei der passiven Sterbehilfe handelt es sich um den Verzicht von lebensverlängernden Maßnahmen wie künstliche Ernährung, Beatmung oder Reanimation. Sie ist im engeren Sinn, wenn der Sterbevorgang bereits eingesetzt hat, straffrei, im weiteren Sinn, wenn keine unmittelbare Todesnähe vorliegt, strafbar.

Die Frage der Sterbehilfe wird in den letzten Jahren in zahlreichen Ländern Europas und in den Vereinigten Staaten diskutiert. Aktive Sterbehilfe ist nur in sehr wenigen Ländern legal. Eines davon sind die Niederlande, wo eine aktive Sterbehilfe – das Töten auf Verlangen – erlaubt ist und die „Todesärzte" keine Strafverfolgung zu befürchten haben. Beachtet man die Daten in den letzten Jahren, so sieht man, dass sich die Zahl der durch Euthanasie zu Tode gebrachten Patienten in den letzten zehn Jahren deutlich erhöht hat. Man kann aber auch erkennen, dass die Zahl der Patienten, die offensichtlich ohne eigenes Verlangen zu Tode gebracht wurden, sehr hoch ist.

Gründe für das Verlangen nach Euthanasie sind meist ein subjektiv unerträgliches Leiden, die Sinnlosigkeit des Leidens, Schmerzen und der Wunsch, der Familie nicht zur Last zu fallen. Gründe, die von Ärzten, die ohne ausdrückliches Verlangen der Patienten tätig geworden sind, angegeben werden, sind ebenfalls die offensichtliche Sinnlosigkeit der Behandlung, die Aussichtslosigkeit auf Besserung und die unerträgliche Situation für die Angehörigen sowie die geringe Lebensqualität.

Würde zum Beispiel in einigen Jahren die Beihilfe zum Selbstmord in ganz Europa legalisiert werden, wären etwa 100 000 Menschen pro Jahr davon betroffen und davon 24 000 ohne eigentliches Einverständnis.

Inzwischen haben sich in einigen Ländern, insbesondere in der Schweiz, Organisationen für die Beihilfe zum Selbstmord etabliert.

Das klinische Bild des apallischen Syndroms im Vollbild/vegetative state hat immer wieder zu einer Reihe von philosophischen und metaphysischen Betrachtungen geführt. Zahlreiche Autoren stützen sich auf philosophische, theologische und empirische Todeskonzepte, wenn sie von einem neokortikalen Tod sprechen – wonach der Tod einer Person dann eingetreten ist, wenn jene Teile des Gehirns zerstört sind, die für unseren Intellekt und unseren Willen verantwortlich sind. Diese so genannte „realistische Verwendung" des Todesbegriffs öffnet natürlich Tür und Tor für jegliche Form der verdeckten oder auch nicht verdeckten Euthanasie.

In einer von Youngner et al. (1989) durchgeführten Befragung von Ärzten und Pflegepersonal definierten 19 % der Befragten Patienten mit apallischem Syndrom als tot. Aber nur 35 % kannten die medizinischen und gesetzlichen Kriterien des Hirntodes. Dazu passend waren bei einer Umfrage der Universität Witten-Herdecke (G. Böttger-Kessler 2007) bis zu 70 % befragter Ärzte und Pflegepersonen für eine aktive Sterbehilfe bei Menschen im Wachkoma.

Die Definition, ab wann der Mensch als tot zu bezeichnen ist, hat sich im Laufe der Geschichte immer wieder verändert. Es ist nicht abzuschätzen, welche Folgen verschiedene Tod-Definitionen haben könnten.

Es ist allgemein akzeptiert, dass ein Lebewesen dann tot ist, wenn der Tod des gesamten Gehirns eingetreten ist. Hier ist die wissenschaftliche Definition des so genannten Hirntodes wenigstens einigermaßen eindeutig und neuroanatomische und neurophysiologische Mechanismen sind klar definiert. Zweifellos aber sind Patienten im Vollbild des apallischen Syndroms/vegetative state, unabhängig davon, wie schwer und irreversibel die Schädigung des Gehirns auch sein mag, und unabhängig von der Prognose, lebende Menschen sowohl in medizinischer wie moralischer und gesetzlicher Hinsicht. Dennoch hört man immer wieder den Satz, dass Wachkoma ein schlimmeres Schicksal wäre als der Tod – mit allen sich daraus ergebenden, zumindest gedanklichen Konsequenzen.

Wir stellen nochmals fest: Hier geht es nicht um gut oder böse. Hier geht es um gesellschaftlich akzeptierte menschenmögliche Verhaltensweisen, die eine Langzeitbetreuung von Wachkoma-Patienten ermöglichen oder auch nicht.

Wir sind in unserer Zeit mit dramatischen Veränderungen konfrontiert. Das Solidaritätsprinzip erweist sich als Auslaufmodell und die Frage, wie wir die Betreuung von alten, kranken und behinderten Menschen finanzieren werden, ist zu einem zentralen Thema geworden. Ethische Fragen des Handelns oder Nichthandelns werden zunehmend unter ökonomischen Gesichtspunkten argumentiert.

Patienten im Wachkoma provozieren regelmäßig ethische Fragestellungen und stellen den Begriff Wachheit und Bewusstsein zur Diskussion. Sie fragen nach der Lebensqualität und der Einstellung der Gesellschaft zu einem Leben mit schwerster Behinderung und dem Umgang mit Unsicherheit und Ungewissheit. Die Antworten darauf werden darüber entscheiden, welche Ethik unsere Gesellschaft und unsere Medizin verdient.

So „einfach" ist das alles.

Patientenverfügung und Wachkoma

Das Thema Patientenverfügung gewinnt in der Diskussion um die Betreuung schwerstkranker und schwerstbehinderter Menschen im Wachkoma zunehmend an Bedeutung (Jox 2008).

In Österreich gibt es seit dem Jahre 2006 ein Patientenverfügungsgesetz als Möglichkeit einer vorausschauenden Willenserklärung zur medizinischen Nichtbehandlung im Falle der Einwilligungsunfähigkeit.

Patientenverfügungen basieren auf der gesetzlichen Grundlage, dass jede medizinische Behandlung der Zustimmung des aufgeklärten Patienten bedarf (informed consent), da sonst eine eigenmächtige und strafbare Heilbehandlung vorliegt (§ 110 StGB). Weiters wird die Patientenautonomie über die ärztliche Fürsorgepflicht gestellt und der Patient ermächtigt, für den Fall der Einwilligungsunfähigkeit seinen Willen auch im Voraus zu artikulieren. Formal gibt es zwei Formen der Patientenverfügung. Eine verbindliche schriftliche Verfügung, die unter Einbindung eines beratenden Arztes und eines Notars/Rechtsanwalts/Patientenanwalts erstellt wird und für fünf Jahre gültig ist, und eine beachtliche Verfügung, die ohne Beisein eines Arztes oder einer rechtskundigen Person verfasst werden kann und einen empfehlenden, aber keinen rechtsverbindlichen Charakter aufweist. Beide können jederzeit ohne Angabe von Gründen widerrufen werden.

Bei der verbindlichen Verfügung muss mit Hilfe des beigezogenen Arztes die abgelehnte Behandlung oder Maßnahme konkret beschrieben sein und auch die Situation, in der die Ablehnung zum Tragen kommen soll. Weiters hat sich der Arzt davon zu überzeugen, dass die betreffende Person die Folgen der Verfügung einschätzen und die Gründe der Ablehnung einer Behandlung oder Maßnahme (Eigenerfahrung oder Fremderfahrung) darlegen kann.

Gründe für die Erstellung einer Patientenverfügung sind vor allem die Angst, als Pflegefall wehrlos einer willkürlichen Behandlung ausgeliefert zu sein, wobei in erster Linie künstliche Ernährung, Reanimation und Beatmung genannt werden. Vorwiegend aber auch der Wunsch, anderen Menschen, insbesondere den Kindern, Ehepartnern und der Gesellschaft nicht zur Last zu fallen. Natürlich gibt die Patientenverfügung den Personen die Möglichkeit, über sich selbst zu entscheiden, gibt dem behandelnden Arzt Vorgaben, wie er in kritischen Situationen zu entscheiden hat, und entlastet möglicherweise die Familie. Positiv zu bewerten ist auch die Tatsache, dass das Gesetz eine umfassende und fundierte Beratung einfordert, also eine bewusste Auseinandersetzung mit dem Thema der Entscheidungen am Ende des Lebens.

Gegen eine Patientenverfügung kann angeführt werden, dass die Entscheidung nicht einfach ist, ob die Situation, die gerade vorliegt, auch tatsächlich der in der Patientenverfügung genannten entspricht. Auch bleiben viele weitere Fragen offen.

Ist eine prognostisch ungünstige Situation nun tatsächlich eingetroffen oder nicht? Gerade bei Wachkoma-Patienten ist die weitere Entwicklung oft nur sehr schwer abzuschätzen (siehe Kapitel „Prognose"). Wie verhält man sich in Notfällen? Eine Verfügung, nicht reanimiert zu werden, wird im Akutfall nicht durchführbar sein. Wie sieht es aus, wenn die behandelnden Ärzte der Intensivstation meinen, dass die Prognose prinzipiell günstig ist, auch wenn in absehbarer Zeit nochmals reanimiert oder vorübergehend beatmet werden müsste?

Eine Patientenverfügung ist ja nicht auf die unmittelbare Sterbephase beschränkt und es ist evident, dass durch eventuelles Nichthandeln eine schlechte Prognose erst begünstigt wird, da es ja in der Regel Unterlassungswünsche sind, die geäußert werden. Eine Tatsache, die zum Nachdenken veranlassen sollte. Gerade in einer Zeit der Ressourcenbeschränkung ist diese Situation durchaus problematisch zu diskutieren.

Nicht zu unterschätzen sind auch Konflikte zwischen den zum Handeln oder nicht Handeln aufgeforderten Arzt und Drittpersonen im Entscheidungsfall sowie der Druck der Angehörigen auf den Arzt unter dem Titel: „Überleben als Schaden".

Inwieweit das Individuum im Eintrittsfall tatsächlich nun das wünscht, was es möglicherweise fünf Jahre zuvor gewollt hat, bleibt wohl in den meisten Fällen ungelöst.

Es bleibt ein Phänomen, dass sich der gesunde Mensch offenbar leichter vorstellen kann, tot zu sein, als schwer krank oder behindert.

Um es klar zu stellen: Im Rahmen einer Patientenverfügung bestimmt ein Gesunder darüber, was er bei Eintritt der Erkrankung wünscht, im Falle der Unfähigkeit, zu diesem Zeitpunkt selbst zu entscheiden. Dem gegenüber steht die Tatsache, dass auch bei anderslautender Patientenverfügung bei Eintritt der Erkrankung und erhaltener Entscheidungsfähigkeit sich immerhin bis zu 66 % eine eventuell notwendige Reanimation wünschen und bis zu 93 % der Patienten auch mit einer terminalen Erkrankung weiterleben wollen (Brunner 2000).

Die eigene Erfahrung zeigt, dass die Ablehnung einer „künstlichen Ernährung" über eine Magensonde neben der Ablehnung einer Beatmung, Reanimation oder Verlegung auf eine Intensivstation der am häufigsten genannte Punkt in einer Patientenverfügung ist. Ergänzt werden diese Wünsche meist durch den Zusatz: wenn keine Hoffnung oder Aussicht auf Besserung besteht und/oder man auf Dauer schwerst behindert und nicht mehr entscheidungsfähig bleibt. Damit verbunden sind in der Praxis zahlreiche Probleme. Zunächst ist festzustellen, dass es keine „künstliche" Ernährung gibt, sondern eine Ernährung, die über eine Sonde verabreicht werden muss, da der Patient nicht in der Lage ist, gefahrlos zu schlucken. Ernährung ist ein Teil der Grundversorgung wie Körperpflege, Zuwendung, Freihalten der Atemwege, Lagern und Positionieren etc. Niemand würde in eine Patientenverfügung schreiben, seine Atemwege nicht freizuhalten oder ihn nicht zu lagern. Maßnahmen der Grundversorgung erfordern keine Zustimmung des Patienten. Das Setzen einer Magensonde aber ist ein medizinischer Eingriff, der natürlich der Zustimmung des Patienten bedarf. Ein weiteres Problem stellt die Frage dar, ab wann keine Hoffnung oder Aussicht auf Besserung mehr besteht – gerade bei einem Zustandsbild wie dem Wachkoma, wo oft nach Jahren noch positive Veränderungen stattfinden können. Es ist also berechtigt zu fragen, warum denn eben jetzt die Ernährung über eine Magensonde eingestellt werden soll – warum nicht schon früher, warum nicht erst später? Es muss immer klar gemacht werden, dass das Nichtsetzen einer Magensonde auch eine mögliche positive Veränderung verhindern kann. Weiters wird man auch hinterfragen müssen, was denn eigentlich gemeint ist? Ist die Ernährung sinnlos oder das Leben selbst? Letztendlich führt ja nicht die Grunderkrankung – das Wachkoma – zum Tode, sondern der Tod ist Folge des Nahrungsentzuges. Den auf Hilfe angewiesenen lebenden Patienten lässt man verhungern und durch eine beabsichtigte Verschlechterung seines Zustandes zu Tode kommen.

Es geht hier nicht darum zu entscheiden, ob Patientenverfügungen prinzipiell gut oder schlecht sind. Es geht darum, auf die damit verbundene Problematik aufmerksam zu machen, und es stellt sich die berechtigte Frage, ob die Tragweite der individuellen Wünsche in einer Patientenverfügung, die letztendlich zum Tod des Verfassers führen können, auch tatsächlich erfasst werden kann.

Unabhängig von allen Festlegungen in einer Patientenverfügung oder dem hypothetischen Willen eines Patienten wird man immer versuchen, aus der aktuellen Situation heraus bedürfnisorientiert zu handeln. Man wird sich ernsthaft mit der betroffenen Person auseinandersetzen und versuchen, den aktuellen Willen zu erfahren oder zumindest zu erspüren, indem der Patient Unbehagen oder Wohlbefinden, Abwehr oder Zuwendung zeigt. Hier ist jeder Angehörige, jeder im Betreuungsteam gefordert, den betroffenen Menschen im Wachkoma als lebende Person mit all seinen Rechten und Bedürfnissen wahrzunehmen.

Änderungen messbar machen –
Skalen und Scores

Bei der Beschäftigung mit Wachkoma-Patienten besonders im Langzeitbereich ergibt sich regelmäßig die Frage, ob Reaktionen vorhanden sind,
wie Reaktionen wahrgenommen und wie die oft kleinen Schritte der Veränderung nicht nur beobachtet, sondern auch dokumentiert werden
können. Prinzipiell können wir zwischen beobachtbarem Verhalten (overt
behavior) und nicht beobachtbarem Verhalten (covert behavior) unterscheiden. Bei letzterer Art der Beobachtung werden im Wesentlichen
zumeist durch elektrophysiologische Untersuchungsmethoden unterschiedlichste Parameter (EEG, EMG, Herzfrequenz, Atemfrequenz, Haut-
widerstand, Augenbewegungen, etc.) im zeitlichen Verlauf dargestellt
und ihre Veränderung auf externe Reize dokumentiert (Pflegehandlungen, Geräusche, Körperkontakt, Stimmen etc.). Über die Bedeutung der
neuen funktionellen bildgebenden Verfahren (fMRT, PET) haben wir in
einem eigenen Kapitel berichtet. Diese Techniken werden uns möglicherweise in Zukunft mehr darüber Auskunft geben, wie weit Erleben und
Wahrnehmung bei Patienten mit apallischem Syndrom möglich sind.

Wie bereits mehrfach betont, ist nach wie vor die klinische Beobachtung und Untersuchung die Basis jeder Verlaufsdokumentation und Ver-
laufsbeurteilung. Es muss das Ziel unserer Bemühungen sein, dass unser
Handeln in Zukunft weniger auf subjektive Einschätzungen, sondern auf
objektiv messbaren Parametern basiert. Es besteht daher der begrün-
dete Bedarf an klinischen Messinstrumenten, die das beobachtete Verhalten quantitativ erfassen können. Dazu wurden in den letzten Jahren
eine Reihe von Skalen und Scores entwickelt, die aus unserer Sicht unterschiedlich geeignet sind und auf die in der Folge eingegangen werden
soll, wobei wir die Skalen, die sich im Langzeitbereich als sinnvoll heraus-
gestellt haben, etwas genauer beschreiben. Besonders sollen Skalen her-
vorgehoben werden, die speziell für Menschen im Wachkoma entwickelt
wurden und die eine Unterscheidung zwischen dem Vollbild des apallischen Syndroms (vegetative state) und den frühen Remissionsstadien
(minimally conscious state) mehr oder weniger genau möglich machen
(SMART Scale, Coma Recovery Scale – revised) und die sich durch teilweise sehr strukturierte Durchführungsanweisungen auszeichnen.

Zunächst aber noch einige Vorbemerkungen zu den zwei Begriffen Skalen und Scores:

Eine Skala (ital.: Leiter, Treppe) ist ein Instrument zur Einschätzung eines Zustandes und ist in unterschiedliche Stufen unterteilt. Auf welcher Stufe man sich befindet, hängt oft davon ab, wie viele Punkte (Score) man bei der Beurteilung erhält oder welchen klinischen Zustand man beobachtet – denken Sie etwa an den Barthel Index auf der einen Seite und die Norton Skala auf der anderen.

Ein Score (engl.: Punktezahl) versucht einen klinischen Zustand auf eine Zahl zu reduzieren. Meist werden die Werte aus den untersuchten Teilaspekten addiert (zum Beispiel: wie gut reagiert der Patient, wie gut kann er sich bewegen oder artikulieren usw.). Natürlich werden dadurch Patienten vergleichbarer, aber Detailinformationen können leicht verloren gehen. Wenn etwa ein Patient in zwei Bereichen eine mittlere Punktezahl erreicht oder in einem Bereich nur sehr wenige und im anderen sehr viele Punkte erreicht, kann die Gesamtsumme zwar gleich sein, trotzdem aber werden sich die Patienten ganz wesentlich unterscheiden. Zweifellos ist es oft schwierig zu entscheiden, welche Bereiche wie zu gewichten sind, da einzelne Bereiche nicht immer gleichwertig sind. Das bedeutet, dass man sehr darauf achten muss, von der Ausprägung eines Symptoms nicht gleich auf den Grad einer Behinderung zu schließen.

Glasgow Coma Scale – GCS und Koma-Remissionsskala – KRS
Früh-Reha-Barthel-Index – FR-BI
Coma Recovery Scale – revised – CRS-R
Sensory Modality Assessment and Rehabilitation Technique – SMART Scale
Skala für expressive Kommunikation und Selbstaktualisierung – SEKS
Early Functional Abilities – EFA
Interdisziplinäre Remissionsverlaufsskala – REVERS

Glasgow Coma Scale – GCS und Koma-Remissionsskala – KRS

Die klassischen Skalen wie die Glasgow Coma Scale (Teasdale und Bennet 1974) oder die Koma-Remissionsskala (Von Wild 1990) haben ihre Domäne im Akutbereich. Besonders die Glasgow Coma Scale ermöglicht eine rasche Quantifizierung der Komatiefe durch Beurteilung der Weckbarkeit und der motorischen oder verbalen Reaktion auf externe Stimuli, zumeist Schmerzreize. Darüber hinaus ermöglicht sie eine frühe prognostische Aussage. Die Koma-Remissionsskala weist eine etwas feinere Abstufung auf und beurteilt grob die Weckbarkeit sowie allgemeine Reaktion auf Schmerzreize, akustische, visuelle und taktile Reize, darüber hinaus die sprachliche Kommunikationsfähigkeit. Die Beschreibung der zu beurteilenden Reaktionen ist oft nicht präzise genug, um subjektive Interpretationen zu vermeiden. Für den im Langzeitbereich Tätigen sind beide Skalen zu „grob", um die kleinen wahrnehmbaren Veränderungen messbar zu machen. Zeigt der Patient aber Hinweise auf bewusste Wahrnehmung und intendierte Aktivität, hat er die maximale Punkteanzahl erreicht und weitere Veränderungen können mit diesen Skalen nicht mehr abgebildet werden. Man spricht von einem so genannten „Deckeneffekt". Es ist nämlich nicht so, dass keinerlei Veränderungen mehr stattfinden, aber viele vorhandene Messinstrumente sind einfach nicht fein genug skaliert. Der Vorteil der Skalen ist, dass sie leicht und rasch in wenigen Minuten durchzuführen sind und nur geringe Einschulung benötigen.

Früh-Reha-Barthel-Index – FR-BI

Von den etablierten Skalen ist für die Verlaufsbeobachtung im Langzeitbereich der Früh-Reha-Barthel-Index – FR-BI – (Schoenle 1995) geeignet, obwohl auch hier die Unterschiede zwischen den einzelnen zu beurteilenden Bereichen oft zu grob gewählt sind. Hier geht es neben der Beurteilung der Aktivitäten des täglichen Lebens, wie sie aus dem klassischen Barthel-Index bekannt sind, auch um die ergänzende Beurteilung von medizinischen Kriterien wie Überwachungspflicht, absaugepflichtiges Tracheostoma, Notwendigkeit von Beatmungsmaßnahmen sowie beaufsichtigungspflichtige Orientierungs-, Verhaltens- und Schluckstörungen. Veränderungen in späteren Remissionsstadien (Remissionsstadium > 5) sind damit jedoch durchaus abzubilden. Wenn ein Patient aber trotz guter Wahrnehmung und Kommunikationsfähigkeit weiter von fremder Hilfe völlig abhängig bleibt – was bei Wachkoma-Patienten auch in einer höheren Remission oft der Fall ist –, können Veränderungen mit dieser Skala nicht mehr gut abgebildet werden. Man spricht dann von einem so genannten „Bodeneffekt". Während der klassische Barthel-Index zwischen 0 und 100 liegt, geht der Früh-Reha-Barthel-Index auch in den negativen Bereich bis –325. Die Bereiche der Skala erfordern einen interdisziplinären Zugang und sollten in der Regel von Arzt und Pflege gemeinsam beurteilt werden. Der Zeitaufwand ist mit wenigen Minuten sehr gering. Eine gewisse Erfahrung ist jedoch Voraussetzung. Der FR-BI ist auch ein gutes Instrument, um den Betreuungsaufwand zu dokumentieren.

Bezüglich der bisher erwähnten drei Skalen sei auf Gobiet und Gobiet (1999) verwiesen. Alle drei Skalen bilden Summenscores, die, wie erwähnt, einzelne Fähigkeiten verdecken können.

Coma Recovery Scale – revised – CRS-R

Die Coma Recovery Scale wurde 1991 vom Neurologen Ciacino entwickelt und 2004 überarbeitet. Sie ist wohl die weltweit am meisten angewandte Skala zur Beurteilung von Menschen im Wachkoma.

Ähnlich wie bei der SMART Scale (s.u.) werden Hören, Sehen, motorische Reaktionen, Sprach- und Kommunikationsfähigkeit geprüft und hierarchisch geordnet beurteilt – von rein reflektorischen Reaktionen bis zu Reaktionen, die auf eine bewusste Wahrnehmung oder Unterscheidung hinweisen.

Somit ist die CRS-R prinzipiell in der Lage, zwischen dem Vollbild eines apallischen Syndroms (vegetative state) und einer Remission (minimally conscious state) zu unterscheiden. Ein Vorteil der Skala ist der geringere Zeitaufwand für einen Beurteilungsdurchgang (ca. 45 Minuten). Weiters kann der Gebrauch der Skala rasch erlernt werden, eine gewisse Erfahrung in der Handhabung ist jedoch notwendig. Es soll auch festgehalten werden, dass in vielen Bereichen der Austestung gleichzeitig unterschiedliche Sinnesebenen aktiviert werden, sodass eine eindeutige Zuordnung wie in der SMART Scale nicht möglich ist. Geruchs- und Geschmackssinn werden nicht berücksichtigt, der kinästhetische (taktile) Sinn nur in bestimmten Sequenzen bei der Austestung der motorischen Fähigkeiten. Die CRS-R eignet sich auch nicht als Trainingsinstrument. Therapiekonsequenzen können aus dem Ergebnis nicht unmittelbar abgeleitet werden. Prinzipiell kann ein Summenscore gebildet werden – in der Regel aber wird die Feststellung einer bewussten Wahrnehmung oder einer intendierten Aktion das Ziel dieser Beurteilungsskala sein.

Sensory Modality Assessment and Rehabilitation Technique – SMART Scale

Von den verschiedenen bei Menschen im Wachkoma angewendeten Skalen und Scoringsystemen hat die SMART Scale (Sensory Modality Assessment and Rehabilitation Technique) sowohl als Einschätzungs- und Assessment-, aber auch als Therapieinstrument eine herausragende Stellung. Die SMART Scale soll daher hier detaillierter vorgestellt werden.

Für die Anwendung dieses Instrumentes, das Ende der 90er Jahre im Royal Hospital for Neuro-disability in London, West Hill Putney, von Helen

Gill-Thwaites und Ros Munday speziell für Menschen im Wachkoma entwickelt wurde, ist eine spezielle mehrtägige Ausbildung erforderlich, die
in London angeboten wird. Für die Zulassung zum international anerkannten SMART Assessor ist die Verfassung einer umfangreichen Fall-
arbeit notwendig, die sehr strenge Qualitätskriterien erfüllen muss. Der
Grund dafür ist die Tatsache, dass dieses Beurteilungsinstrument in Groß-
britannien bei Gerichtsverfahren, wo die Frage entschieden werden soll,
ob bei einem Patienten im vegetative state die Ernährung oder Flüssigkeitszufuhr über eine PEG-Sonde eingestellt werden kann, zugelassen ist,
um zu entscheiden, ob tatsächlich ein vegetative state vorliegt oder nicht.
Das mag aus unserer Sicht derzeit glücklicherweise noch überzogen klingen, unterstreicht aber die Qualität dieses Beurteilungsinstruments. Wir
verwenden dieses Instrument seit dem Jahre 2006 und haben dadurch
einen wesentlich differenzierteren Zugang zu Menschen im Wachkoma
gefunden.

Die SMART Scale ist nicht nur ein Assessmentinstrument, mit dessen
Hilfe man sehr klar klinisch differenzieren kann, wie weit bewusste Wahrnehmung vorhanden ist, wie weit also das Vollbild eines apallischen Syndroms oder ein vegetative state besteht oder wie weit bereits ein – wenn
auch frühes – Remissionsstadium – minimally conscious state – vorliegt.

Die SMART Scale ist als Einzige in der Lage, die unterschiedlichen Sinnesebenen – Sehen, Hören, Fühlen, Riechen, Schmecken – isoliert zu beurteilen. Es werden keine Summenscores gebildet, sodass keine Beobachtung
im Ergebnis unberücksichtigt bleibt. Es ist daher möglich, die einzelnen
Sinnesebenen objektiv zu vergleichen. SMART bietet ein umfangreiches
und adäquates Angebot an Reizen, die es ermöglichen, auch sehr kleine
Veränderungen wahrzunehmen. Ziel ist es letztendlich, Verhaltensweisen
in den unterschiedlichen Sinnesmodalitäten zu finden, die auf bewusstes
Wahrnehmen schließen lassen.

Viele Vorbedingungen, die für eine Beurteilung notwendig sind und
die im Kapitel „Assessment" bereits besprochen wurden, werden bei der
SMART Scale berücksichtigt und ermöglichen es, ein umfassendes Bild
der Fähigkeiten und der Reaktionsmöglichkeiten schwerstbehinderter,
schwerstkranker Menschen im Wachkoma zu bekommen. Es gibt kein
Beurteilungsinstrument, das derartig klare, fast rigide Durchführungs-
richtlinien vorgibt und von Anfang an auch Beobachtungen der Angehörigen und des therapeutischen Teams mit einbezieht.

Viele wichtige Bereiche, die bei anderen Assessmentinstrumenten nicht
berücksichtigt werden, werden beim SMART Assessment routinemäßig
evaluiert. Zweifellos ist der Zeitaufwand mit zehn Sitzungen, für die man
durchschnittlich ein bis zwei Stunden braucht und die man innerhalb von

drei Wochen durchführen muss, für eine umfassende Beurteilung hoch. Betrachtet man aber die hohe Zahl an Fehldiagnosen und die oft langen Aufenthaltszeiten in der Frührehabilitation wie im Langzeitbereich, ist der Aufwand jedoch zweifellos gerechtfertigt. Wir gehen in der Folge detailliert auf die einzelnen Untersuchungsschritte ein.

Ein SMART Assessment startet mit einer ausführlichen Befragung der Angehörigen. Mit Hilfe eines klar strukturierten Fragebogens werden Interessen, Desinteressen und Lebensumstände abgefragt. Man bekommt ein umfassendes Bild von den persönlichen Verhaltensweisen, Interessen, sozialen Aktivitäten, Vorlieben, Abneigungen und Kommunikationsformen des Patienten. Je mehr Informationen man über den Patienten hat, als er noch ein gesunder Mensch war, umso eher wird es möglich sein, den richtigen Zugang und den richtigen Sinneskanal zu finden, in dem die Wahrscheinlichkeit einer Reaktion am höchsten ist. Wie wir aus dem Kapitel „Moderne bildgebende Verfahren" heute wissen, besteht ein unmittelbarer Zusammenhang zwischen Art und Intensität eines Reizes und dem Umfang und dem Ausmaß der darauf folgenden Aktivität im Gehirn.

Im nächsten Schritt werden die Angehörigen aufgefordert, selbst Beobachtungen, die sie in den unterschiedlichen Sinnesebenen beim Patienten seit Beginn der Erkrankung wahrgenommen haben, genau zu dokumentieren. Zum Beispiel werden im Bereich des optischen Sinnes Frühremissionszeichen abgefragt: Haben Sie optisches Fixieren, Blickkontakt wahrgenommen oder Blickfolgebewegungen? Hat Ihnen „Ihr Patient" nachgeschaut? Die Angehörigen werden angehalten, genau zu dokumentieren, wann sie diese Zeichen das erste Mal bemerkt haben, was zu diesem Zeitpunkt gerade im Umfeld passiert ist, unter welchen Bedingungen es sich ereignet hat, wie oft und wie lange. Das gilt aber nicht nur für den optischen Sinn, sondern auch für den akustischen, taktilen, olfaktorischen und gustatorischen Bereich. Wir haben die Erfahrung gemacht, dass die Beobachtungen der Angehörigen mit unseren Beobachtungen fast immer übereinstimmen und dass die oft geringschätzigen Kommentare professioneller Gruppen zu Beobachtungen der Angehörigen völlig unberechtigt sind – ganz im Gegenteil, diese Beobachtungen sind wertvolle Hinweise und eröffnen mögliche Zugangswege.

Erst nach diesen Vorerhebungen beginnen die eigentlichen Assessmentsitzungen. Insgesamt werden zehn Sitzungen in einem Zeitraum von drei Wochen durchgeführt, fünf am Vormittag, fünf am Nachmittag, wobei die Untersuchung in einem ruhigen Raum, alleine mit dem Patienten und ohne Störungen von außen durchgeführt wird, um ablenkende Umgebungsfaktoren möglichst auszuschließen. Es wird auch genau dokumentiert, was vor der Untersuchungssitzung stattgefunden hat, da die Aufmerksamkeit, die Reaktionsfähigkeit und die Wachheit sicherlich durch eine Physiotherapieeinheit oder einen Angehörigenbesuch beeinträchtigt werden. Die zehn Sitzungen laufen völlig gleich ab. Die ersten zehn Minuten jeder Sitzung werden dazu verwendet, dem Patienten gegenüber zu sitzen und ihn zu beobachten. Man notiert in der Folge im zehn Sekunden Abstand Veränderungen, die man wahrnimmt. So wird man möglicherweise entdecken, welche Hand, welcher Arm, welcher Finger, welches Bein immer wieder spontan bewegt werden, ob der Patient selbstständig Korrektur-, Kopf- und Blickbewegungen durchführt, ob er gähnt oder stöhnt oder ob es eventuell andere verbale Äußerungen gibt. Man wird auf diese Weise erfahren, wo Bewegung überhaupt möglich ist. Man ist dabei auch aufgefordert zu beurteilen, ob die beobachteten Aktivitäten reine automatische Reflexantworten sind, zufällige unbedeutende Bewegungen, ohne äußere Reize oder bedeutsame, intendierte, zielbewusste Antworten. Sie können sich gar nicht vorstellen, wie viele Informationen man dadurch gewinnt, einem Menschen einfach nur gegenüber zu sitzen und ihn zu beobachten.

Im Laufe der zehn Sitzungen wird man bei dieser initialen Beobachtungsperiode feststellen, dass sich bestimmte Verhaltensmuster immer wieder wiederholen. Verhaltensmuster, auf die dann in der Therapiesituation speziell aufgebaut werden kann. Nach dieser zehnminütigen Beobachtungszeit werden die einzelnen Sinnesmodalitäten, optisch, akustisch, taktil, kinästhetisch, olfaktorisch, gustatorisch, nach einem sehr klar vorgegebenen Schema in 29 Schritten durchgetestet.

Jede Reaktion, die auf einen bestimmten vorgegebenen Reiz erfolgt, muss danach beurteilt werden, ob keine Reaktion, eine reflektorische Reaktion, eine Abwehrreaktion, eine lokalisierende Reaktion oder eine differenzierende Reaktion stattfindet, bis hin zum Befolgen von Anweisungen oder Unterscheidung von Reizen. Dementsprechend können fünf hierarchisch geordnete Stufen der Reaktion in jeder Modalität unterschieden werden – von keiner bis zur differenzierten Reaktion, die eindeutig für eine bewusste Wahrnehmung spricht. Es wird darauf geachtet, dass beim Austesten Sinnesmodalitäten nicht vermischt werden. Wie oft passiert es doch in der Alltagssituation, dass man einen Patienten bei der Schulter packt und ihn mit lauter Stimme auffordert, einem Gegenstand nachzusehen. Worauf hat er dann eigentlich reagiert, falls er reagiert? Taktil, akustisch, optisch?

Dazu ein Beispiel:

Der Patient wird bei der Austestung des optischen Sinnes mit einer geschriebenen Aufforderung dazu aktiviert, einer Zahnbürste nachzusehen, die man vor den Augen des Patienten langsam hin und her bewegt. Als nächsten Schritt nimmt man nicht eine Zahnbürste, sondern ein für den Patienten vertrautes Bild, etwa die Fotografie der Mutter oder des Lebenspartners. Ein Bild also, das in der Regel eine wesentlich höhere Emotionalität verursacht. Bei der Beurteilung des akustischen Sinnes wird diese Aufforderung verbal ausgesprochen. Es wird nicht egal sein, ob man den Patienten schriftlich oder verbal auffordert, und es wird nicht egal sein, welches Bild man einem Patienten zeigt. Darüber hinaus ist es bei dieser Testanordnung möglich, den Patienten zwischen zwei Gegenständen oder Bildern wählen zu lassen – als ersten Schritt für eine mögliche Ja-/Nein-Reaktion. All das sind wesentliche Voraussetzungen, die bei anderen Assessmentmethoden mit dieser Exaktheit nicht berücksichtigt werden.

Nach Durchtesten aller Sinnesmodalitäten wird man nach zehn Sitzungen schließlich ein sehr genaues Bild von den Fähigkeiten des Patienten, differenziert nach den unterschiedlichen Sinnesmodalitäten haben. Alle Antworten werden danach beurteilt, auf welchen der fünf zuvor genannten Stufen sie erfolgen. So kann es möglich sein, dass ein Patient im optischen Bereich nur eine reflektorische oder überhaupt keine Reaktion zeigt – im akustischen Bereich aber Abwendung von einem lauten Geräusch oder Zuwendung oder sogar ein differenziertes Verhalten zeigt. Das beste Ergebnis, egal in welcher Sinnesmodalität, entscheidet darüber, ob der Patient Hinweise auf bewusste Wahrnehmung hat oder nicht – ob er sich also in einem vegetative state befindet oder bereits in einem minimally conscious state. Das SMART Assessment zeigt, dass die Klärung der Frage, ob bewusste Wahrnehmung oder gerichtete Reaktionen vorhanden sind oder nicht, sehr davon abhängt, welche Sinnesmodalität man prüft. Nur durch eine Gesamtschau über alle Funktionen ist eine korrekte Einschätzung möglich und kann die Frage beantwortet werden, inwieweit und in welchem Ausmaß eine Remission vorhanden ist. Dementsprechend wird bei der SMART Scale auch kein Summenscore gebildet. Unsere Erfahrung hat gezeigt, dass sich diese differenzierte Form des Assessments lohnt, obwohl der Zeitaufwand beträchtlich ist. Man wird, abhängig von den Ergebnissen, ein gezieltes Trainingsprogramm zur Förderung der bewussten Wahrnehmung aufbauen können. So wird es wenig sinnvoll sein, jemandem, der im akustischen Bereich keine Reaktion zeigt, musiktherapeutische Angebote zu stellen, und umgekehrt Personen, die im optischen Bereich kaum reagieren, mit Bildern oder Filmen zu konfrontieren. Ein weiterer wesentlicher Vorteil besteht darin, dass die Ergebnisse direkt in den unterschiedlichsten Pflegekonzepten wie Affolter, Kinästhetik, Basale Stimulation, aber auch Bobath und reaktivierender Pflege im Rahmen eines umfassenden Betreuungskonzeptes verwendet werden können.

Informationen über die Testbatterie sind über www.smart-therapy.org.uk zu erhalten.

Skala für expressive Kommunikation und Selbstaktualisierung – SEKS

In der Praxis bewährt ist auch die von Zieger et al. (2002) entwickelte SEKS-Skala (Skala für expressive Kommunikation und Selbstaktualisierung). Hier werden Symptome und Verhaltensweisen aufgezählt und bewertet, wie sie in den verschiedensten in der Routine beobachtbaren Bereichen (vegetative Körpersignale, tonische Körpersignale, Augen, Mimik, Eigenbewegungen, Gesten, Gebärden, Stimme und Sprache) wahrgenommen werden. Einmal mit der Zahl 1 bewertete Beobachtungen bleiben weiter bewertet, auch wenn der Patient bereits Fortschritte gemacht hat. Je höher die Punktezahl, umso mehr ist der Patient in der Lage, mit den betreuenden Personen in Kontakt zu treten und gezielt zu kommunizieren. Diese Skala kann auch kleine Veränderungen gut wahrnehmen. Konkrete therapeutische Konsequenzen können daraus nicht unmittelbar abgeleitet werden. Es kann ein Summenscore gebildet werden, der aber wenig Trennschärfe vermittelt

Early Functional Abilities – EFA

Die EFA Skala wurde in den frühen 90er Jahren im Therapiezentrum Burgau von einem interdisziplinären Team entwickelt. Grund dafür war die Erkenntnis, dass Skalen wie die GCS und die KRS, aber auch der FR-BI nicht ausreichend in der Lage sind, Patienten im Wachkoma im Verlauf zu beurteilen. Mit den fünf Kategorien: fehlt – nicht erkennbar/angedeutet erkennbar – schwer eingeschränkt/deutlich erkennbar – mittelgradig eingeschränkt/leichtgradig eingeschränkt – nicht wesentlich eingeschränkt, werden insgesamt 20 Funktionen aus dem Vegetativum (vegetative Stabilität, Wachheit, Lagerungstoleranz, Ausscheidungsverhalten), dem facio-oralen Bereich (Mundhygiene, Schlucken, Zungenbeweglichkeit, Kauen), der Sensomotorik (Tonus, Kopfkontrolle, Rumpfkontrolle, Sitzen, Transfer, Stehen, Willkürmotorik, Mobilität im Rollstuhl) und kognitive Funkti-

onen (taktile, visuelle akustische Information, Kommunikation, Situationsverständnis) beurteilt.

In die Beurteilung sind alle Berufsgruppen mit einbezogen, was für Einrichtungen mit nur wenig therapeutischen Ressourcen eine Beurteilung
nach dieser Skala schwierig macht. Prinzipiell kann ein Summenscore
gebildet werden mit allen bereits angeführten und damit verbundenen
Problemen. Zu erwähnen ist, dass von der Bundesarbeitsgemeinschaft
für Rehabilitation (BAR) Phase F in Deutschland die EFA Skala empfohlen
wird zur Dokumentation früher Fähigkeiten der Patienten in Wachkoma-
Betreuungseinrichtungen im Rahmen eines Programmes zur Qualitätssi-
cherung in der Phase F in Deutschland.

Interdisziplinäre Remissionsverlaufsskala – REVERS

Basierend auf jahrelanger Vorerfahrung und Verlaufsbeobachtung vorwiegend im Bereich der Pflege wurde im Jahr 2000 von Mitarbeitern der
Neurologischen Abteilung des Sigmund-Freud-Krankenhauses in Graz
eine Remissionsverlaufsskala (REVERS-Skala) geschaffen, die in der Folge
von einem interdisziplinären Team von Mitarbeitern der Apalliker Care
Unit an der Neurologischen Abteilung im Geriatriezentrum am Wienerwald und der Wachkoma-Station im Geriatrischen Krankenhaus der Stadt
Graz weiter verbessert und aktualisiert wurde. Hier werden Parameter
wie Atmung, Nahrungsaufnahme, Mundmotorik, motorische Aktivitäten, Transfer, Mobilität, Ruhe und Schlaf sowie Orientierung beurteilt und
quantitativ erfasst. Gemäß dem Konzept des Selbstpflegedefizits und der
klinischen Besonderheiten der verschiedenen Remissionsstadien gilt der
Patient als umso selbstständiger, je mehr Punkte erreicht werden. Die
Voraussetzung für eine Beurteilung ist auch hier die Zusammenarbeit der
verschiedenen Berufsgruppen. Keine Berufsgruppe kann für sich alleine
die REVERS-Skala ausfüllen. Die REVERS-Skala ist der SEKS Skala in vielen
Bereichen ähnlich, bezieht aber sehr viele pflegerisch relevante Faktoren
mit ein und berücksichtigt auch Bereiche, die sich teilweise in grobschrit-
tiger Form im FR-BI und in der KRS finden. Fähigkeiten der Patienten können damit gut abgebildet werden. Die REVERS-Skala lehnt sich auch an
Pflegediagnosen an und ist durchaus in der Lage, auch den Pflegeaufwand erkennen zu lassen.

Für die an unserer Station verwendete Version siehe den Anhang.

Alle angeführten Skalen sollen dazu anregen, von einer beschreibenden
Verlaufsbeobachtung zu einer messbaren Verlaufsbeobachtung überzu-
gehen. Natürlich darf keines der Beurteilungsschemata isoliert betrach-

tet werden. Sie sind in einen Gesamtkontext einzuordnen. Dennoch seien alle, die im Langzeitbereich tätig sind, dazu aufgefordert, eigene Erfahrungen mit den angebotenen Messinstrumenten zu sammeln, die sich, einmal eingeführt, in der täglichen Routine als wertvolle Dokumentationshilfen bewährt haben. Wie auch von anderen Autoren erwähnt, findet die Methode der Videodokumentation zunehmend Eingang in die tägliche Arbeit. Motorische Fortschritte, aber auch Veränderungen im emotionalen Zugang und soft facts, wie erlebte Lebensqualität, lassen sich wiederholt beeindruckend durch – wenn auch nur kurze – Videosequenzen dokumentieren. Wir sind immer wieder damit konfrontiert, über die Sinnhaftigkeit unseres Tuns im Langzeitbereich Rechenschaft abgeben zu müssen – moderne Dokumentationsmethoden können hier sehr hilfreich sein.

Projekt Apalliker Care Unit – Wachkoma-Station

Einleitung

Ausgangspunkt und Wegweiser für das vorliegende Buch war das von Frühjahr 2001 bis Herbst 2002 an der Neurologischen Abteilung im Geriatriezentrum am Wienerwald durchgeführte Projekt Apalliker Care Unit – Langzeitbetreuung von Patienten im apallischen Syndrom. Die einzelnen erarbeiteten Schritte sind beispielhaft für die erfolgreiche Bemühung, für betroffene Menschen und ihre Angehörigen ein vorbildliches Konzept zu entwickeln und umzusetzen.

Das Projekt ist nicht nur eine pragmatische Leitlinie für am Thema interessierte und engagierte Menschen, sondern auch Motivator für einen notwendigen Kulturwandel in unserem gesundheits- und sozialpolitischen Denken.

Die folgenden Abschnitte sollen Anleitung und Hilfestellung für all jene professionellen und nicht professionellen Gruppen sein, die selbst die Initiative ergreifen und sich der Herausforderung „Betreuung von Menschen im Wachkoma" stellen wollen. Nachfolgende Ausführungen sollen kein Kochrezept sein, sondern ein Grundgerüst für eine strukturierte Vorgangsweise, die auf die besonderen Gegebenheiten vor Ort Rücksicht nehmen muss.

Grundgedanke und Leitmotiv war die vorbehaltslose gesellschaftliche Gleichstellung von Menschen im Wachkoma unter dem Motto:

Wir arbeiten mit den Patienten und nicht für sie.
Wir arbeiten mit dem Team und nicht für dieses.
Wir arbeiten mit Angehörigen und Freunden und nicht für sie.

Ausgangssituation

Sehr häufig ist man mit einem absolut minimalistischen Versorgungskonzept konfrontiert. Mangels Alternativen erfolgt die Langzeitbetreuung von Patienten mit apallischem Syndrom in geriatrischen Pflegeheimen, die den hohen Anforderungen in keiner Weise gewachsen sind.

Nicht selten findet sich eine Person, meist aus dem pflegerischen oder ärztlichen Bereich, der – oft angestoßen durch „lästige Angehörige" – die unbefriedigende Betreuungssituation von Menschen im Wachkoma vor

Ort auffällt und die zunehmend davon überzeugt ist, dass etwas verbessert werden muss.

Sollten Sie eine jener Personen sein und gerade am Anfang Ihrer Bemühungen stehen, sind Sie möglicherweise mit der Meinung konfrontiert, dass ein Patient mit apallischem Syndrom im besten Fall keine Veränderung seines Zustandes erfährt, er sich in der Regel aber verschlechtern wird und nach meist mehr oder weniger kurzer Zeit infolge einer der zahlreichen Komplikationen versterben wird.

Man wird Ihnen zu verstehen geben, dass eine Reduktion der Betreuung auf „warm – satt – sauber" die sinnhafteste Vorgangsweise ist. Lebensqualität wird den Patienten in der Regel abgesprochen, und man wird Sie darauf aufmerksam machen, dass niemand auf Dauer die Betreuung dieser Patientengruppe psychisch wie physisch aushält. Möglicherweise sind Sie auch mit der Situation konfrontiert, dass aus diesen, jedem wohl einsichtigen Gründen diese Patienten zumeist auch mehr oder weniger gleichmäßig auf verschiedenste Stationen verteilt werden müssen, sofern Sie in einer größeren Institution tätig sind.

Sie werden feststellen, dass nur wenige fundierte Kenntnisse über das Krankheitsbild und seinen Verlauf haben.

Die ersten Schritte

Der erste Schritt ist daher, dass Sie sich ausreichende Informationen darüber verschaffen, möglicherweise durch das vorliegende Buch und durch Besuch bekannter und etablierter Einrichtungen. Um eine Betreuung auf hohem Qualitätsniveau sicherzustellen, ist es notwendig, eine klar definierte Einheit – eine Apalliker Care Unit oder Wachkoma-Station – zu verwirklichen oder zumindest eine kleine Organisationseinheit innerhalb einer meist geriatrischen Langzeitbetreuungsstation. Kompromisslösungen sind abzulehnen. Sie sind in der Regel als Mitarbeiter(in) nicht selbst dafür verantwortlich, dass eine spezialisierte Gesamtversorgung für diese Patientengruppe vorhanden ist, sehr wohl aber häufig für die Qualität der Versorgung vor Ort. Machen Sie das als verantwortlicher Arzt oder verantwortliche Pflegeperson von Anfang an klar.

Suchen Sie so früh wie möglich fachlich kompetente Verbündete für Ihre Verbesserungsabsichten und arbeiten Sie gleich an einem Gesamtkonzept, um sich nicht bereits zu Beginn in Details zu verlieren.

Wie in den vorhergehenden Kapiteln angeführt, sind Mindestgrößen und strukturelle Mindestvoraussetzungen einzuhalten. Wird das nicht vom verantwortlichen Träger gewährleistet, lassen Sie es bleiben!

Sind Sie ausreichend informiert und haben Sie ein klares zukünftiges Bild für sich erstellt, dann holen Sie sich im nächsten Schritt einen schriftlichen Projektauftrag von Ihrem verantwortlichen Vorgesetzten. Unzählbar sind die gut gemeinten Aktivitäten, die wieder im Sand verlaufen sind, weil sie von niemandem beauftragt wurden.

Gelingt es, den Auftrag für die Erarbeitung und Umsetzung einer strukturierten Betreuungseinheit zu erhalten, gehen Sie in der Folge schrittweise vor.

Analyse der Ist-Situation

Es ist zunächst zu klären, wie viele Patienten aktuell vor Ort betreut werden, wo, von wem und auf welche Weise. Gibt es bereits irgendwelche Spezialisierungen, Schulungen oder Konzepte? Mit der Beantwortung dieser Fragen erhalten Sie einen ersten Überblick über potenzielle Partner und interessierte Mitarbeiter(innen) aus den verschiedensten Bereichen, die Sie für die Umsetzung dringend benötigen werden.

Bereits in diesem frühen Stadium ist es sinnvoll und notwendig, eine strukturierte Angehörigenarbeit zu beginnen, um diese frühzeitig als Verbündete und Informationsträger zu gewinnen. Gründen Sie eine Angehörigengruppe oder nehmen Sie Kontakt zu eventuell bereits bestehenden in Ihrer Umgebung auf. Stellen Sie den Betreuungsbedarf in Ihrem Einzugsgebiet fest gemäß den bekannten genannten epidemiologischen Daten. Welche Krankenhausstrukturen befinden sich vor Ort, wie viele Intensivstationen, neurologische Abteilungen, Rehabilitationszentren etc. stehen als potenzielle Partner für Ihre Arbeit zur Verfügung? Auf diese Weise bekommen Sie Informationen über die vorhandenen Ressourcen, den Betreuungsbedarf und die notwendigen Schnittstellen. Langzeitbetreuungseinheiten stehen nicht für sich selbst allein, sondern sind ein Teil eines gesamten Versorgungsnetzes, auch wenn es das aktuell vor Ort noch nicht gibt.

Festlegen der Betreuungsziele und Betreuungsprozesse

Üblicherweise sind Verbesserung oder zumindest Erhaltung und Sicherung des Funktionszustandes, die Verhinderung von Komplikationen sowie das Erkennen und die Förderung einer weiteren Remission die grundlegenden patientenorientierten Ziele, neben einer möglichst weitgehenden Reintegration der Patienten und ihrer Angehörigen in die Gesellschaft.

Dazu ist es notwendig, in einem wichtigen Schritt die wesentlichen Betreuungsprozesse bedürfnisorientiert neu zu definieren und als Standards festzuschreiben. Die Primärprozesse sind Aufnahme, Diagnose, Therapie und weitere Maßnahmen. Die Primärprozesse untergliedern sich wieder in eine Reihe von Sekundärprozessen, die bedarfsorientiert erarbeitet werden müssen.

Im Anhang finden Sie beispielhaft die an unserer Station definierten Primär- und Sekundärprozesse dargestellt. Nehmen Sie sich daraus, was für Ihre Situation passt.

In der Folge ergibt sich häufig ein Schulungsbedarf für das gesamte Team, um eine entsprechende Professionalisierung sicherzustellen. All das muss rechtzeitig geplant und begleitend durchgeführt werden. Parallel dazu müssen auch strukturelle Voraussetzungen definiert werden, wie Stationsgröße sowie Zusammensetzung und Größe des Betreuungsteams. Dazu finden Sie auf den vorhergehenden Seiten viele Anregungen.

Weiters gilt es, Aufnahmekriterien, externe Schnittstellen zu anderen Betreuungseinheiten wie Krankenhäusern und Rehabilitationszentren, aber auch interne Schnittstellen zwischen den einzelnen Berufsgruppen (Arzt, Pflegepersonen, Therapeuten, Angehörige) festzulegen. Schnittstellenfestlegung bedeutet: Wer macht wann was und mit wem, wer ist wofür verantwortlich, dass es auch geschieht, und wer muss mit wem wann Kontakt aufnehmen. Das beginnt im Erstgespräch mit den Angehörigen vor der Übernahme und endet vielleicht bei der Vorbereitung eines Wochenendausgangs.

Schließlich wird man gut daran tun, sich von Anfang an zu überlegen, welche Parameter, wie klinischer Zustand des Patienten, Angehörigen- und Mitarbeiterzufriedenheit, evaluiert werden sollten, um die gewünschte Veränderung auch messbar zu machen.

Letztendlich ist auch eine aktive Öffentlichkeitsarbeit notwendig, da man in der Regel zur Verwirklichung der Ziele auch die Unterstützung der Öffentlichkeit braucht.

Zusammensetzung des Teams

Nicht selten haben Mitarbeiter(innen) aus dem Pflege-, aber auch aus dem ärztlichen Bereich und dem Bereich der Physiotherapie bereits durch eigene Initiative und Interesse Know-how auf dem Gebiet der Betreuung von Patienten mit apallischem Syndrom erworben. Sie sind natürliche Partner im Kernteam, in dem sich alle Berufsgruppen (Pflege, Arzt, Therapeuten) aus den verschiedensten Hierarchien wiederfinden müssen. Der Initiator des Projekts ist üblicherweise am meisten an der Verwirklichung interessiert und somit Projektleiter und dem Auftraggeber gegenüber verantwortlich. Eine externe professionelle Moderation ist zu empfehlen, um ein konsequentes und strukturiertes Arbeiten sicherzustellen. Ebenso sollte eine begleitende Supervision für das meist neu entstehende Team im Interesse der Organisation fester Teil des Gesamtkonzepts sein.

Wichtig ist es in diesem Stadium auch, die bereits im vorhergehenden Schritt festgelegten externen Schnittstellen mit einzubeziehen – nicht als ständige Mitglieder, sondern als klar definierte Ansprechpartner. Eine durchschnittliche Projektdauer von einem bis eineinhalb Jahren ist realistisch, auch wenn bereits Teammitglieder mit Vorerfahrung vorhanden sind. Immerhin arbeiten Sie an einem Kulturwandel!

Wir werden nun in der Folge die einzelnen Primärprozesse näher erläutern.

Festlegen der Zugangskriterien, prästationäre Prozesse

Aus der eindeutigen Definition eines apallischen Syndroms ergeben sich die Zugangskriterien, die strikt einzuhalten sind. Falls Sie keinen fachlich neurologisch versierten Ansprechpartner in der zuweisenden Abteilung haben, wird eine ambulante Vorbegutachtung am besten unter Zuhilfenahme einer erarbeiteten Checkliste und durch einen mit dem Krankheitsbild vertrauten Neurologen erforderlich sein. Nicht jeder schwerstbehinderte Patient mit einer neurologischen Erkrankung ist ein apallischer Patient! Anamnestische Daten, der bisherige Krankheitsverlauf, typische klinische Symptome, das aktuelle klinische Bild, vorerhobene Befunde (MRT, CT, EEG, SSEP), Besonderheiten aus dem Pflegebereich, Pflegeaufwand und vieles mehr müssen individuell in einer Checkliste erfasst werden, um vorweg ein möglichst vollständiges Bild über den Patienten und seine aktuellen und zukünftigen Bedürfnisse zu bekommen.

Bereits zu diesem Zeitpunkt soll mit eventuell vorhandenen Angehörigen Kontakt aufgenommen werden. Im optimalen Fall ist ein Besuch an der zukünftigen Betreuungsstation vor der geplanten Übernahme möglich. Auf diese Weise wird den Angehörigen auch ihre Wichtigkeit als Partner im Langzeitbereich vermittelt. Bei diesem ersten Treffen sollte auch vorbereitetes kurz gefasstes Informationsmaterial über die Station mitgegeben werden. Hier geht es darum, einen ersten Kontakt zu knüpfen und Befürchtungen und Ängste auszuräumen.

Prozess der Aufnahme

Kommt der Patient mit seinen Angehörigen schließlich auf die Station, kümmert sich eine Pflegeperson unmittelbar um den Patienten. Akutcheck der wichtigsten Vital- und Versorgungsparameter (Tracheostoma, PEG-Sonde, suprapubische Harnableitung, Hautzustand, Flüssigkeitsbilanz, Überprüfung der verordneten Medikamente, Ernährung, Atmung und vieles mehr) sowie organisatorische Aufnahmetätigkeiten stehen hier im Vordergrund. In der Regel ist der Patient schon durch den vorangegangenen Transport und die Konfrontation mit einer völlig neuen Situation massiv überlastet. Eine ruhige, freundliche, einfache, aber auch eindeutige und strukturierte Vorgangsweise ist erforderlich. Eine weitere Pflegeperson führt gemeinsam mit dem Stationsarzt ein erstes Informationsgespräch mit den begleitenden Angehörigen durch.

Als Grundlage dient nun ein ausführliches Stationsinformationsblatt, das über alle wichtigen Details der Apalliker Care Unit – Wachkoma-Station – Auskunft gibt, von den angewandten Pflegekonzepten, über die Möglichkeiten der Mitbetreuung des Patienten bis zur Information über Sprechstunden und wichtige Telefonnummern. Der Angehörige lernt so bereits am ersten Tag seine wichtigsten Ansprechpartner kennen. Als günstig hat sich für diese Situation ein Checkblatt für Arzt und Pflegeperson erwiesen, um wesentliche Punkte bei diesem ersten Gespräch nicht zu vergessen. Nicht nur der Patient ist durch die Aufnahme in eine Langzeitbetreuungseinrichtung belastet, auch der Angehörige, dem oft erstmals klar vor Augen geführt wird, dass nun ein neuer Abschnitt in der Betreuung beginnt, in dem er oft mehr gefordert wird als im Akutstadium oder in der Frührehabilitation.

Prozess der Diagnose

Gemeinsam mit den Angehörigen wird von der Bezugspflegeperson und dem Stationsarzt ein Termin für eine ausführliche Anamnese vereinbart. Hier geht es nicht nur um die klassische „Arztanamnese", sondern auch darum, im Rahmen der Pflegeanamnese umfangreiche Informationen über den Patienten, seine Lebensgewohnheiten und sein soziales Gefüge zu erhalten, als Grundlage für eine gezielte Betreuungsplanung.

Natürlich wird es auch notwendig sein, von ärztlicher Seite bereits länger zurück liegende Befunde wie CT, MRT, EEG, Duplexsonografie der gehirnversorgenden Gefäße, Blutbefunde neu zu erheben. Nicht selten liegen die erhobenen Befunde oft Monate zurück und geben in keiner Weise die aktuelle Situation wieder.

Es hat sich als vorteilhaft erwiesen, den „Pflegediagnose-orientierten Anamnesebogen", wie er in zahlreichen Krankenhäusern und Pflegeheimen verwendet wird, auf die Bedürfnisse der Patienten auf einer Apalliker Care Unit – Wachkoma-Station – abzustimmen. Die Kenntnis der von der Pflege aufgrund ihrer Beobachtungen erhobenen Daten sind für den Arzt, aber auch für die Mitarbeiter(innen) des gehobenen medizinisch-technischen Dienstes oft von großer Wichtigkeit, da daraus oft weitere diagnostische und therapeutische Erfordernisse abgeleitet werden können. In diesem Buch wird an anderer Stelle detailliert darauf eingegangen. Nirgendwo ist die intensive Kommunikation zwischen den Berufsgruppen so bedeutend wie an einer Apalliker Care Unit – Wachkoma-Station, da der Patient selbst als Informant und Schnittstellenträger zwischen und für die einzelnen Berufsgruppen nicht zur Verfügung steht – und das oft für lange Zeit.

Der Zeitrahmen des Diagnoseprozesses, der in der Regel von mehreren Tagen bis zu zwei oder drei Wochen beträgt, wird natürlich auch für die ersten Scorings verwendet, um den Ist-Zustand des Patienten klar und nachvollziehbar und vor allem auch messbar zu dokumentieren. Wir haben oben mehrere Methoden mit ihren Vor- und Nachteilen vorgestellt. Alle diese Scoringsysteme können in der Regel nur von den verschiedenen Berufsgruppen gemeinsam verwendet werden. Spezielle Beurteilungsmethoden verlangen auch eine besondere Qualifikation und Ausbildung. In der Regel kann keine Berufsgruppe für sich allein alle zu beurteilenden Parameter abdecken.

Aus all den im Prozess der Diagnose angeführten Details lässt sich klar erkennen, dass die Beurteilung eines Wachkoma-Patienten nicht in wenigen Stunden erfolgen kann, da erst nach einer oft Tage, meist aber Wochen andauernden und individuell höchst unterschiedlichen Adaptationszeit die tatsächlichen Potenziale und Ressourcen eines Patienten beurteilt werden können. Besonders hier zeigt sich die Stärke der oben angeführten SMART Scale. Gibt man dem Patienten und dem betreuenden Team nicht diese Zeit, wird man an den Bedürfnissen und Fähigkeiten des Patienten, aber auch an denen seiner Angehörigen „vorbei betreuen", „vorbei fördern" und „vorbei rehabilitieren".

Alle Maßnahmen im Bereich des Prozesses der Diagnose haben das Ziel, einen möglichst umfassenden und homogenen Informationsstand über den Patienten zu bekommen. Da sich der Patient selbst nicht artikulieren kann, ist dieser Schritt von entscheidender Bedeutung. Scheinbar kleine Veränderungen können im weiteren Verlauf wie in der weiteren Planung entscheidend werden.

Prozess der Therapie
und der weiteren Betreuungsmaßnahmen

Um eine qualitativ hochwertige und nachvollziehbare Betreuung sicher-zustellen, ist es notwendig, die einzelnen Therapieprozesse zu standardi-sieren, ohne aber auf die individuelle Anpassung an die Bedürfnisse und Fähigkeiten des Patienten zu verzichten. Der Patient zeigt uns durch sein Verhalten und seine Reaktionen, was notwendig und was richtig ist. Wir aber haben zu entscheiden, wie und wann wir es tun. Wir gehen davon aus, dass alle Maßnahmen, die bei Patienten im Wachkoma gesetzt wer-den, als Therapie zu betrachten sind. Das unterstreicht den therapeuti-schen Charakter jeglichen Tuns am Patienten und somit auch die hohe Verantwortung jedes Teammitglieds.

Therapieplanung und Dokumentation der Maßnahmen der einzelnen Berufsgruppen wird entsprechend der entwickelten Standards in den dafür in der Regel vorhandenen Dokumentationsblättern durchgeführt. Für die Dokumentation des Verlaufs hat sich ein interdisziplinär geführ-tes Dokumentationsblatt bewährt, das von allen am Patienten tätigen Berufsgruppen verwendet wird. So wird eine hohe Transparenz der Infor-mation sichergestellt.

Es ist nun Aufgabe jeder Wachkoma-Station, bewährte Standards zu übernehmen, entsprechend zu adaptieren oder neu zu formulieren. Hauptgruppen sind allgemeine Therapiemaßnahmen (Ernährung, Kon-trakturprophylaxe, Dekubitusprophylaxe, Pneumonieprophylaxe, Throm-boseprophylaxe, Obstipationsprophylaxe etc.), spezielle Therapiemaß-nahmen (Tracheostoma-Management, PEG-Management, Management der suprapubischen Harnableitung, regelmäßige Vitalwertkontrolle, Maßnahmen bei Fieber, Unruhe, starkem Schwitzen und vermehrtem Speichelfluss etc.) und Maßnahmen im Rahmen der verschiedensten angewandten Pflegekonzepte (Basale Stimulation, Affolter, Kinästhe-tik, reaktivierende Pflege, Lagerung und Handling nach Bobath etc.). All diese Konzepte sind in der Literatur ausführlich beschrieben, ebenso ihre Wirksamkeit und die Sinnhaftigkeit der Anwendung bei Wachkoma-Pati-enten. Man wird aber mit einem einzigen Konzept nicht das Auslangen finden, und die Zusammenführung der verschiedensten Methoden stellt eine einzigartige Herausforderung, aber auch Motivation dar. Weiters ist es auch notwendig, Standards im Bereich der Physiotherapie, Ergothera-pie und Logopädie zu beschreiben, um Handlungsabläufe nachvollzieh-bar und für alle Teammitglieder verständlich zu machen. Als Beispiel sei der Begriff Mobilisation angeführt, der von den verschiedenen Berufs-gruppen höchst unterschiedlich interpretiert werden kann.

Bezüglich der Standards im pflegerischen, ärztlichen wie therapeutischen Bereich wird auf die umfangreiche Literatur verwiesen. Alleine eine Aufzählung würde den Rahmen dieses Buches sprengen.

All diese Maßnahmen erfordern natürlich auch ein strukturiertes Aus- und Weiterbildungsprogramm für das Team. All das muss bedacht und berücksichtigt werden, hat man die Absicht, eine Station für die Langzeitbetreuung von Patienten im Wachkoma zu etablieren. Die Vielfalt der therapeutischen Maßnahmen unterstreicht die unglaubliche Komplexität und den beträchtlichen Aufwand in der Betreuung dieser Patientengruppe im Rahmen eines 24-Stunden-Managements.

Tagesablauf – Förderpläne

Eingebettet und gleichsam zeitlich strukturiert werden diese Maßnahmen in einem Tagesablauf, der sich an den Bedürfnissen des Patienten orientiert. Der Patient ist es, der die Aktivitäten des Tagesablaufs bestimmt – die Organisation ist darauf auszurichten. Im Rahmen der Bezugspflege wird für den einzelnen Patienten darüber hinaus ein individuelles Förderprogramm erstellt. Grundlagen sind wie erwähnt Daten aus der Fremd- und Eigenanamnese, Beobachtungen des Teams, der bisherige klinische Verlauf, individuelle Fähigkeiten des Patienten, Inputs von Seiten der Angehörigen, Befundergebnisse und natürlich die Ergebnisse der verwendeten Beurteilungsskalen. Die Handlungen basieren auf den angewandten Pflegekonzepten, Therapieoptionen, den vorhandenen Ressourcen des Teams und der Angehörigen sowie den gesteckten Zielen.

Der Förderplan ist eingebettet im patientenorientierten Tagesablauf. Die mehrfach erwähnten Scoringsysteme sind die Grundlage für eine nachvollziehbare sinnvolle Evaluation und deren Veränderung im zeitlichen Ablauf. Sie sind regelmäßig durchzuführen. Natürlich wird man auch eine klare Besprechungs- und Informationsstruktur entwickeln: tägliche regelmäßige Informationsübergaben zwischen Arzt, Pflegepersonen und Therapeuten zur Besprechung und Koordination des Tagesablaufs, interdisziplinäre Teambesprechungen zumindest einmal monatlich sowie regelmäßige Fallbesprechungen dienen dazu, anhand der erhobenen Scores und der gemeinsamen Dokumentation den Ist-Zustand jedes Patienten gemeinsam zu definieren, weitere Ziele, aber auch Nicht-Ziele bis zur nächsten Sitzung schriftlich zu vereinbaren und die entsprechenden Maßnahmen zu koordinieren und festzulegen.

Medizinische Standards

Wie bei keiner anderen Patientengruppe bestimmt das rasche und konsequente Reagieren auf Komplikationen und ihre effiziente Behandlung das weitere Schicksal. Es müssen daher die häufigsten Komplikationen wie Fieber unklarer Genese, Pneumonie, Aspirationspneumonie, Harnwegsinfekte, Anfallsgeschehen jeder Art, motorische Bewegungs- und Tonusanomalien, psychomotorische Unruhezustände, extrapyramidale Symptome, Dekubitalulzera und Anwendung von Antidekubitussystemen, vegetative Krisen, Kontrakturen und Gelenksveränderungen, Schienenversorgung und vieles mehr beschrieben und entsprechende Richtlinien festgelegt werden, angepasst an den aktuellen medizinischen Kenntnisstand. Diese Forderung unterstreicht auch die Notwendigkeit einer ärztlichen Präsenz, wie in den Strukturstandards beschrieben.

Bezüglich Standards im medizinischen Bereich sei ebenfalls auf die umfangreiche Literatur verwiesen. Gerade im sich kontinuierlich entwickelnden medizinisch-ärztlichen Bereich ist es notwendig, sich konsequent auf wenige, aber wichtige Standards zu beschränken. Eine regelmäßige etwa zweijährliche Überprüfung der Standards, entsprechend dem wissenschaftlichen Fortschritt muss von Beginn an festgelegt werden.

Prozess der Angehörigenbegleitung

Nicht zuletzt muss auch für die Angehörigen eine entsprechende Struktur vorhanden sein. Sie sind, wie mehrfach erwähnt, extremen psychischen, physischen, aber auch finanziellen Belastungen ausgesetzt. Die Begleitung der Angehörigen ist daher unsere Pflicht. Ziele sind die Begleitung, Entlastung, Beratung und Schulung, aber auch die Integration in den Betreuungsprozess. Das geschieht durch die Miteinbeziehung von der ersten Stunde des Aufenthalts an. Vom Erstgespräch über regelmäßige Entlastungsgespräche in den fixen Sprechstunden, die freiwillige Integration in den Tagesablauf, die Mithilfe bei Pflegehandlungen und Freizeitgestaltung, die Unterstützung bei Wochenend-Heimaufenthalten, den gemeinsamen Ausflügen mit den Patienten als Teil einer gezielten sozialen Reintegration in die Gesellschaft. Wichtig ist auch eine großzügige Besucherregelung mit möglichst wenigen Einschränkungen. Darüber hinaus ergänzen das Angebot regelmäßiger etwa ein- bis zweimonatlicher Angehörigentreffen mit theoretischen und praktischen Informationen und die Mitarbeit in eventuell vorhandenen Selbsthilfegruppen das umfangreiche Spektrum. Ein zunehmend wichtiger Bereich ist auch das Empowerment der Angehörigen für eine geplante weitere Betreuung zu

Hause. Es muss uns immer bewusst sein, dass das Leben in der Institution nicht das normale Leben ist, auch wenn wir bemüht sind, den Krankenhaus- und Institutionscharakter so weit wie möglich im Hintergrund ablaufen zu lassen. Integrative Versorgung bedeutet eine Betreuung zu Hause mit all den professionellen Angeboten und Unterstützungen, die wir auch in der Institution zur Verfügung stellen. Ich fürchte, dass es dahin noch ein weiter Weg ist.

Im Anhang haben wir die an der Apalliker Care Unit an der Neurologischen Abteilung im Geriatriezentrum am Wienerwald erarbeiteten Primär- und Sekundärprozesse aufgegliedert. Sie mögen als Hilfestellung für die eigene Erarbeitung dienen.

Ergebnisqualität und kontinuierliche Verbesserung

Ein wichtiger Bereich, der in der Bemühung um gute Strukturen und funktionierende Prozesse immer wieder vernachlässigt wird, ist es, Maßnahmen zu setzen, die es dem Team nachvollziehbar ermöglichen, die eigene Leistung zu beurteilen. Um es mit aller Härte zu sagen: Die beliebte Methode, regelmäßig festzustellen, dass man einfach gut ist, ist einfach zu wenig. Hier sind die Leitungen derartiger Einrichtungen gefordert.

Es gilt daher rechtzeitig Parameter festzulegen, aus denen man erkennen kann, welche Ergebnisse aus dem Zusammenspiel von Strukturen und Prozessen entstehen. Nur daraus kann man Verbesserungspotenzial und damit Verbesserungsschritte kontinuierlich ableiten. So wird man sich zumindest einmal jährlich die Veränderungen der patientenbezogenen Scoringergebnisse und die Ergebnisse der Team- und Fallbesprechungen ansehen. Man wird Parameter, wie Häufigkeit von Komplikationen (Pneumonien, Aspiration, Harnwegsinfekte, Frakturen, Dekubitus, Intertrigo, Mangelernährung, epileptische Anfälle. Shuntinsuffizienz etc.), Einhaltung der Dokumentationsvorgaben, Konsistenz der Therapieplanung und Durchführung im pflegerischen wie ärztlichen Bereich, Anzahl der integrativen Maßnahmen (Ausflüge, Besuch von Veranstaltungen, Beurlaubungen, individuelle Feiern, Feste etc.), das Ergebnis möglicher Angehörigen- und Mitarbeiterbefragungen, Anzahl der Krankenstände, Fehlzeiten, Art und Umfang der durchgeführten Fort- und Weiterbildungen, eventuell auch Art und Umfang der Öffentlichkeitsarbeit zum Thema Wachkoma (Vorträge, Artikel in Zeitschriften und Zeitungen etc.) regelmäßig analysieren und bewerten und daraus neue Ziele und Verbesserungsschritte ableiten, die zumindest einmal im Jahr allen Mitarbeitern und Mitarbeiterinnen kommuniziert werden müssen.

Aus eigener Erfahrung wird man früher oder später in diesem sensiblen Bereich der Betreuung von Menschen im Wachkoma nicht um die Implementierung eines Qualitätsmanagementsystems herumkommen.

Der Aufbau und die konsequente Arbeit an einer Station für die Langzeitbetreuung von Patienten im Wachkoma ist eine mühevolle, aber sehr befriedigende Aufgabe. Das alles wird aber nur dann gelingen, wenn man davon überzeugt ist, dass es sinnvoll und lohnend ist, schwerstbehinderte und schwerstkranke Menschen zu betreuen, und dass Lebensqualität auch in dieser wohl extremsten Form des Lebens möglich gemacht werden kann.

Pflegemodell und angewandte Pflegekonzepte

Einleitung

Patienten mit apallischem Syndrom sind schwerst mehrfachbehindert und dadurch massivst in ihrer Wahrnehmung beeinträchtigt. Daraus ergibt sich auch eine extrem hohe Pflegeabhängigkeit. Das heißt, dass diese Patienten vollständig auf die Hilfe und Unterstützung anderer angewiesen sind.

Sie können ihre Umwelt nicht richtig wahrnehmen, können sich nicht adäquat ausdrücken und oft sind sie auch nicht in der Lage, in einer für uns verständlichen Form mit der Umwelt in Kontakt zu treten. Gegenstände können von ihnen nicht benannt und entsprechend zugeordnet werden, und sie können ihre Emotionen nicht verbalisieren.

Wir Pflegenden fragen uns häufig, wie sich die Wachkoma-Patienten fühlen. Es ist uns nur möglich zu erahnen, ob sie Schmerzen haben, Juckreiz verspüren etc. Wir wissen auch nicht, was sie empfinden, wenn sie bewegt werden. Wissen die Patienten, wo oben und wo unten ist, wo sich ihr Körper befindet, oder fühlen sie sich durch die vielen Stimmen und Geräusche im Stationsalltag bedroht? Wenn die Atemfrequenz steigt, der Speichelfluss sich erhöht, fragen wir uns, wie viel Angst, Unsicherheit oder einfach Nichtverstehen, was passiert, hier dahinterstecken.

Für uns Pflegepersonen bedeutet dies nicht nur, Geduld und Einfühlungsvermögen für Patienten mit apallischem Syndrom aufzubringen, sondern wir sind aufgefordert, die herkömmlichen Betreuungsstrukturen zu hinterfragen und ein entsprechendes Pflegetherapiekonzept auszuarbeiten, um den Bedürfnissen dieser Patientengruppe gerecht zu werden.

Wir sind zu der Erkenntnis gekommen, dass das Bedürfnismodell von Dorothea Orem in der Langzeitbetreuung von Patienten mit apallischem Syndrom für uns richtungsweisend ist. Ihre Selbstpflegetheorie ist auch für Ärzte, Physiotherapeuten, Ergotherapeuten, Logopäden und andere im Gesundheitswesen Tätige anwendbar. Diese sind während ihrer Betreuungsaufgaben ebenso an der Selbstpflege oder an Handlungen der Selbstpflege beteiligt.

Ursprünglich haben wir uns auf der Apalliker Care Unit nur am Pflegemodell von Dorothea Orem orientiert. Diese Theorie ist sehr groß und, wie die Praxis gezeigt hat, meist sehr schwer verständlich für Pflegende. Wir sind zu der Erkenntnis gekommen, dass es durchaus Sinn macht, mehrere Pflegemodelle in Augenschein zu nehmen, um den Bedürfnissen von Menschen im Wachkoma gerecht zu werden und den Anforderungen, die an uns gestellt werden, zu entsprechen.

Der erste und wichtigste Schritt in der Einschätzung der Patientensituation ist die Informationssammlung.

Es sind die Informationen, die unser Planen und Handeln ganz maßgeblich beeinflussen. Das bedeutet, dass sich die Biografie in den geplanten pflegerischen Maßnahmen widerspiegeln muss.

Management der Biografiearbeit

Die Biografiearbeit ist ein wesentlicher Bestandteil in unserem pflegerischen Handeln. Wenn wir die Biografie nicht erheben, können wir die Gewohnheiten und Vorlieben von Menschen im Wachkoma nicht erkennen und uns an diesen orientieren. Die Biografiearbeit ist eine Grundhaltung, die sich im Stationsalltag zeigen muss. Die Pflegeperson ist im ersten Schritt des Pflegeprozesses auf die Informationen angewiesen. Hier wird unterschieden zwischen direkten und indirekten Informationen sowie subjektiven und objektiven Informationen.

Im zweiten Schritt der Informationssammlung werden die Pflegeprobleme und die Ressourcen herausgefiltert und damit die Pflegediagnosen erstellt. Pflegediagnosen bieten die Basis für die Erhebung einer patientenorientierten Pflege und Kontinuität in der Pflege.

Nicht selten ist zu beobachten, dass zwar die Biografie umfangreich erhoben wurde, in den pflegerischen Maßnahmen finden sich diesbezüglich jedoch keinerlei oder nur sehr geringe Hinweise. Oder Ausschnitte aus Lebensgewohnheiten, Vorlieben und Abneigungen sind zwar geplant, werden aber im täglichen Handeln nicht berücksichtigt.

So kann Biografiekenntnis im Rahmen der Pflegeplanung zu individueller Betreuung führen. Nur wenn wir einen Menschen richtig kennen gelernt haben, sind wir auch in der Lage, auf seine Bedürfnisse eingehen zu können (vgl. Leptihn 2001, S. 37).

Da eine Biografieerhebung mit Menschen im Wachkoma nicht möglich ist, erheben wir ausschließlich eine Fremdanamnese. Wir informieren Angehörige, nahe Bezugspersonen oder auch Freunde über die Bedeutung der Biografiearbeit und händigen ihnen anschließend Formulare aus mit der Bitte, diese in Ruhe durchzulesen und uns nach dem Ausfüllen wieder zu übermitteln. Sehr lange haben wir nur den nächsten Angehörigen oder Bezugspersonen wie zum Beispiel Eltern, Ehepartnern oder Kindern diese Formulare ausgehändigt. Seit der Implementierung des SMART Biografiebogens und der SMART Informs beziehen wir auch die Freunde, soferne welche vorhanden sind, in die Informationssammlung mit ein, und auch diese erhalten von uns diese Informs zum Ausfüllen. Es ist erstaunlich, wie viele zusätzliche Informationen uns dadurch noch zur

Verfügung stehen. Freunde haben meist noch ganz andere Informationen für uns, wie wir sie etwa von den Eltern oder den Geschwistern haben.

Wenn wir diesem individuellen Leben Raum geben möchten – und das ist auch in einer Institution möglich –, zeigen wir den Menschen im Wachkoma, dass wir uns für sie interessieren, und können ihnen das Gefühl geben, dass sie wichtig sind und ernst genommen werden.

Biografisches Wissen kann man dazu verwenden, eine Situation zu schaffen, in der sich Menschen im Wachkoma und Pflegepersonen auf einer Ebene begegnen können. Um zu den Patienten eine Beziehung aufbauen zu können und damit auch rascher Zugang zu ihnen zu finden, benötigen wir sehr viele Informationen. In der Langzeitbetreuung von Menschen im Wachkoma hört daher die Informationssammlung nie auf.

In einer Studie von Wilson (1996) wird darauf hingewiesen, dass biografisch gefärbte Reize im Rahmen einer multimodalen Stimulation die größten Veränderungen bewirkten. Die Reize wurden anhand von bekannten persönlichen Merkmalen, die vor der Verletzung bestanden, ausgewählt. Auskunft gaben hier Angehörige und Freunde, beispielsweise bevorzugtes Parfüm, bevorzugte Speisen, Bilder, die mit Hobbys verbunden sind, bevorzugte Kleidung, Spielzeuge, Tonaufnahmen von Familienangehörigen und Freunden etc. Stimuliert wurde nach Möglichkeit mit Gegenständen, die den Patienten gehören.

Selbst wenn wir Pflegepersonen die Bedürfnisse und Vorlieben unserer Patienten kennen und unser Handeln danach ausrichten, fällt es sehr schwer, das Antwortverhalten von Menschen im Wachkoma richtig zuzuordnen, da sie nicht in der Lage sind, zu sprechen und ihre Bedürfnisse aufgrund weitgehender motorischer Einschränkungen zu kommunizieren. Diese Situation macht die Bezugspflege unumgänglich in der Pflege von Menschen im Wachkoma, weil es ohnehin schon schwer genug ist, die vielen subjektiven Informationen und Beobachtungen zusammenzuführen und zu objektivieren. Mit Hilfe von SMART gelingt es zunehmend, die Daten strukturiert zu erfassen und zu objektivieren. Zusätzlich verwenden wir aber auch weiterhin den Biografieerhebungsbogen der Basalen Stimulation zur umfassenden Informationssammlung.

Pflegemodelle und Wachkoma

Aufgaben der Pflegemodelle

Die Hauptaufgabe von Pflegetheorien besteht nach Kellenhauser (1999) darin, eine wissenschaftliche Basis für das praktische Handeln in der Pflege zu schaffen, sodass Pflegende Zusammenhänge ihrer Tätigkeiten erkennen und dadurch eine vertiefte Sinngebung ihres Wirkens erleben.

Es gibt unterschiedliche Arten von Pflegemodellen:

Bedürfnismodelle: Was tun Pflegende? Menschenbild: Das menschliche Leben verlangt nach Befriedigung der Grundbedürfnisse, von deren Erfüllung das Weiterleben beziehungsweise das Wohlbefinden abhängt. Der Gesunde befriedigt seine Grundbedürfnisse selbst (Henderson, 1995; Abdellah, 1960; Orem, 1959; Roper, 1976; Leininger, 1978).

Interaktionsmodelle oder Beziehungsmodelle: Wie tun Pflegende das, was sie tun? Menschenbild: Der Mensch besitzt die Fähigkeit, Situationen (z. B. Krankheit, Behinderung) und Angelegenheiten (personelle Beziehungen) einen Sinn zu geben. Der Schwerpunkt pflegerischer Arbeit liegt in der kommunikativen Beziehung (Peplau, 1952; Orlando, 1962; Wiedenbach, 1964; King, 1968).

Pflegeergebnismodelle: Warum, mit welchem Ziel tun Pflegende das, was sie tun? Menschenbild: Der Mensch verfügt über homöostatische Systeme, die ihm helfen, Störungen von innen und außen auszugleichen, um das dynamische Gleichgewicht aufrechtzuerhalten (Johnson, 1958; Levine, 1966; Roy, 1970; Rogers, 1970; Friedemann, 1997).

Frühe TheoretikerInnen waren daran interessiert, was Pflege ist und was Pflegende tun.
Spätere TheoretikerInnen waren daran Interessiert, wie Pflegende das tun, was sie tun.
Jetzige TheoretikerInnen sind daran interessiert, warum Pflegende das tun, was sie tun. (Burns, 2009)

Auch in der Pflege von Menschen im Wachkoma ist es so, dass die Kenntnis der Theorien die Kompetenz der Pflegenden fördert. Wir orientieren uns zunehmend an mehreren Theorien und haben damit eine Grundlage für bewusste und fundierte Entscheidungen. Da die Theorien der Pflege Ziele zuweisen, erweist sich ihre Brauchbarkeit erst in der Praxis. Die Theorie von Orem wurde unter anderem ausgewählt, weil es ein Bedürfnismodell ist und wir ein Betreuungskonzept entwickelt hatten, das sich an den Bedürfnissen von Menschen im Wachkoma orientieren sollte. Je mehr Erfahrung wir aber in der Pflege von Menschen im Wachkoma gewinnen konnten, desto mehr kristallisierte sich heraus, dass die alleinige Orientierung an der Theorie von Orem für die Pflege von Menschen im Wachkoma als nicht ausreichend empfunden wurde. Trotz allem ist diese, obwohl sehr große Theorie unter anderen auch weiterhin Wegweiser in unserem Entwicklungsprozess.

Eine Theorie soll in der Praxis auch anwendbar sein. Sie muss in der Lage sein, die Arbeit der Pflegeperson zu strukturieren und ihr einen Bezugsrahmen geben, damit sie Entscheidungen in der Pflege treffen kann (Burns 2009, S. 14).

Man sollte die einfachste Theorie nehmen. Vieles ändert sich und wir haben seit der Implementierung unseres Pflegeforschungsprojektes sehr viel neues Wissen hinzugewonnen. So sind wir auch zu der Erkenntnis gekommen, dass eine Theorie in der Pflege von Menschen im Wachkoma, die sich fast ausschließlich auf die Patienten konzentriert, nicht die richtige für uns ist.

Ein großer Schwerpunkt ist auf die Familien und Angehörigen unserer Patienten zu legen. Wir wissen, dass die Angehörigen einen ganz beträchtlichen Einfluss auf den Genesungsprozess und das Wohlbefinden von Menschen im Wachkoma haben. Daher haben wir uns auch mit dem Pflegemodell von Maria Luise Friedemann beschäftigt und intensiver damit auseinandergesetzt.

Marie-Luise Friedemann

Pflegetheoretikerin aus der Schweiz. Sie ist Begründerin der
Theorie des systemischen Gleichgewichts.

Friedemann sieht die Familie als den Ursprung und Mittelpunkt unserer
Lebenserfahrungen, Lebensweise, kulturellen Erfahrungen und emotionalen Begegnungen.

Die daraus auch in der Pflege entstehenden Wechselwirkungen zwischen pflegender und zu pflegender Person sowie den Angehörigen legt
sie ihrer Theorie zugrunde.

Nachdem die gebürtige Schweizerin in Zürich an der Kantonalen Han-
delsschule ihren Abschluss erlangte, besuchte sie in den Vereinigten Staaten in San Francisco eine Krankenpflegeschule. Sie beendete diese Ausbildung mit Diplom. Von dort ging sie nach Michigan und legte an der
Wayne State University einen Bachelor- Abschluss der Krankenpflege ab,
um im Anschluss daran zwei Jahre lang in Washtenaw County als Gemein-
dekrankenschwester zu arbeiten.

Sie setzte im Anschluss daran die Studien an der University of Michigan fort und erlangte dort 1977 den Magister-Abschluss in Psychiatrischer
Krankenpflege.

Während sie an der Eastern Michigan University bereits Gesundheitswesen, Psychiatrische Krankenpflege und Pflege bei Drogenmissbrauch
unterrichtete, promovierte sie an der University of Michigan in Pädagogik
und Gemeindeplanung.

Friedemann lehrte und forschte ab 1986 an der Wayne State University in Detroit und entwickelte in dieser Zeit die Theorie des systemischen
Gleichgewichts.

Aufgrund ihrer Erfahrungen in der Gemeindepflege und der Pflege
Drogenabhängiger stellte sie die Notwendigkeit einer Familientherapie
insbesondere für Familien städtischer Minderheiten mit mehrschichtigen
Problemen heraus, die durch konventionelle Methoden kaum erreicht
wurden.

Ihr Ziel war es, den Pflegenden in Praxis und Forschung eine Leitstruk-
tur als Basis im Umgang mit Pflege anzubieten.

Friedemann hat das allgemein bekannte Pflegeparadigma Umwelt,
Mensch, Gesundheit, Pflege dadurch erweitert, dass sie die Konzepte
„Familie" und „Familiengesundheit" hinzugefügt hat und mit einer Anzahl
von Grundkonzepten die dynamischen Vorgänge und Interaktionen in
Einzelmenschen, Familien und anderen Unterstützungsgruppen anschau-
lich gemacht hat.

Die Theorie des systemischen Gleichgewichts

Die Theorie des systemischen Gleichgewichts ist eine Rahmentheorie oder Pflegemodell aufgrund ihrer philosophischen Grundannahmen, die aber durch konkretere Ableitungen mit Beispielen vielfältiger Pflegesituationen auf einen messbaren Mittelgrund (mid-range) gebracht wurde.

Die Theorie des systemischen Gleichgewichts beschreibt die Grundprozesse aller sozialen Systeme. Sie beruht auf einer Weltanschauung, in der Menschen und ihre Familien als offene Systeme miteinander nach Kongruenz streben.

Diese bezieht sich auf einen dynamischen Wechselzustand, in dem sich Systeme fortwährend gegenseitig aneinander anpassen und aufeinander abstimmen. In einem solchen harmonischen Zusammensein stimmen die Systeme in Muster und Rhythmus überein, und Energie fließt ungehemmt von einem zum anderen. Perfekte Kongruenz ist allerdings nur in der Ordnung des Universums realisiert und bleibt in Systemen der Erde, die sich dauernd ändern, eine Utopie.

In Europa findet die Theorie des systemischen Gleichgewichts vermehrt Anerkennung als Basis für Pflegeausbildung und Praxis in Psychiatrie, Allgemein- und Kinderpflege, in Krankenhaus, Klinik, Heim und Hausbesuchen.

Die Präpositionen

Umwelt
Die Ordnung des Universums ist der Organisation aller Systeme der Erde übergeordnet. Die Ordnung des Universums beinhaltet Bedingungen, die den Menschen weitgehend unbekannt und unbegreiflich sind. Alles Lebende ist eine Vernetzung von offenen Systemen, die Energie und Materie in Bewegung darstellen. Die Organisation der Weltsysteme ist durch die Grundbedingungen von Zeit, Raum, Energie und Materie bestimmt.

Mensch
Menschen bestimmen ihre Identität und definieren ihre Umwelt aufgrund der Beziehungen, die sie mit Mitmenschen, Gegenständen und lebenden Organismen in ihrer Umwelt haben.

Menschliche Realität ist von der Struktur und den Funktionen des Körpers abhängig und ist deshalb beschränkt. Die Fähigkeit, die menschliche Abhängigkeit von den Kräften der Natur zu erkennen und den Tod zu erwarten, macht den Menschen sensibel für systemische Störungen, welche die Organisation des menschlichen Systems und die Kongruenz der Subsysteme oder Suprasysteme der Umwelt beeinflussen können. Menschen haben die Fähigkeit zu Transzendenz und können systemübergreifend ihre Ordnung nach der Ordnung größerer Systeme der Umwelt und des Universums orientieren. Dabei kann Kongruenz wieder hergestellt werden. Weil die Menschen ihre Schwäche und Abhängigkeit erkennen, haben sie das Bedürfnis, sich abzusichern. Dies geschieht innerhalb einer selbstgebauten Zivilisation, die ihnen das Gefühl von Stärke verleiht.

Gesundheit
Ausdruck der Kongruenz des menschlichen Systems in Rhythmus und Muster sowohl nach außen mit seiner Umwelt als auch nach innen. Jeder Mensch empfindet Gesundheit als Kraft spendende Energie, die Wohlbefinden verleiht. Wie Kongruenz kann auch Gesundheit nie vollkommen erworben werden. Optimale Gesundheit ist das Produkt eines ausgeglichenen Lebensprozesses und eine höchst persönliche und subjektive Erfahrung.

Pflege
Diese Definition gilt auch für andere Gesundheitsberufe, die mit diesem Modell arbeiten können. Die Pflege ist eine Dienstleistung auf allen Systemebenen (Individuum, Interaktionssystem, Familie, Organisation, Gemeinde, Bevölkerung).

Die Pflege des Individuums schließt die Familie und vernetzte Systeme der Umwelt mit ein.

Die Pflege der Familien oder größerer Systeme schließt die Individuen und ihre Subsysteme mit ein. Das Ziel der Pflege ist der Prozess, der das Streben nach Kongruenz im System erleichtert oder ermöglicht. Das Ziel des Empfängersystems ist die Gesundheit.

Individuelle Pflege und die Pflege der Familie sind kaum unterscheidbar.

Die Kunst der Pflege besteht darin, sich je nach Bedarf von einer Ebene der Systemhierarchie zur anderen vertikal zu bewegen und sich horizontal den menschlichen Subsystemen gleichzusetzen.

Pflege ist ein Prozess, der alle Dimensionen einbezieht und Spiritualität, gemeinsames Wachstum, Regulation/Kontrolle und Stabilität zum Ausdruck bringt.

Familie

Die Familie stellt eine Einheit mit Struktur und Organisation dar, die in einer Wechselbeziehung zur Umwelt steht. Die Familie ist ein System mit Subsystemen.

Innerhalb der Familie schließen sich gewisse Mitglieder zu interpersonellen Subsystemen zusammen, um bestimmte Aufgaben zu lösen. Angehörige haben definierte Rollen in der Familie, innerhalb der interpersonellen Subsysteme und auch als Mitglieder von ausgewählten Umweltsystemen.

Die Familie besteht aus allen jenen Mitmenschen, die eine Person als ihre Familie betrachtet. Das heißt, dass die Familienmitglieder jene Mitmenschen sind, mit denen sich die Person verbunden fühlt und Kontakt pflegt. Sie kümmert sich um sie, freut sich über ihre Anwesenheit, macht sich Sorgen um sie oder regt sich über ihre Lebensweise auf. „Familienmitglieder müssen nicht unbedingt verwandt sein."

Die Familie, eingebettet in der Zivilisation, ist damit bemüht, Kultur an die nächste Generation zu überliefern. Dies betrifft die grundlegenden Werte und Lebensmuster.

Die Familie und die Schutzsysteme in der Gemeinde und in der weiteren Umwelt teilen die Verantwortung für Lebensraum, Sicherheit, Fortpflanzung, Erziehung und soziale Verhaltensregeln.

Die Familie unterstützt die persönliche Entwicklung der Angehörigen und gewährt ihnen Zugehörigkeit durch emotionelle Bindung. Sie gibt ihnen Halt bei der Suche nach einem Lebensziel durch die Übermittlung einer Lebensanschauung und spirituellen Ritualen.

Die Familie befriedigt das Bedürfnis nach Regulation/Kontrolle der Angehörigen, indem sie von ihnen Mitarbeit, Mitbestimmung und Verantwortung für die Familienangehörigen erwartet. Durch diese Aufgaben fühlen sich die Angehörigen bestätigt.

Familienprozesse sind ein gegenseitig akzeptiertes Kollektivverhalten, das unter den vorhandenen Grundbedingungen von Zeit, Raum, Energie und Materie die Ziele von Stabilität, Wachstum, Regulation/Kontrolle und Spiritualität anstrebt.

Kultur

Kultur ist die Gesamtheit der überlieferten menschlichen Lebensmuster und umfasst den systemischen Prozess der Einzelperson und seiner Familie.

Kultur ist ein Prozess mit zwei Teilprozessen: Kulturerhaltung und Kulturtransformation. Kulturerhaltung umfasst jene Verhaltensmuster, die bestrebt sind, Traditionen, überlieferte Werte, Ansichten und Ideale unverändert weiterzuführen, um damit das Grunddasein oder die Identität einer Person oder Familie zu bestätigen und aufrechtzuerhalten. Kulturtransformation dagegen ist ein Prozess, durch den eingebürgerte Einstellungen und Ideale einer Prüfung unterzogen werden und einer sich ändernden Umwelt angepasst werden. Durch die Änderung der Grundwerte ändert sich auch das Verhalten, und neue Muster werden in den systemischen Prozess integriert und an die neue Generation weitergegeben (Kulturerhaltung). Kulturtransformation in Einzelmenschen und Familien geschieht unterschiedlich. Die Rate der Veränderung hängt von der Neigung zu Stabilität oder Offenheit und Flexibilität einer Person oder Familie ab.

Der Systemische Prozess

Der Grundprozess der Systeme, die nach Kongruenz streben, um Angst zu bekämpfen, ist derselbe für alle sozialen Systeme. Jedes System strebt nach vier Zielen: Stabilität, Wachstum, Regulation/Kontrolle und Spiritualität.

Systeme unterscheiden sich je nach der Gewichtung dieser Ziele in der Art der Handlungen, mit denen sie die Ziele anstreben. Der systemische Prozess trifft bei allen Kulturen zu, während die bestimmten Muster, durch die ein Gleichgewicht der Ziele hergestellt wird, und die Verhalten, die dazu gebraucht werden, kulturspezifische oder familienspezifische Charaktere darzustellen, mit denen bestimmte Familientypen definiert werden können, sich unterscheiden.

Die Ziele

Stabilität: schützt vor der Angst, das System könnte zerfallen, und umfasst überdauernde Muster, auf die man stolz ist.

Wachstum: schützt vor der Angst vor Unfreiheit und Zwang, sich anderen zu fügen, und betrifft die Flexibilität zur Selbstentwicklung und Neuanpassung.

Regulation/Kontrolle: schützt vor der Angst vor zerstörenden Einflüssen und betrifft die Organisation des Systems, durch die sich das System absichert.

Spiritualität: schützt vor der Angst vor Isolation und Verlassenheit und umfasst Anstrengungen, Verbindungen zu knüpfen mit Menschen, Umwelt oder Gott, und Sinn im Leben zu suchen.

Die vier Ziele, Stabilität, Wachstum, Regulation/Kontrolle arbeiten zusammen, um Kongruenz anzustreben. Sie bewegen sich dem Umkreis des Diagramms nach und bewegen sich nach außen, indem sie das System mit der Umwelt verbinden. Sie bewegen sich auch nach innen, um die Teile des Systems miteinander zu verbinden. Das Produkt dieser Innenbewegung ist Gesundheit. Die Ziele sind abstrakt und ihre Bewegung geht unbewusst vonstatten.

Die Schritte des Pflegeprozesses

Die Theorie des systemischen Gleichgewichts zielt auf einen patientenbezogenen Pflegeprozess, der sich auf Ressourcen statt Probleme stützt. Patienten bestimmen ihre eigenen Ziele und wenden dazu jene Strategien an, die kongruent sind mit ihrem systemischen Prozess. Patienten und Familien lernen die Bedeutung der Modellkonzepte und beurteilen sich selbst anhand des Diagramms. Ihr Pflegeplan ist selbstmotiviert. Pflegende unternehmen die folgenden Schritte:

K- lassifizieren der systemischen Prozesse innerhalb der vier Prozessdimensionen
O- ffen die Theorie und systemischen Prozesse erklären
N- achforschen, welche Änderungen stattfinden sollen
G- utheißen der nützlichen Handlungen
R- epetieren und verstärken der nützlichen Handlungen
U- mlernen bei mangelhaften Handlungen
E- xperimentieren mit neuen Handlungen
N- ützlichkeit und Erfolg der Änderung prüfen
Z- usprechen, ermuntern, loben

(Friedemann, 2003)

Friedemann ergänzte Ausbildung und die Erfahrungen, die sie in der Gemeindepflege machte. Sie stellt fest, dass gesundheitliche Defizite durch das soziale Umfeld deutlich beeinflusst werden, und erkennt hier die Notwendigkeit einer Veränderung im Bereich der Betreuung von Familien.

Die Gesundheitsförderung, wie Beratung, Betreuung, Förderung, Unterstützung und Pflege verlagert sich immer mehr in den häuslichen Bereich. Somit verändern sich die Anforderungen sowohl an Angehörige als auch an professionell Pflegende.

Aus diesem Grund entwickelt Friedemann eine familienorientierte Theorie, die den Patienten, seine Familie und Umwelt als Initiator in den Mittelpunkt der Pflege stellt.

Sie sieht den Menschen als kleinste Einheit sozialer Systeme. Dieser Ansatz der systemorientierten Pflege von Friedemann kann durch eine auf systemischen Prinzipien basierte Pflegeausbildung verwirklicht werden.

Die Selbstfürsorge- oder Selbstpflege-Defizit-Theorie der Krankenpflege von Dorothea Orem

Dorothea Orem wurde in Baltimore geboren und absolvierte die Kranken-pflegeschule in Washington D.C. Sie arbeitete unter anderem an einem Projekt zur Verbesserung der praktischen Pflegeausbildung. Der Ausgangspunkt ihres Denkens verschiebt sich von einem traditionell passiven Patienten als Empfänger der Pflege zu einer aktiv handelnden Person, die grundsätzlich für sich selbst sorgt.

Im Mittelpunkt steht die Selbstfürsorge-Defizit-Theorie der Pflege (self care deficit theory of nursing). Sie setzt sich zusammen aus drei aufeinander bezogenen theoretischen Ansätzen:

- die Theorie der Selbstfürsorge (self care), die das selbstständige Handeln der Individuen zur Erhaltung ihrer Gesundheit beschreibt;
- die Theorie des Selbstfürsorge-Defizits (self care deficit), die beschreibt, aufgrund welcher Zustände Menschen mittels Pflege geholfen werden kann;
- die Theorie der Pflegesysteme (nursing systems), die beschreibt, welche Beziehungen zwischen Pflegenden und Patienten aufgebaut werden können, damit Pflege wirksam ist.

Selbstfürsorge

Selbstfürsorge ist eine zielgerichtete, erlernte Handlung. Sie wird von Individuen durchgeführt und dient ihnen selbst oder ihrer Umgebung, um Leben zu erhalten, integrierte Funktionen unter stabiler oder sich verändernder Umgebung zu erhalten oder wieder herzustellen und einen Zustand des Wohlergehens zu erreichen. Selbst- und Abhängigen-Für-sorge wird in Bezug auf drei Arten von Selbstfürsorge-Erfordernissen (self-care requisites) durchgeführt, die zur Erhaltung von Leben, Gesund-heit und Wohlergehen notwendig sind:

- allgemeine Selbstfürsorge-Erfordernisse;
- entwicklungsbedingte Selbstfürsorge-Erfordernisse;
- gesundheitsstörungsbedingte Selbstfürsorge-Erfordernisse.

Allgemeine Selbstfürsorge-Erfordernisse sind allen Menschen gemein-sam. Sie umfassen

– ausreichende Zufuhr von Luft, Wasser und Nahrung;
– Pflege im Zusammenhang mit den Ausscheidungsprozessen;
– Gleichgewicht zwischen Aktivität und Ruhe;
– Gleichgewicht zwischen Alleinsein und sozialer Interaktion;
– Abwendung von Gefahren für Leben, menschliche Funktionsfähigkeit und menschliches Wohlbefinden;
– Förderung der menschlichen Funktionsfähigkeit und Entwicklung innerhalb sozialer Gruppen in Einklang mit den menschlichen Fähigkeiten und dem Wunsch nach Normalität.

Entwicklungsbedingte Selbstfürsorge-Erfordernisse dienen der Förderung der Entwicklung des Menschen zu Reife und höheren Stufen der Organisation der Lernprozesse. Diese lassen sich in zwei große Gruppen teilen:
■ von einem spezifischen Entwicklungsstadium bedingte Erfordernisse;
■ von äußeren Umständen bestimmte Erfordernisse.

Bestimmte Stadien treten allgemein in der Entwicklung des Menschen auf.
In jeder Entwicklungsphase müssen diejenigen Aspekte der Pflege, die zum Erhalt des Lebens notwendig sind und speziell der Entwicklungsförderung in der jeweiligen Phase dienen, besondere Beachtung finden.

Solche besonderen Entwicklungsstadien sind
– die intrauterine Lebensphase und Geburt;
– die neonatale Lebensphase;
– das Säuglingsalter;
– die Entwicklungsstadien der Kindheit, Jugend und des frühen Erwachsenenalters;
– die Entwicklungsstadien des Erwachsenenalters;
– die Schwangerschaft (ob in der Jugend oder im Erwachsenenalter).

In jedem dieser Entwicklungsstadien müssen – das macht Orem deutlich – die universellen Selbstpflegeerfordernisse ebenso beachtet werden wie die spezifischen, die sich aus dem jeweiligen Entwicklungsstand ergeben. Ein Beispiel wäre das Neugeborene, das zu seiner Temperaturregulation Unterstützung benötigt.
Aus besonderen äußeren Bedingungen, die einen negativen Einfluss auf die menschliche Entwicklung haben können, ergibt sich die andere Gruppe von Selbstpflegeerfordernissen.
Ein Teilbereich dieser Selbstpflege soll verhindern, dass für die Entwicklung potenziell gefährliche Bedingungen sich nachteilig auswirken. Ein

Beispiel wäre die Bereitstellung angemessener Ernährung und Ruhe für Patienten mit apallischem Syndrom.

Der andere Teilbereich bezieht sich auf die Pflege, die bereits bestehende oder potenzielle schädliche Auswirkungen abschwächen und beseitigen soll, die von besonderen Umständen oder Lebensereignissen wie den Folgenden ausgehen:

- mangelhafte Ausbildungsbedingungen;
- soziale Anpassungsschwierigkeiten;
- Verlust nahe stehender Menschen;
- Verlust von Besitz, Arbeit oder gewohnter Umgebung;
- Behinderungen, Krankheit oder bevorstehender Tod.

Eine einzelne oder eine Kombination dieser Bedingungen kann die Anforderungen an die Selbstpflegekompetenz erhöhen.

Gesundheitsstörungsbedingte Selbstfürsorge-Erfordernisse wirken den Folgen von Krankheit oder Verletzung entgegen. Zu ihnen gehören

- Bemühen um medizinische Unterstützung, prophylaktisch und im Krankheitsfall;
- Wissen über den Verlauf von Krankheiten und ihre Einflüsse auf die Entwicklung und Maßnahmen gegen diese;
- effektive Durchführung von medizinisch verordneten Maßnahmen;
- Anpassung des Selbstbildes an den aktuellen Gesundheitszustand und Fähigkeit, mit bleibender Behinderung zu leben.

Selbstfürsorge-Defizit

Die Selbstfürsorge-Erfordernisse wandeln sich im Laufe des Lebenszyklus. Die jeweils benötigte Auswahl an Erfordernissen wird als therapeutischer Selbstfürsorge-Bedarf (self-care demand) bezeichnet. Die Fähigkeit des Menschen, diesem Bedarf gerecht zu werden, wird Selbstfürsorge-Vermögen (self-care agency) genannt. Sie ist die Kraft eines Menschen, die Planung und Durchführungen der für die Selbstfürsorge wesentlichen Handlungen auszuführen.

Ist das Selbstfürsorge-Vermögen geringer als der therapeutische Selbstfürsorge-Bedarf, dann besteht ein Selbstfürsorge-Defizit.

Das Selbstfürsorge-Defizit bestimmt, wann und in welchem Ausmaß professionelle Pflege notwendig wird.

Pflegesysteme

In Pflegesystemen ist das Pflege-Vermögen für die Ausübung beruflicher Pflege erforderlich. Dieses Vermögen ist die Fähigkeit, individuellen Personen oder Personengruppen mit Pflegemaßnahmen zu helfen, um Selbstfürsorge-Defizite zu kompensieren oder überwinden zu können. Es gibt drei Arten von Pflegesystemen:

- das völlig kompensatorische Pflegesystem
- das teilweise kompensatorische Pflegesystem
- das unterstützend-erzieherische Pflegesystem

Das völlig kompensatorische Pflegesystem wird dann gewählt, wenn der Patient überhaupt keine Selbstfürsorgemaßnahmen durchführen kann oder soll. Beispiel: Wachkoma-Patient.

Das teilweise kompensatorische Pflegesystem wird verwendet, wenn der Patient einige, aber nicht alle Selbstfürsorgemaßnahmen durchführen kann. Beispiel: Der Patient kann zwar alle allgemeinen Selbstfürsorge-Erfordernisse wie Essen und Ankleiden, aber nicht die gesundheitsstörungsbedingten Selbstfürsorge-Erfordernisse, z. B. Gehübungen, durchführen.

Das unterstützend-erzieherische Pflegesystem wird angewendet, wenn der Patient alle Maßnahmen der Selbstfürsorge durchführen kann und soll, darin jedoch noch Unterstützung braucht, z. B. eine Diätberatung bei vorliegendem Diabetes.

Welches Pflegesystem angewandt wird, entscheidet sich nach dem Ausmaß des Selbstfürsorge-Defizits und nach der Antwort auf die Frage, wer die entsprechenden Selbstfürsorge-Handlungen ausführen kann.

Bei jedem Pflegesystem werden die angemessenen Methoden der Hilfe angewandt.

Diese sind
- Handeln für den Patienten;
- Anleiten des Patienten;
- körperliche und/oder seelische Unterstützung des Patienten;
- Schaffen einer Umgebung, die der persönlichen Entwicklung förderlich ist;
- Unterrichten des Patienten.

Definition der Pflege

Orems Definitionen von Pflege zeigen eine kontinuierliche Entwicklung ihres Denkens durch die Jahrzehnte. Die Formulierung von 1956 lautete:

- Pflegende stellen als Pflegepraktiker einzelnen Personen spezialisierte Hilfe zur Verfügung.
- Diese Personen haben derartige Einschränkungen, dass mehr als die übliche Hilfe der Familie oder von Freunden nötig ist.
  Diese Formulierung hat Orem 1985 weiterentwickelt:
  Personen mit einem legitimen Bedarf an Pflege zeichnen sich aus durch
  - einen Bedarf für unterschiedliche Arten und Mengen an Selbstfürsorge;
  - durch gesundheitsbedingte Einschränkungen der kontinuierlichen Erzeugung der Art und der Menge der benötigten Fürsorge.
- Pflegende üben ihr Können durch verschiedene Methoden der Hilfe aus: sie handeln anstelle der gepflegten Person, sie helfen ihr, sich selbst zu helfen.

Menschenbild

Orem sieht den Menschen als ein vollständiges, funktionstüchtiges Ganzes mit einer starken Eigenmotivation, für sich selbst zu sorgen. Jeder Mensch hält mit seinen Handlungen eine Balance aufrecht zwischen Anforderungen, die an seine Selbstfürsorge gestellt werden, und seinen Fähigkeiten, diesen Anforderungen gerecht zu werden.

Orem legt dabei den Schwerpunkt auf die Erhaltung des Gleichgewichts, sie richtet ihr Augenmerk auf die Handlungen, die der gesunde, aber auch der kranke Mensch vollziehen kann, um die Balance zu erhalten. Sie beschreibt zehn Leistungskomponenten, die ein Mensch braucht, um gesund zu bleiben (Selbstpflegefähigkeiten):

- die Fähigkeit, aufmerksam zu bleiben;
- die Fähigkeit, die Lage und die Haltung des eigenen Körpers wahrzunehmen und zu steuern;
- die Fähigkeit, die eigene Motivation und den Antrieb aufrechtzuerhalten;
- die Fähigkeit, vernünftig zu sein und erwachsen zu reagieren;
- die Fähigkeit, Entscheidungen zu treffen;
- die Fähigkeit, Wissen zu erwerben und anzuwenden;
- die Fähigkeit, die geeigneten Selbstpflegehandlungen zum Erreichen eines Zieles auszuwählen;

- die Fähigkeit, die Selbstpflegehandlungen durchzuführen und in das tägliche Leben zu integrieren;
- die Fähigkeit, die eigenen Reserven für die erforderlichen Selbstpflege-handlungen einzuteilen;
- die Fähigkeit, die Selbstpflege geschickt durchzuführen.

Das bedeutet, dass Menschen, die ihre Selbstpflege selbst bewältigen, in der Lage sind,
- grundlegende physische, psychische und soziale Lebensprozesse zu erhalten;
- menschliche Strukturen und Funktionen aufrechtzuerhalten;
- ihr menschliches Potenzial vollständig zu entwickeln;
- Verletzungen und Krankheiten vorzubeugen;
- Krankheiten und ihre Folgen mit angemessener Unterstützung zu heilen oder zu regulieren.

Zusammenfassend lässt sich sagen, dass Selbstpflege in unserer Gesellschaft eine ganz alltägliche Erscheinung ist. Unter normalen Umständen erwartet man von einem Menschen, dass er für sich selbst sorgen kann. Gemeint ist damit, dass bestimmte persönliche Bedürfnisse, Wünsche und Sehnsüchte innerhalb gewisser Grenzen und Möglichkeiten befriedigt werden. Zumindest kann kaum jemand ein sinnvolles Leben führen, ohne auf die eine oder andere Art für sich selbst zu sorgen.

Nicht mehr für sich selbst sorgen zu können, bedeutet eine Abnahme der Lebensqualität. Wachkoma-Patienten können nicht für sich selbst sorgen und dies hat Konsequenzen für (Schenk, 1998)
- persönliche Freiheit;
- (Un-)Abhängigkeit;
- Privatsphäre.

Differenzielle Charakterisierung von Selbst-, Laien- und professioneller Pflege

Selbstpflege orientiert sich an dem allgemeinen Bedürfnis nach einer sinnvollen und gesunden Existenz. Nur wenn Bedürfnisse in einem bestimmten Umfang befriedigt werden, kann ein Zustand körperlichen, geistigen und sozialen Wohlbefindens erreicht werden.

Laienpflege orientiert sich primär an den Pflegebedürfnissen eines anderen Menschen. Laienpflege ist stets mit dem Gefühl herzlicher Zuneigung verbunden und unterscheidet sich von der professionellen Pflege dadurch, dass professionelle Pflegepersonen über spezielle Ausbildung und spezielles Fachwissen verfügen.

Professionelle Pflege erfolgt, wenn die erfahrene Einschränkung, Störung oder Behinderung zu groß ist, die Laienpflege nicht mehr ausreicht oder nicht kontinuierlich zur Verfügung steht, wegen unzureichender Hilfsmittel oder unzureichendem Fachwissen, wenn spezielle Pflegehandlungen durchgeführt werden müssen.

Menschen können nicht unabhängig voneinander leben, sie sind bei der Bewältigung der täglichen Aktivitäten immer wieder auf Zuwendung und Hilfe angewiesen.

Arbeitsorganisationsformen im Pflegesystem der Apalliker Care Unit

Grundsätzlich orientiert sich die Pflege an der Apalliker Care Unit an den Bedürfnissen der Wachkoma-Patienten. Nachdem die Rahmenbedingungen den Pflegealltag bestimmen, haben wir für deren Langzeitbetreuung eine Arbeitsorganisationsform mit einem ganzheitlichen Ansatz gewählt.

Prinzipiell unterscheiden wir zwei Hauptgruppen von Arbeitsorganisationsformen:
- **Funktionspflege:** Hier geht es um die Erfüllung von Funktionen und weniger um die ganzheitliche Betreuung von Menschen. Die Organisation der Pflege erfolgt tätigkeitsorientiert.
- **Patientenorientierte Arbeitsorganisationsform:** Ist auf die Befürfnisse der PatientInnen ausgerichtet. Pflegefachkräfte sind für die Steuerung des Pflegeprozesses verantwortlich und leiten Hilfskräfte an.

In der funktionell orientierten Arbeitsorganisationsform, Funktionspflege (Hauptdienst, Beidienst usw.), wird die tägliche Pflegeintervention nach Tätigkeiten gegliedert und aufgeteilt. Jede Pflegeperson ist für alle Patienten auf der Station verantwortlich. Diese Arbeitsorganisationsform würde die Wachkoma-Patienten nur verunsichern, da sie es durch ihre massive Wahrnehmungsbeeinträchtigung nicht schaffen, sich auf viele Hände und Stimmen zu konzentrieren und einzustellen. Die Pflegepersonen könnten nicht mit ihnen in Beziehung treten, da es nicht möglich wäre, eine tragfähige Vertrauensbasis zu schaffen. Menschen im Wachkoma haben keine andere Möglichkeit, unangenehmen Situationen zu entkommen, als sich noch weiter in sich zurückzuziehen. Die vegetative Symptomatik würde in den Vordergrund treten und eine gezielte Förderung wäre nicht mehr möglich.

Zu den patientenorientierten Arbeitsorganisationsformen mit einem ganzheitlichen Ansatz gehören
- **Zimmerpflege:** Ein Zimmer wird als Pflegeeinheit betrachtet und die PatientInnen werden von einer Pflegekraft verantwortlich versorgt.
- **Einzelzimmer:** Pro Dienst ist nur eine Pflegeperson im Patientenzimmer und geht dann in keine weiteren mehr. Vor allem bei Isolierung, um Verschleppung von Keimen zu vermeiden.
- **Bezugs-, Bereichs-, Gruppenpflege:** Wird als Ganzheitspflege bezeichnet. Ist eine nachvollziehbare, schriftlich fixierte Zuordnung von

PatientInnen zu bestimmten Pflegepersonen. Es erfolgt eine individuelle und umfassende Betreuung.

Die gewählte Arbeitsorganisationsform an der Apalliker Care Unit ist die Bereichspflege mit Bezugspflegeaspekt.

Der Patienten-Personal Schlüssel hat sich von 1:1 auf 1:1,25 erhöht, um durch die immer wieder entstehenden Fehlzeiten des Pflegepersonals keine Lücken in der Betreuungsqualität entstehen zu lassen. Kontinuität in der Pflege von Wachkoma-Patienten ist ein wesentliches Kriterium für eine erfolgreiche Rehabilitation. Fortschritte, die bereits gemacht wurden, können so auch gehalten und einer weiteren Verbesserung zugeführt werden.

Bei einem Patienten-Personal-Schlüssel von 1:1,25 übernimmt in der Bereichspflege mit Bezugspflegeaspekt jede Pflegeperson ihren eigenen Bezugspatienten, den sie vom Tag der Aufnahme bis zur Entlassung oder bis zum Tod begleitet. Überdies übernimmt sie am jeweiligen Tag zusätzlich Patienten, mit denen sie gerne zusammenarbeitet. Das hat den Grund, dass Pflegehandlungen meist erst dann wirksam werden können, wenn eine gegenseitige Akzeptanz gegeben ist. Für die Angehörigen und/oder Sachwalter des Patienten ist sie der Ansprechpartner. Jede Pflegeperson hat auch eine Vertretungsfunktion (Urlaub, Krankheit u.a.). Die Zuteilung und Übernahme zur Betreuung der Patienten obliegt den Pflegepersonen. So ist es für die jeweilige Pflegeperson auch möglich, in ihrer Dienstzeit den eigenen Bezugspatienten in der Gesamtheit seiner Bedürfnisse zu betreuen.

Je nach pflegerischer Qualifikation, Kompetenz und Anforderung koordiniert die Stationsführung die Einteilung vor der Dienstübergabe. Jede Pflegeperson ist während ihrer Dienstzeit für eine bestimmte Anzahl von Patienten verantwortlich.

Das Hauptziel ist es, mit den vorhandenen Ressourcen die Qualität der Patientenbetreuung zu verbessern. Dies geschieht durch eine effiziente Organisation des pflegetherapeutischen Arbeitsablaufs, der sich an den Bedürfnissen der Wachkoma-Patienten orientiert.

Die Anzahl der zu betreuenden Patienten ist auch abhängig von der Pflegeintensität, den geplanten Beschäftigungsaktivitäten, der Qualifikation der Pflegenden und den Personalressourcen. Nach Möglichkeit übernimmt die Pflegeperson über einen längeren Zeitraum dieselben Patienten, damit die Vertrauensbasis zwischen Patient und Pflegeperson verbessert werden kann. Der Wachkoma-Patient muss sich nicht ständig auf unbekannte Hände, fremde Stimmen etc. einstellen.

Die Arztvisite erfolgt möglichst im Beisein der für den Patienten verantwortlichen Pflegeperson, die auch die Visite ausarbeitet. Die Pflegepersonen führen alle Pflegehandlungen und erforderlichen Maßnahmen zusammenhängend durch. Sie sind während ihrer Dienstzeit für die pflegerische Betreuung sowie für die nachvollziehbare Dokumentation im Pflegeprozess verantwortlich.

Es ist darauf zu achten, dass die Pflegehandlungen im Sinne des Leitbildes und die Tätigkeiten, die im Berufsbild verankert sind, durchgeführt werden. Für Angehörige, Besucher und andere Berufsgruppen ist an einer Wandtafel ersichtlich, wer welche Patienten am jeweiligen Tag betreut.

Durch den ungleichen Ausbildungsstand der ACU-Mitarbeiter unserer Station in den Pflegekonzepten zur Wahrnehmungsförderung kam es zu großen Unsicherheiten in den täglichen Pflegehandlungen und in der Angehörigenintegration. Dementsprechend groß war auch die Unsicherheit der Mitarbeiter, Angehörige gezielt zu informieren und adäquat in den Tagesablauf einzubeziehen.

Das heißt, wir hatten kein einheitliches Betreuungsverständnis und keine kontinuierlich qualifizierte Betreuungsqualität. Einige Mitarbeiter hatten bereits eine Basisausbildung in Pflegekonzepten zur Wahrnehmungsförderung. Die fachspezifische Einarbeitung der noch ungeschulten Mitarbeiter erfolgte zu Beginn des Projektes durch die Kollegen mit Basisausbildung. Da in der Betreuung von Wachkoma-Patienten die Anforderungen an das Pflegepersonal nicht alltäglich sind, war es unerlässlich, alle Pflegepersonen in den erforderlichen Pflegekonzepten zu schulen.

Unser Ziel war es, die vorhandenen Problemfelder zu bearbeiten sowie die einzelnen Prozessschritte zur Implementierung der Pflegekonzepte innerhalb eines bestimmten Zeitrahmens festzulegen. In einem ersten Schritt begannen wir mit der Erhebung des Wissensstandes. In weiterer Folge ermittelten wir die Ansprechpartner und Wissensvermittler zu den jeweiligen Pflegekonzepten, um innerhalb des Teams das bereits vorhandene Wissen im Schneeballprinzip weiter zu vermitteln.

Als Arbeitsunterlagen sowie zur Evaluierung wurden von den Wissensvermittlern entsprechende Checklisten geführt. Unterstützung erhielt das ACU-Team, indem der Dienstgeber, das Geriatriezentrum am Wienerwald, spontan die Kosten für die Affolter-Basisausbildung übernahm. Die Ausbildungskosten für Kinästhetik übernahm die Österreichische Wachkoma-Gesellschaft. Die Ausbildung des gesamten interdisziplinären Teams in Affolter und Kinästhetik erfolgte durch externe Trainer. Die praktische Umsetzung des neu erworbenen Wissens erfolgte sogleich im Stationsalltag.

Schon nach kurzer Zeit fachpraktischer Anwendung dieser nachstehend angeführten Konzepte wurden die Mitarbeiter sicherer in ihren Pflegehandlungen und in der Angehörigenintegration. Dies wiederum führte zu einer positiven Reaktion bei den Wachkoma-Patienten. Diese Reaktionen und Veränderungen werden in entsprechenden Scores regelmäßig schriftlich festgehalten und evaluiert.

Um eine kontinuierlich hohe Betreuungsqualität zu gewährleisten, finden in regelmäßigen Abständen Refresh-Stunden statt. In diesen gibt es keine Hierarchie, sondern jeder lernt von jedem, wir lernen miteinander und aneinander. Da das ACU-Team die Angehörigen als Co-Therapeuten betrachtet, nehmen auch interessierte Angehörige an diesen Refresh-Stunden teil.

Angewandte Pflegekonzepte

Basale Stimulation®

Das Konzept der Basalen Stimulation geht davon aus, dass auch schwerst wahrnehmungsbeeinträchtigte Menschen in der Lage sind, etwas wahrzunehmen. Basale Stimulation will den Mangel an Eigenerfahrung, Eigenbewegung und Auseinandersetzung mit der Umwelt kompensieren. Sie ist ein Weg, Wachkoma-Patienten in ihrer eigenen Entwicklung zu unterstützen.

1975 entwickelte der Sonderpädagoge und heilpädagogische Psychologe Prof. Dr. A. Fröhlich das Konzept der Basalen Stimulation zur Förderung geistig und körperlich behinderter Kinder. Unter dem Wort „basal" versteht man grundlegende Angebote für einen wahrnehmungsbeeinträchtigten Menschen. Dieses Konzept orientiert sich an den Entwicklungsstufen, die ein Mensch in seinem Werdeprozess durchläuft. Basale Stimulation greift auf die ersten Wahrnehmungserfahrungen zurück, die ein Kind schon im Mutterleib und auch später als Säugling oder Kleinkind erfährt. Das heißt, dass Wachkoma-Patienten keine Vorleistung erbringen müssen. Mit dem Wort „Stimulation" ist gemeint, dass ein bewusstseinsbeeinträchtigter Mensch für seine Entwicklung positive Anregung benötigt.

In den 80er Jahren hat die Krankenschwester und Diplompädagogin C. Bienstein gemeinsam mit Prof. Dr. Fröhlich dieses Konzept in die Erwachsenenpflege übertragen. Basale Stimulation ist eine Förderung der Sinneswahrnehmung. Mit der Integration und Anwendung dieses Konzeptes hat sich unser Pflegeverständnis grundlegend verändert. Aus den herkömmlichen Ganzkörperwaschungen, Vollbad, Einreibungen, die wir tagtäglich an den Wachkoma-Patienten durchführen, ist therapeutische Pflege entstanden. In unseren Pflegehandlungen steht nicht mehr die Hygiene im Vordergrund, sondern durch die zielgerichteten Handlungen, die wir Pflegenden jetzt setzen, steht die Förderung der Wachkoma-Patienten an oberster Stelle.

Durch dieses veränderte Pflegeverständnis können wir auch Reaktionen der Patienten beobachten, die selbst uns Pflegende immer wieder aufs Neue überraschen. Diese Pflege ist für den Wachkoma-Patienten ein Angebot, über dessen Annahme oder Ablehnung er selbst entscheidet. Wir wählen eine Kommunikationsform, die der Wachkoma-Patient wahrnehmen und verarbeiten kann. Das heißt, wir begeben uns auf die Ebene der Patienten und vermitteln ihnen dabei Kommunikation, die sich auf elementare Inhalte bezieht, wie die Gegenwart eines anderen, interessierten Menschen zu fühlen. Wir unterstützen sie, indem wir ihnen helfen, ihre Körpergrenzen zu erspüren, damit sie sich selbst erleben, um die Welt außerhalb ihres Körpers wahrnehmen zu können.

Gerade in der Pflege von Wachkoma-Patienten hat die nonverbale Kommunikation große Bedeutung. Die Pflegenden müssen die Signale der Patienten richtig verstehen und interpretieren. Aber hier stoßen wir immer wieder auch an die persönlichen Grenzen der eigenen Wahrnehmungsfähigkeiten.

Die meisten Wachkoma-Patienten an der ACU befinden sich im Remissionsstadium 2 bis 3. Sie sind nicht in der Lage, verbal zu kommunizieren. Wir Pflegenden berühren die Patienten unzählige Male am Tag bei den Ganzkörperwaschungen, beim Lagewechsel, bei Einreibungen, beim Verbandwechsel. Im pflegerischen Alltag werden Berührungen daher häufig zur Routine. Es ist aber ganz wesentlich, über die Wirkung der Berührung auf Wachkoma-Patienten nachzudenken. Denn jede Berührung hat Signalwirkung und ist somit eine Information für den Patienten. Pflegende müssen über eine Art sprechende Hände verfügen (Bienstein und Fröhlich 1991, S. 37).

Berührungen haben unterschiedliche Qualitäten. Sie können klar, fest, hastig, oberflächlich, schmerzhaft, liebevoll, hart, unangenehm, behutsam sein. Berührungen lösen immer Gefühle aus. Durch sie können wir uns zärtlich, entspannt, beruhigt, angenommen, beachtet fühlen, aber auch verwirrt, verspannt, abgelehnt und auch weggestoßen. Wachkoma-Patienten, die in ihrer Wahrnehmungsfähigkeit extrem beeinträchtigt sind, müssen klar und eindeutig berührt werden, damit sie die Berührungen mit den verbundenen Gefühlen auch klar und eindeutig zuordnen können. Zu schnelle, flüchtige Berührungen verunsichern und verwirren die Patienten, und es kann damit die vegetative Symptomatik in Form von erhöhtem Speichelfluss, erhöhtem Muskeltonus, Hustenanfällen etc. in den Vordergrund treten.

Initialberührung

Ein Wachkoma-Patient nimmt seine Umgebung meist über das Gehör wahr. Er kann sich auf ein plötzliches Anfassen, unangenehme oder schmerzhafte Berührungen nicht vorbereiten, wenn er nie weiß, ob der gesprochene Satz ihm oder seinen Bettnachbarn oder dem Arbeitskollegen der Pflegeperson gilt. Dies bedeutet für den Patienten zusätzlichen Stress, weil er sich nie entspannen kann. Wenn der Wachkoma-Patient aber lernt, dass nur dann etwas an ihm oder mit ihm gemacht wird, wenn er vorher gezielt berührt wird, dann gewinnt er an Sicherheit und kann sich entspannen. Auch über die bevorstehende Berührung informieren wir die Patienten verbal.

Beim Abschluss einer Maßnahme führen wir die Initialberührung durch, um das Beenden zu signalisieren. Dies gibt dem Wachkoma-Patienten Sicherheit und Orientierung. Damit auch von anderen Berufsgruppen und Angehörigen die Initialberührung berücksichtigt wird, haben wir sie auf einem Din-A4-Blatt gut sichtbar am Kopfende an jedem Patientenbett angebracht. Auch die Angehörigen informieren uns über die gewohnte Anrede ihres Kindes, Partners oder Elternteils. Diese Anredeform vermerken wir am selben Blatt.

Es fällt uns Pflegenden nicht immer leicht, einen Patienten mit „Du" und Vornamen anzusprechen. Einige unserer Wachkoma-Patienten haben so genannte Spitznamen, mit denen wir sie ansprechen. Ob diese von den Angehörigen gewünschte Anrede für die Patienten noch Gültigkeit hat und von den Patienten noch weiter gewünscht wird, merken wir an ihrer Reaktion.

Schultern, Arme, Hände sind zum Beispiel als Bereiche für die Initialberührung geeignet. Hier wird mit festem, eindeutigem und gleichmäßig konstantem Händedruck zur Information über den Beginn und den Abschluss der Maßnahme berührt.

Die Pflegepersonen an der ACU sind bereit, mit jedem Wachkoma-Patienten eine individuelle Beziehung aufzubauen und zu erhalten und die geplanten Maßnahmen an die Bedürfnisse jedes Einzelnen anzupassen. Sie müssen eine hohe Wahrnehmungsfähigkeit entwickeln, damit sie die kleinsten Veränderungen, Fort- und auch Rückschritte bemerken.

Folgende Aspekte sind mitentscheidend über die Qualität der Berührung (Bienstein und Fröhlich 2003, S. 50):
- den Betroffenen allein berühren, nicht mit mehreren Personen gleichzeitig berühren;
- den Anfang und das Ende der Handlung signalisieren;
- die Konstanz in der Berührung erhalten;
- die Kontaktintensität aufbauen;
- einen Rhythmus in der Berührung entwickeln;
- Sicherheit durch die wahrnehmende Berührung entwickeln.

Ebenso müssen die Pflegenden erkennen, welches Angebot vom Wachkoma-Patient gebraucht und gefordert wird. Wir definieren die Patienten an der ACU nicht als Summe von Defiziten, sondern wir nehmen sie so an, wie sie sind, und holen sie dort ab, wo sie sich befinden.

Die Stufen der Wahrnehmungsentwicklung

Das vibratorische Erleben im Zusammenspiel mit unserer somatischen und vestibulären Wahrnehmung ist die Grundlage für unser Körper-Ich.

Somatische Wahrnehmung

Die somatische Wahrnehmung umfasst die Empfindung der Körperoberfläche und den ganzen körperlichen Bereich. Das Ziel für den Patienten ist es, ihm Informationen über sich und seinen Körper zu vermitteln, Grenzen und Abgrenzung erfahrbar zu machen, das Körperschema wieder herzustellen. Für Orientierung und Wohlbefinden zu sorgen, damit der Patient ein reales Körperschema entwickeln kann und sich als Ganzes wahrnimmt.

Angebote: Es gibt verschiedene Formen der Ganzkörperwaschung (GKW), z. B. belebende, beruhigende, Bobath-orientierte, entfaltende GKW. Je nach Bedürfnis der Patienten kombinieren wir einzelne Waschungen mit Affolter. Getrennt von der GKW ist es möglich, nach denselben Prinzipien der GKW eine Ganzkörpermassage durchzuführen. Von großer Bedeutung ist die Vermittlung der Körpererfahrung durch regelmäßige Lagewechsel nach individuellem Lagerungs- oder Bewegungsplan und den Wechsel von harten und weichen Lagerungshilfsmitteln. Die Patienten an der ACU tragen Privatkleidung. Durch das Tragen eigener, etwas weiterer Kleidung erhält der Wachkoma-Patient zusätzliche Informationen über seinen Körper. Damit er auch ein Gefühl für die Schwere der Extremitäten bekommt, legen wir Beine oder Arme in ein Handtuch und bewegen dieses langsam horizontal und vertikal hin und her.

Pflegestandard: Beruhigende Ganzkörperwaschung
Probleme
- Patient hat seinen Bezug zu seinem Körper, seinem Körperschema verloren.
- Patient ist unruhig, ängstlich, angespannt, weist erhöhte Atemfrequenz, Muskeltonus oder Blutdruck auf.
- Patient ist nicht in der Lage, die Körperhygiene vollständig selbst zu übernehmen.

Ziele
- Beim Patienten entspannte, ruhige, regelmäßige Atmung erreichen.
- Der Muskeltonus soll reduziert werden.
- Körpergrenzen und Körperschema sollen bewusst gemacht werden, Körpererfahrung.
- Der Patient soll sich danach sauber und wohl fühlen.

- Es sollte ein Zugang zum Patienten gefunden und eine Beziehung aufgebaut werden.

Anzahl und Qualifikation der Pflegeperson
- eine speziell geschulte Person
- eine Person als Assistenz und zur Sicherheit

Häufigkeit
- abhängig vom Zustand des Patienten und der geplanten Angebote

Vorbereitung

Patient
- Die Pflegeperson stellt sich vor
- Durchführung der Initialberührung
- den Patienten über das Angebot informieren

Umgebung
- Fenster schließen
- Raum soll angenehm temperiert sein
- Zugluft vermeiden
- unnötige Geräuschquellen ausschalten
- Bett in Arbeitsstellung bringen
- Wassertemperatur liegt zwischen 37 und 40 °C

Material
- zwei Waschlappen
- Seife, Zusätze gemäß Biografie oder Arztanordnung
- frische Kleidung oder frisches Nachthemd

Persönlich
- hygienische Händedesinfektion

Durchführung
- Die Durchführung sollte immer langsam geschehen, so kontinuierlich wie möglich Körperkontakt zum Patienten halten. Es soll immer nur eine Person zur gleichen Zeit am Patienten arbeiten. Patienten beruhigen (so wenig wie möglich sprechen, damit sich der Patient konzentrieren kann).
- Die Hand des Patienten in das Wasser eintauchen.

- Die Betreuungsperson wäscht den Patienten in Haarwuchsrichtung beidhändig mit je einem Waschlappen (auch abtrocknen in Haarwuchsrichtung mit deutlich spürbarem Druck).
- Mit feuchtem Waschlappen zuerst den Oberkörper, dann Arme und Beine waschen und abtrocknen.
- Besonders beruhigend wirkt ein warmes Hand- oder Fußbad.
- Genitalpflege kann auch vor der beruhigenden GKW durchgeführt werden, im Zuge der üblichen Pflege (situations- und patientenabhängig).
- Patienten auf die Seite drehen und Rücken, eventuell Gesäß waschen und abtrocknen. Hautpflege mit handelsüblichen Pflegeartikeln oder Lotion gemäß Biografie.
- Waschutensilien entsorgen.

Dokumentation
Auf physische, psychische und emotionale Reaktion des Patienten, Besonderheiten und Komplikationen achten und mit Beispielen schriftlich im Patientenakt festhalten.

Zur besonderen Beachtung: Die Reihenfolge der GKW sollte nur als Vorschlag dienen. Wichtig ist die Art und Weise der Durchführung und nicht die Reihenfolge. Diese bestimmt oft der Patient selbst. Es soll niemals im Gesicht begonnen werden.

Pflegestandard: Beruhigendes Bad
Problem
- Der Patient hat den Bezug zu seinem Körper, seinem Körperschema verloren.
- Der Patient ist unruhig, ängstlich, angespannt, weist erhöhte Atemfrequenz, Muskeltonus oder Blutdruck auf.
- Der Patient ist nicht in der Lage, die Körperhygiene vollständig selbst zu übernehmen.

Ziel
- Beim Patienten entspannte, ruhige, regelmäßige Atmung zu erreichen.
- Der Muskeltonus soll reduziert werden.
- Körpergrenzen und Körperschema sollen bewusst gemacht werden, Körpererfahrung.
- Der Patient soll sich danach sauber und wohl fühlen.
- Es soll ein Zugang zum Patienten gefunden und eine Beziehung aufgebaut werden.

Anzahl und Qualifikation der Pflegepersonen
- eine speziell geschulte Person
- eine Person als Assistenz und zur Sicherheit

Häufigkeit
- mindestens alle 14 Tage, im Idealfall einmal wöchentlich

Vorbereitung

Patient
- Die Pflegeperson stellt sich vor
- Durchführung der Initialberührung
- Den Patienten über das Angebot informieren

Umgebung
- Fenster schließen
- Der Raum soll angenehm temperiert sein.
- Zugluft vermeiden
- unnötige Geräuschquellen ausschalten
- beruhigende Musik gemäß Biografie und Dokumentation
- beruhigende Düfte, z. B. Lavendelöl, Kokosöl oder gemäß Biografie
- Wassertemperatur liegt zwischen 37 und 40 °C

Material
- zwei Waschlappen, Badetuch
- Seife, Zusätze, Shampoo gemäß Biografie oder Arztanordnung
- Nagelschere, eventuell Rasierutensilien
- Wattestäbchen
- frische Kleidung und Wäsche

Persönlich
- hygienische Händedesinfektion

Durchführung
- Den Patienten beruhigen.
- Transfer vom Bett auf den Badekran.
- Den Patienten auf Badekran sichern, anschließend Gewichtskontrolle.
- Den Patienten in gute Stimmung bringen mit Musik und Duftlampe.
- Den Körper fünf Minuten mit Wasser umspülen, danach erst die Reinigung des Körpers nach dem Prinzip der beruhigenden GKW.

- Haarpflege, Rasur, Nasen-, Ohren-, Nagelpflege durchführen.
- Den Patienten abduschen.
- Den Patienten abtrocknen und zudecken, eventuell Haare fönen.
- Transfer vom Badekran ins Bett.
- Rücken und Gesäß abtrocknen.
- Atemstimulierende Einreibung, Hautpflege mit handelsüblichen Pflegeartikeln oder Lotion gemäß Biografie, eventuell lokale Therapie gemäß Arztanordnung.
- Den Patienten anziehen.
- Badekran, Badewanne reinigen und desinfizieren, Badeutensilien entsorgen.

Dokumentation
Auf physische, psychische und emotionale Reaktion des Patienten, Besonderheiten und Komplikationen achten und mit Beispielen schriftlich im Patientenakt festhalten.

Vestibuläre Wahrnehmung
Die vestibuläre Wahrnehmung dient der Gleichgewichtssteuerung und orientiert den Wachkoma-Patienten über Position und Lageveränderung im Raum.

Angebote: Wenn der Patient sich zum Beispiel bei der GKW in Seitenlage befindet, ihn mit langsamen und gleichmäßigen Schaukelbewegungen wiegen, damit es zu keiner Überstimulierung und nicht zu Schwindel kommt. Bei Vor- und Rückwärtsbewegungen auf einer Schaukelkurve ist auf eine Erhöhung des Muskeltonus zu achten, durch die veränderte Situation der Schwerkraft ist aber in vielen Fällen eine erhöhte Aufmerksamkeit zu beobachten. Zum Schaukeln ist auch ein Hebelifter geeignet. Eine weitere Möglichkeit besteht darin, sich hinter den Patienten ins Bett zu setzen und ihn sanft zu schaukeln. Für alle Aktivitäten soll der Wachkoma-Patient nach Möglichkeit eine Sitzposition einnehmen.

Vibratorische Wahrnehmung
Die vibratorische Wahrnehmung gibt dem Wachkoma-Patienten Informationen über die Körpertiefe – Knochen leiten Vibrationen.

Angebote: Damit die Patienten spüren, wo sie aufliegen, halten wir einen Massagestab auf die Matratze (Kopfbereich aussparen). Setzt man den Massagestab an den Rippen an, spüren sie, wie sie atmen. Es besteht auch die Möglichkeit, anstelle des Massagestabes eine elektrische Zahnbürste oder einen elektrischen Rasierapparat zu verwenden. Da Vibrationen auch über Körperkontakt übertragen werden, sitzen wir im Bett (wenn möglich sollten dies Angehörige tun) hinter dem Patienten und sprechen. Eine weitere Möglichkeit besteht darin, dass die Pflegekraft (Angehörige) ihre Hände auf den Brustkorb des Patienten legt und dabei spricht oder singt, damit werden die Vibrationen über die Hände zum Brustkorb abgeleitet.

Aufbauelemente über die Förderung der somatischen, vestibulären und vibratorischen Wahrnehmungen hinaus sind die orale, die olfaktorische, die auditive, die taktil-haptische und die visuelle Wahrnehmung.

Orale Wahrnehmung

Die orale Wahrnehmung umfasst Empfindungen im Mundbereich. Die gustative Wahrnehmung umfasst die Empfindungen und Informationen über den Geschmack.

Angebote: Bei der Mundhygiene bringen wir die Wachkoma-Patienten in eine Sitzposition. Das heißt, „Oberkörper hoch", wenn sie sich noch im Bett befinden. Je nach Biografie bieten wir den Patienten Kaffee, Suppe, Bier, Sekt, Saft oder Pikantes wie Saft von Essiggurken an. Wir haben die Erfahrung gemacht, dass bei einigen Wachkoma-Patienten mit einer Zahnpaste oder einem Mundwasser aus der Apotheke keine Mundhygiene möglich ist, da die Patienten sofort den Muskeltonus erhöhen und den Mund zupressen. Führen wir die Mundhygiene aber mit dem Lieblingsgetränk durch, öffnen sie den Mund und das Zähneputzen wird leicht möglich. Bevor wir jedoch den Wachkoma-Patienten langsam an die Mundhygiene heranführen, lassen wir ihn erst einmal riechen (nicht länger als 15 Sekunden). Danach lassen wir den Patienten langsam das Lieblingsgetränk schmecken. Auch die Mundhygiene verbinden wir mit Affolter. Das heißt, die Pflegekraft sitzt hinter oder neben dem Wachkoma-Patienten und „führt" mit ihm die Bewegung aus. Damit der Patient Geschmack wahrnehmen kann, geben wir Nahrungsmittel, zum Beispiel eine Orangenspalte, in einen Schlauchverband, legen diesen in die Wangentasche und halten den Schlauchverband von außen fest.

Olfaktorische Wahrnehmung

Die olfaktorische Wahrnehmung umfasst die Empfindungen und Informationen über den Geruch. Bevor man Nahrung in den Mund einbringt, sollte man immer mit der Geruchstimulierung beginnen. Es ist zu beobachten, dass Kinder, aber auch Erwachsene oft vor der Nahrungsaufnahme am Essen riechen. Geruch verbindet man mit angenehm oder unangenehm. Er ist ein wesentlicher Erinnerungsauslöser, und man assoziiert mit Geruch Jahreszeiten. Orangenduft oder Zimt beispielsweise verbindet man mit Weihnachten. Hier sind uns die Angehörigen eine große Hilfe, da sie meist die Lieblingsdüfte und die vertrauten Waschzusätze ihrer Lieben kennen und sie regelmäßig mitbringen. Ein vertrauter Geruch vermittelt den Wachkoma-Patienten ein Stück Geborgenheit und Sicherheit.

Auditive Wahrnehmung

Die auditive Wahrnehmung bedeutet das Hören von Geräuschen und Warnsystemen. Damit der Wachkoma-Patient differenziert wahrnehmen, auditiv wahrnehmen kann, leiten wir Pflegehandlungen, wie schon erwähnt, immer erst mit verbaler Ansprache und Initialberührung ein. Schon beim Aufnahmegespräch mit den Angehörigen erhalten wir Informationen über die Lieblingsmusik und die Stimmen und Geräusche, die der Patient mag oder gänzlich ablehnt. Wenn die Geräuschkulisse zu groß wird, beobachten wir, dass die Patienten mit einer Erhöhung des Muskeltonus, Hustenanfällen oder Zunahme des Speichelflusses reagieren. Außerdem ist darauf zu achten, dass nicht ständig die gleiche und/oder ununterbrochen Musik spielt.

Da sich die Patienten an der ACU in Mehrbettzimmern befinden, ist besonders bei Pflegehandlungen darauf zu achten, dass kein Fernseher oder Radio eingeschaltet ist. Dies würde den Wachkoma-Patienten enorm irritieren und ihm gleichzeitig Spürinformation nehmen, da er durch die Wahrnehmungsbeeinträchtigung nicht in der Lage ist, sich auf mehrere Dinge gleichzeitig zu konzentrieren. Nach einem Musik- oder Fernsehangebot ist auf eine gezielte Ruhephase zu achten. Die Dauer des Angebotes orientiert sich an der Belastbarkeit des Wachkoma-Patienten. Auch hier sind uns die Angehörigen eine große Hilfe, da sie Lieblingsmusik ihrer Lieben mitbringen. Da die Patienten die Kopfhörer nicht selbst abnehmen können und auch nicht in der Lage sind, ihren Kopf selbst abzuwenden, setzen wir ihnen die Kopfhörer nicht auf, sondern geben sie in Ohrnähe. Erhält ein Patient Kopfhörer aufgesetzt, dann nur in Anwesenheit einer Pflegeperson oder eines Angehörigen, um Negativstimulationen zu vermeiden.

Taktil-haptische Wahrnehmung

Die taktil-haptische Wahrnehmung (Tastsinn betreffend) geschieht durch Greifen, Tasten, Spüren und Identifizieren. Die meisten unserer Wachkoma-Patienten können sich nicht selbst bewegen und haben ausgeprägte Kontrakturen. Da die Patienten ihre Umgebung nicht selbst ertasten und erspüren können, tun wir Pflegende dies für sie, indem wir die Bewegungen mit ihnen gemeinsam ausführen (Affolter). Bei einer GKW beispielsweise führen wir die Hände des Betroffenen über sein eigenes Gesicht und seinen Körper. Der Patient ist für sich selbst das geeignetste

Tastobjekt. Durch das Führen der Hände der Wachkoma-Patienten über verschiedene Materialien (Bettwäsche, Seife, Knöpfe, Zellstoff, Rollstuhl usw.) bekommen sie unterschiedliche Informationen über die verschiedenen Oberflächenstrukturen. Das heißt, dass wir Pflegenden versuchen, die Welt für die Patienten wieder begreifbar und erfahrbar zu machen. Fremdkörper wie PEG-Sonden und Katheter erleben Wachkoma-Patienten häufig als bedrohlich, und sie versuchen diese zu entfernen. Eine klar und deutlich geführte Orientierung kann helfen, die fremden Anteile als nicht so bedrohlich zu erleben (Bienstein und Fröhlich 2003, S. 216). Wir bewegen nicht nur die Hände, sondern auch die Füße, etwa in einer Schüssel mit ungekochtem Reis, kleinen Kugeln oder anderen Materialien hin und her. Dies bewirkt eine anregende Information über die Füße. Eine sehr deutliche Steigerung der Aufmerksamkeit ist bei Patienten zu beobachten, wenn wir ihnen mit ihren nackten Füßen den Bodenkontakt ermöglichen.

Visuelle Wahrnehmung
Die visuelle Wahrnehmung umfasst das Sehen von Farben, Größen und Hell oder Dunkel. Patienten, die sich noch im Vollbild des apallischen Syndroms befinden, liegen mit offenen Augen im Bett, fixieren aber den Blick nicht. Damit diese Patienten die Bewegungen nicht als Bedrohung empfinden und Angstgefühle erleben, ist besonders darauf zu achten, dass in ihrem Blickfeld keine schnellen und hastigen Bewegungen durchgeführt werden. Das Sehen ist sehr wichtig für uns, da wir damit auch unsere Lage im Raum kontrollieren.

Die Entwicklung der Sehfähigkeit verläuft in folgender Reihenfolge (Bienstein und Fröhlich 1991, S. 103):
- Hell- und Dunkelwahrnehmung;
- Wahrnehmung von Umrissen auf kurze Distanz (ca. 10–15 cm);
- Wahrnehmung eigener Körperteile;
- Wahrnehmung des Umfeldes auf weite Distanz (ca. 1–2 m);
- deutliche Wahrnehmung bei scharfen Konturen auf weite Entfernung;
- Unterscheidung von einzelnen Gegenständen, „Besehen" der Gegenstände mit den Händen und dem Mund;
- Entwicklung des Farbsehens;
- Differenzierung von Größen und Formen, Personen und parallele Entwicklung differenzierter Farbwahrnehmung.

Klare Umrisse der direkten Umgebung helfen dem Patienten, sein Sehvermögen zu entwickeln. Aus diesem Grund sollten die Bilder anfangs nur schwarz/weiß sein und erst in späterer Folge bunt. Die Bilder sollten nicht zu klein sein, damit der Wachkoma-Patient sie klar und deutlich sehen kann, und er muss auch einen Bezug zu diesen Bildern herstellen können. Einen wesentlichen Anteil am Sehenlernen hat hierbei die Oberkörperhochlagerung im Bett, das Sitzen im Sessel, das Fahren im Rollstuhl, da sich dadurch das Gesichtsfeld erhöht. Die Aufgabe der Pflegenden ist es, genau darauf zu achten, wohin und worauf der Patient aus der jeweiligen Position sieht. Um den Tag-Nacht-Rhythmus einzuhalten, ist es wichtig, Aktivitäten tagsüber, wenn es hell ist, durchzuführen, und nicht nachts. Besonders im Sommer achten wir darauf, dass die Zimmer nicht durch die vorhandenen Jalousien abgedunkelt werden.

Damit unsere Wachkoma-Patienten nicht gezwungen sind, an die weiße Decke zu starren, haben wir gemeinsam mit Angehörigen die Seitenwände und Decken mit unterschiedlichen Dekorationen gestaltet. In regelmäßigen Abständen wird diese, zum Beispiel der Jahreszeit entsprechend, in den Zimmern und am Gang ausgetauscht.

Damit Sicherheit und Geborgenheit entstehen kann, darf nicht auf die Gestaltung des persönlichen Umfeldes vergessen werden. Angehörige bringen Lieblingsgegenstände mit, etwa Fotos oder Zeitungsständer mit der aktuellen Tageszeitung, die vor dem Ereignis gerne gelesen wurde.

In jedem Zimmer befinden sich eine große Uhr und ein Kalender, damit die Patienten neben der verbalen Information durch die Pflegenden auch visuelle Informationen über Uhrzeit und Datum erhalten.

Regelmäßig finden Spazierfahrten mit den Wachkoma-Patienten in der schönen Parkanlage auf dem Anstaltsgelände statt. Besonders beliebt bei den Patienten und ihren Angehörigen ist der Springbrunnen, der sich auf dem Areal befindet.

Allgemeine Ziele der Basalen Stimulation

- Erhaltung und Förderung der Wahrnehmung des Patienten;
- Wecken von Neugier und Interesse;
- Förderung der Aufmerksamkeit und der Wachheit;
- Förderung der Orientierung;
- Vermittlung der Erfahrung eines Selbst, das in Beziehung zu anderen treten kann;
- Kontaktaufnahme und Dialoganbahnung durch die Beantwortung einer Reaktion des Patienten.

Menschen im Wachkoma benötigen eine elementare Kommunikationsform, die sie wahrnehmen und auf gleicher Ebene beantworten können. Das Konzept der Basalen Stimulation geht davon aus, dass auch schwerst wahrnehmungsbeeinträchtigte Menschen etwas wahrnehmen können, selbst wenn Außenstehende keine sichtbaren Reaktionen erkennen können.

Affolter

Die Entwicklungspsychologin Dr. Félicie Affolter hat eine Methode entwickelt, um den Patienten zu einer besser gespürten Information zu verhelfen und somit die Wahrnehmung zu fördern – das Führen.

Mit ihren Mitarbeitern hat sie bereits in den 1960er Jahren wissenschaftliche Arbeiten durchgeführt. Bei ihrem Modell orientiert sie sich an der Entwicklungstheorie von Jean Piaget (Psychologe und Erkenntnistheoretiker), dessen Ansätze auf einer normalen und pathologischen Entwicklung beruhen. Bei diesem Ansatz wird die Wahrnehmung in Beziehung zu Bewegung, Sprache und sozialem Verhalten deutlich. Menschen berühren sich automatisch immer wieder selbst und ohne sich dessen wirklich bewusst zu sein. Ständig verändern wir unsere Körperposition, kratzen uns und berühren auch stets andere Menschen. Wachkoma-Patienten sind nicht in der Lage, ihre Körperposition selbst zu verändern, und einige von ihnen können sich auch nicht selbst oder jemand anderen berühren. Dadurch mangelt es ihnen an gespürter Information, und dies führt bei Nichtbeachtung durch die Pflegenden bei den Patienten zu Orientierungslosigkeit bis zu selbstschädigendem Verhalten.

Das Wort „wahrnehmen" schließt den Begriff „nehmen" mit ein. Nehmen bedeutet stets „Interaktion" – man kann nicht nehmen, ohne zu berühren. Um den Wachkoma-Patienten zu einer besser gespürten Information zu verhelfen und damit die Wahrnehmung zu fördern, ist es von großer Bedeutung, die Methode von Affolter, das „Führen", in Pflegehandlungen zu integrieren.

Es scheint, dass das, was nicht vorrangig vom Spüren kommt, nicht im Gedächtnis bleiben wird. Alle Menschen wollen aufstehen und gehen. Dieser innerliche Wunsch fängt schon in frühester Kindheit an, wie bei den Babys zu sehen ist, die sich ständig zum Stehen hochziehen und nur zufrieden sind, wenn sie gehen können. Auch nach einer Hirnschädigung verschwindet dieses Bedürfnis nicht, sondern es bleibt immer in uns.

Wahrnehmung ist immer durch unser Gehirn organisiert und entwickelt sich beim Kind, aber auch beim Erwachsenen. Im Stress, bei Schädigung und im Alter zerfällt Wahrnehmung. Ebenso lässt die Reizverarbeitung im Gehirn aufgrund verschiedenster Ursachen nach. Zu beobachten sind dann Gedächtnisstörungen sowie Planungs- und Handlungsstörungen. Damit sich die Organisation des Gehirns wieder verbessert, muss man auf das Berühren zurückgreifen, da dies die grundlegendste Wahrnehmungsform ist.

Durch Bewegen und Berühren (Spüren) entwickelt das Kind in den ersten Lebensjahren basale Strukturen der Reizverarbeitung. Ein Kind erforscht die Welt berührend, es erforscht alles mit dem Mund. Wenn es dann über genügend Speicherung oder Gedächtnis verfügt, indem es ausreichend Erfahrung gesammelt hat, wird es auch mit Erklärungen zufrieden sein. So lernen Erwachsene auch beim Tun, da hier immer Berühren und Spüren mit dabei ist. Eine angemessene Reaktion ist aber nur dann zu erwarten, wenn die Information adäquat verarbeitet wird. Bleiben die Reize immer gleich, werden sie nach gewisser Zeit von unserem Gehirn nicht mehr wahrgenommen. Die Wahrnehmung blendet aus. Daher sind wir ständig in Bewegung und verändern dadurch unsere Berührungen. Dies gibt uns die Information, um zu wissen, wo wir sind und wo sich unsere Umwelt befindet. Wie schon erwähnt, sind die meisten Wachkoma-Patienten an der ACU nicht in der Lage, sich selbstständig zu bewegen oder ihre Position zu verändern. Sie können sich in keine ruhige Ecke zurückziehen und sich dadurch sicher und geborgen fühlen. Sie können auch nicht entspannen, indem sie sich in einen Sessel setzen und die Füße hochlegen. Das bedeutet, dass es ihnen massiv an Spürinformation mangelt. Spüren aber bedeutet, etwas zu berühren – ohne sich zu bewegen, kann man jedoch nicht berühren.

Zwei Arten des Führens

Wachkoma-Patienten müssen sich mit ihrer Umwelt auseinandersetzen. Das heißt, sie müssen Reize aufnehmen, sie verarbeiten und darauf reagieren. Es geht immer um Berühren (Greifen). Den beiden Arten des Führens, einfachem Führen und pflegerischem Führen, sind die folgenden Ziele gemeinsam:
- Informationsvermittlung
- Ermöglichung von Informationsverarbeitung
- Anregung der Hypothesenbildung
- Ermöglichung von problemlösendem Handeln
- Reorganisation des Gehirns

Das einfache Führen
Diese Methode eignet sich bei Patienten, die schon etwas Eigenaktivität haben. Nach erfolgter Information und Initialberührung gibt die Pflegeperson konkrete Hilfestellung, aber nonverbal, um Handlungen zu

beginnen, diese weiterzuführen oder als Unterstützung zum Beenden von Handlungen. Das einfache Führen ersetzt verbale Anleitungen, da der Patient bei der Anleitung kaum Hypothesen bilden und nachdenken muss.

Es gibt jeden Tag im Stationsalltag viele Möglichkeiten, um Probleme zu lösen. Zum Beispiel gibt es Patienten, die den Kamm in den Händen halten und nicht mehr weiterwissen, wozu sie diesen verwenden sollen. Hier nimmt die Pflegeperson die Hand des Wachkoma-Patienten, führt seine Hand mit dem Kamm zum Kopf, zu den Haaren.

Wir haben auch eine Patientin, die nach intensivem Training wieder selbstständig oral Nahrung zu sich nimmt, die aber vor der Suppe sitzt und erst zu essen beginnt, wenn die Pflegeperson ihre Hand zum Löffel führt. Sie beendet die Handlung auch erst durch das einfache „Führen" durch die Pflegeperson.

Wenn Patienten sich mit kreisenden Bewegungen immer wieder den Bauch waschen und Schwierigkeiten haben, diese Handlung zu beenden, kann man dies auch durch das einfache „Führen" beenden.

Ziel ist es, dass der Wachkoma-Patient lernt, seine Probleme selbst zu lösen, und keine starren Handlungsabläufe lernt.

Prinzipien des einfachen Führens
- Die Pflegeperson legt die Hände auf die Hände des Betroffenen, die Finger der rechten Hand auf die rechte, die linken Finger auf die linke Hand und führt so den Körper zu den verschiedenen Aktionen eines Geschehnisses mit aktivem Spüren.
- Die Pflegeperson steht neben oder hinter dem Patienten.
- Während des Führens nicht mit dem Patienten unterhalten, damit sich die Aufmerksamkeit auf das Geschehnis und das Spüren richten kann.
- Wenn möglich, wechselt die Pflegeperson zwischen Führen der rechten Hand und Führen der linken Hand.
- Das Führen wird erleichtert, wenn man gegen etwas Festes arbeitet, etwa den Therapietisch oder auch die Wand.
- Übernimmt der Patient selbst, mit dem Führen aufhören und ihn die Handlung zu Ende bringen lassen.
- Weiß der Patient nicht mehr weiter oder steht seine Handlung nicht in Bezug zum geplanten Ziel, greift die Pflegeperson wieder ein. Nach Möglichkeit nicht direkt während des Handelns korrigieren, sondern in einer kurzen Pause.

Das pflegerische Führen

An der ACU setzen wir pflegerisches Führen bei vielen Pflegehandlungen ein, da diese Methode von Affolter speziell für Menschen mit schweren zerebralen Schäden und starken Bewegungseinschränkungen entwickelt wurde.

Wachkoma-Patienten können ihre Umwelt nicht mehr richtig spüren oder die taktilen Reize nicht mehr richtig verarbeiten. Daraus ergibt sich, dass der Patient nicht mehr weiß, wo er sich befindet und wo sich seine Umwelt befindet. Die Folge ist, dass der Wachkoma-Patient durch eine hohe Körperspannung versucht, seinen eigenen Körper zu spüren.

Beim pflegerischen Führen ist es die Aufgabe der Pflegepersonen, dem Wachkoma-Patienten zu helfen, dass sein Gehirn der taktilen Information mehr Bedeutung zumisst, dass der Betroffene seine feste Umwelt, seine Unterlage, seine Seitenbegrenzung wieder spürt und dadurch seine hohe Körperspannung verringern kann. Dabei lernt der Patient, wie er sich bewegen muss, um sich schrittweise und zielgerichtet zu verändern.

Beim pflegerischen Führen muss der Patient nicht handeln, das macht die Pflegeperson für ihn. Sie hebt zum Beispiel bei der GKW im Bett den rechten Arm, wäscht ihn, legt den Arm dann zurück auf die Unterlage und berührt dabei aktiv seine feste Umwelt durch eine deutliche Widerstands-veränderung. Hier sucht die Pflegeperson mit dem Patienten nach takti-ler Information; indem sie mit sehr leichten Bewegungen auf der Unter-lage und geringem Druck arbeitet, spüren beide die Unterlage. Danach bewegt die Pflegeperson die Hüfte und das Gesäß des Patienten leicht auf der Unterlage, so spürt er, dass er liegt. Genauso wird die linke Seite des Betroffenen bewegt, nach Information gesucht, so dass er spürt, wie er sich in seiner Umwelt verändert hat und wo er sich jetzt befindet. Danach erfolgt wieder die Informationssuche bei der Hüfte auf der Unter-lage und direkt darauf bewegt die Pflegeperson die rechte Seite. Nun weiß der Patient, wo er sich in seiner Umwelt befindet und kommt nicht in Spannung oder gar in Panik. Da das Handeln im Alltag ständig neue Interaktionen (bewegen und berühren) fordert und die Pflegeperson mit dem Patienten handelt und dieser aktiv spürt, sind die ersten Schritte zur Reorganisation des Gehirns getan.

Prinzipien des pflegerischen Führens
- Zuerst eine Bewegung und dann Informationssuche.
- Nach jeder Informationssuche die Seite wechseln und bewegen.
- Nicht während, sondern nur vor oder nach dem Führen sprechen.
- Führen bei Aktivitäten des Alltags.

– Den Wachkoma-Patienten so oft wie möglich feste Umwelt spüren lassen.

Auswirkungen des Führens

Bei Wachkoma-Patienten ist in erster Linie zu beobachten, dass sich die vegetative Symptomatik und auch der hohe Muskeltonus normalisieren. Ebenso scheinen sich die Konzentration und Stimmung der Patienten sowie ihre Handlungsplanung zu verbessern.

Wir streben mit den Patienten natürliche Bewegungsabläufe an. Das bedeutet, dass die Patienten so oft wie möglich auf einem „normalen" Sessel sitzen oder auch mit Unterstützung stehen, das Bett ist ihre Schlafstätte.

Affolter erklärt: Wir können nicht die Augen des Patienten nehmen, sie bewegen und sicher sein, dass der Patient sieht, noch können wir seine Ohren bewegen und wissen, dass er hört. Aber wenn wir seine Hände und seinen Körper führen und in Kontakt mit Oberflächen und Gegenständen bringen, dann ist einiges an taktilem Input und Interaktion gesichert (Söll, 2001).

Ich berühre den Widerstand,
den die Welt
mir entgegensetzt
über Unterlage und Seite.

Ich verändere ihn,
den Widerstand auf der Unterlage
mit Händen und Mund
und nehme die Umwelt wahr.

Ich umfasse ihn,
den Widerstand auf der Unterlage
mit Händen und Mund
und nehme die Umwelt wahr.

Ich verursache und erhalte Wirkungen,
und so wird die Umwelt
langsam zur Wirklichkeit.
Ob ich lerne, sie richtig verändern zu können?

(Affolter, 1987)

Präaffolter

Bei einem Praktikum, das ich (Steinbach) in der Frührehabilitation der Landesnervenklinik Sigmund Freud in Graz absolvierte, lernte ich die Methode nach F. Bouachba und F. Affolter kennen. Da Wachkoma-Patienten immer wieder lange andauernde Bewusstseinsstörungen und vegetative Entgleisungen aufweisen, bedarf es eines speziell angepassten Pflegetherapieansatzes.

Ein mögliches Angebot in der Betreuung von Wachkoma-Patienten ist das „Pumpen" nach Präaffolter. Präaffolter erhalten die Patienten, die ihr Körperschema verloren haben.

„Pumpen" bedeutet, dass man die Bewegung mit seinen Händen so ausführt, als würde man einen Schwamm auspressen. Die meisten unserer Patienten sind tetraplegisch, trotzdem ist es möglich, dass eine Körperseite weniger stark betroffen ist. Wenn dies der Fall ist, beginnt man mit der „weniger betroffenen" Körperseite. Hier hat der Patient die Möglichkeit, besser wahrzunehmen. Die Pflegeperson umfasst zum Beispiel die Hand des Patienten flächig mit beiden Händen und gibt gleichmäßig Druck für die Dauer von etwa drei Sekunden.

Besonderes Augenmerk ist auf die unterschiedliche Druckqualität zu legen. Nicht jedes Mal drücken, gleich lange am Körper verweilen (unterschiedliche Druckintensität) und nicht länger als sechs Sekunden, da der Druck sonst nicht mehr als lokale Berührung wahrgenommen wird. Man pumpt von peripher nach zentral und von zentral nach peripher. Über den Gelenken ist der Druck zu verringern.

Nach dem „Pumpen" sind die Patienten bei reduzierter Spastik sehr wach und aufmerksam. In weiterer Folge wird die Hand des Patienten so geführt, dass er sich an verschiedenen Körperteilen selbst berührt (Affolter). Da das Gesicht ein sehr intimer Bereich ist, wird dieses erst zum Schluss berührt. Durch das Ertasten der eigenen Körpergrenzen hat der Wachkoma-Patient wieder die Möglichkeit, seinen Körper selbst zu erfahren. Dies erleichtert ihm später die Orientierung am eigenen Körper.

Nicht gepumpt wird bei Schwellungen, chronischen Schmerzen, offenen Wunden, Ausschlägen etc. Die Durchführung erfolgt durch eine Pflegeperson, damit sich der Patient auf sich selbst konzentrieren kann und ihm die Spürinformation nicht genommen wird.

Die Dauer der Behandlung beträgt zwischen 10 und 20 Minuten, orientiert sich aber am Wohlbefinden des Patienten und kann auch zwei- bis dreimal täglich durchgeführt werden. Das „Pumpen" macht dann Sinn, wenn der Patient sich noch in Liegeposition befindet und man von ihm mehr Aufmerksamkeit haben möchte, um mit ihm eine Fördermaßnahme durchzuführen.

Kinästhetik®

Ein wesentlicher Baustein für unsere Lebensentwicklung von der Geburt bis zum Tod ist der Erwerb und der Erhalt von grundlegenden Bewegungsfähigkeiten.

Wir kommunizieren mit den Wachkoma-Patienten durch Berührung und Bewegung, da dies das früheste und ursprünglichste Mittel in der zwischenmenschlichen Beziehung ist, durch das wir lernen.

Wachkoma-Patienten verstehen ihre soziale und materielle Umwelt nicht mehr oder noch nicht. Botschaften jedoch, die ihren Körper unmittelbar betreffen, erreichen sie. Sie sind in jedem Remissionsstadium und in jedem Zustand in der Lage, über ihren Körper am sensomotorischen Interaktionsgeschehen teilzunehmen.

Pflegerische Tätigkeit ist ohne Berührung undenkbar. Pflege bedeutet auch, Menschen in ihrer Bewegungsfähigkeit zu unterstützen. Dies setzt voraus, dass sich die Pflegepersonen die grundlegenden Muster der Bewegungsfähigkeit bewusst machen und dies in das eigene Bewegungsverhalten reintegrieren. Weiters benötigen Pflegende neben der nonverbalen Kommunikationsfähigkeit die Fertigkeit, über kinästhetische Mittel unterstützende Bewegungsbegleitung zu geben. So wird jede pflegerische Handlung zur aktivierenden Interaktion, die durch ein hohes Maß an einfühlsamem Verhalten durch die Pflegenden gekennzeichnet ist.

Die entstehende Interaktion ist aber immer individuell und einmalig. Pflege ist immer ein Beziehungsgeschehen, und eine hohe Vertrautheit zwischen Pflegeperson und Wachkoma-Patienten ist eine Grundvoraussetzung für eine gelungene pflegerische Interaktion, die gesundheitsfördernd wirkt.

Wesentliche kinästhetische Kommunikationsmittel im zwischenmenschlichen Austausch sind das Berühren und Bewegen. Sie werden begleitet vom Spüren, der Empfindung für Gelenkbewegung, Muskelspannung, Raumlage und Gleichgewicht, Spannungsaufbau, Spannungsreduzierung, Bewegungsmöglichkeiten, Bewegungsgeschwindigkeit, -richtung, -umfang, -rhythmus, Kraftaufwand, Kraftimpuls, Spüren von Gewicht, Gleichgewicht.

Hat die Pflegeperson nicht genügend Kenntnisse und Erfahrung, kinästhetische Informationen zur Unterstützung der notwendigen Körperbewegung auszutauschen, wird sie den Wachkoma-Patienten wahrscheinlich auf die Bettkante bewegen oder heben, ohne ihn aktiv zu beteiligen.

Diese einseitige Interaktion reduziert die Möglichkeiten aller Beteiligten. Die Pflegenden überlasten sich körperlich – ein wesentlicher Stressfaktor – und gefährden ihre Gesundheit. Der Patient wird nicht unterstützt, seine Selbstständigkeit wieder zu erlangen. Er erhält indirekt die Botschaft, dass er zu schwach ist, und reagiert vielleicht vegetativ (erhöhter Speichelfluss, Zunahme des Muskeltonus, vermehrtes Schwitzen o. Ä.), zeigt Angstmimik oder verliert eine positive Selbsteinschätzung. Jede Hebeanstrengung bringt die pflegerische Interaktion aus dem körperlichen Gleichgewicht, sie wird einseitig.

Die Pflegeperson trägt alles, der Patient übernimmt nichts, auch wenn er könnte. Das überlastet auf Dauer jede Pflegeperson. Dadurch aber kann die Beziehung zwischen den beteiligten Personen auch auf anderer Ebene aus dem Gleichgewicht geraten und vielschichtige Kommunikationsprobleme verursachen.

Inhalt und Ursprung der Kinästhetik?

Der Kern dieses Konzeptes ist die Analyse, Beschreibung und Förderung der Bewegungsfähigkeiten, die das Gemeinsame und die notwendige Voraussetzung aller menschlichen Aktivitäten sind. Das wichtigste Lernmittel der Kinästhetik ist die Kommunikation durch Berührung und Bewegung. Die Inhalte der Kinästhetik zielen auf das Bewusstwerden der einfachsten Bewegungsmuster des Menschen, ihrer inneren und äußeren Bedingungen und ihrer Bedeutung für den Menschen ab.

Diese Bewegungsmuster sind kraftökonomisch, ästhetisch, harmonisch-fließend; sie verlaufen im steten Wechsel von Spannung und Lösung der Muskeln und sie erscheinen im ganzen Körper. Sie folgen dem strukturellen Aufbau des menschlichen Körpers, seinen anatomischen Bedingungen, fördern Wahrnehmungsprozesse, unterstützen die aktive Bewegungskontrolle und wirken nach innen auf die psychovegetative Regulierung des Menschen.

In Zusammenarbeit mit dem Kybernetiker K.U. Smith hat Dr. Frank Hatch 1972 an der University of California (USA) die Kinästhetik-Entwicklung eingeleitet. Unter konsequenter Anwendung der Wissenschaft der lebenden Systeme (Kybernetik) begann Hatch, die Art und Weise, wie sich Menschen im Alltag bewegen, zu analysieren und sich die Frage zu stellen, wie sich die Bewegung auf die Entwicklung von Menschen (geistig, gesundheitlich, sozial) auswirkt. Er kreierte den bis dahin nicht existenten Begriff „Kinaesthetics" (deutsch: Kinästhetik) aus der Kombination der beiden griechischen Wörter „kinesis" (Bewegung) und „aesthetics" (Wahrnehmung). Mit dem Einstieg von Dr. Lenny Maietta (Kybernetik-Forscherin auf dem Gebiet Child Development) wurde 1974 die zweite Phase der Kinästhetik-Entwicklung – die Phase der breiten Anwendung – eingeleitet. Auf der Basis der von Hatch und Maietta entwickelten Kinästhetik-

Konzepte wurden viele Fachkräfte im Gesundheits- und Sozialbereich befähigt, ihre alltäglichen Bewegungen bewusster zu gestalten.

Wirkungsanalysen zeigten (Marietta 2000), dass diese Menschen
– ihre Lern- und Kommunikationsfähigkeit verbesserten,
– die eigene Gesundheit selbst effektiver regulierten,
– im Beruf mehr Qualität für die Klienten und Patienten erreichen konnten.

Die Pflegenden unterstützen die Wachkoma-Patienten bei den Aktivitäten des täglichen Lebens und nehmen ihre eigenen Bewegungen im Stationsalltag kaum wahr. Das bedeutet, dass diese Alltagsbewegungen meist unbewusst ablaufen, und dadurch schleichen sich schädliche Bewegungsmuster ein.

Je besser aber ein Mensch seine Bewegungsfähigkeiten erweitern und anpassen kann, umso größer ist das Potenzial für seine Gesundheitsentwicklung. Das bedeutet, Pflegende sollen ihre Bewegungen bewusst wahrnehmen, die schädlichen Bewegungsmuster erkennen und diese aktiv verändern.

Für die Wachkoma-Patienten bedeutet dies, dass sie die Bewegungsanleitung durch die Pflegenden so erfahren, dass sie aktiv an ihrer eigenen Tätigkeit teilnehmen können. Seit das Team der ACU in diesem Konzept geschult ist, wissen wir, dass selbst Wachkoma-Patienten viel größere Fähigkeiten in ihrer Bewegung haben, als wir vermuteten. Die Pflegepersonen kennen die Funktionsweise des menschlichen Körpers, als Modell dient die eigene Funktion.

Einmal monatlich frischen wir unsere Kenntnisse auf, indem wir, Pflegepersonen und Angehörige, miteinander und aneinander üben. Wir sind jetzt in der Lage, die Wachkoma-Patienten so anzuleiten, wie diese es selbst tun würden. Wir heben den Patienten nicht.

Vor allem durch Moshe Feldenkrais ist die Bedeutung eines lebenslangen sensomotorischen Lernens in das Bewusstsein vieler Menschen gerückt. Feldenkrais-Arbeit ermöglicht hauptsächlich neuromotorisches Lernen mittels des eigenen Körpers. Kinästhetik zeigt im Unterschied zur Feldenkrais-Arbeit hauptsächlich das Beziehungsgeschehen auf sensomotorischer Ebene zwischen Menschen. Die Grundannahmen der Kinästhetik über die Möglichkeiten, durch Bewegung lebenslang zu lernen und diese Erfahrungen in alle Lebensbereiche transferieren zu können, sind zum Großteil aus diesem Konzept übernommen worden.

Leistungen der Kinästhetik

– Beschreibung und Unterscheidung der Funktion verschiedener Sinnessysteme;
– Definition von Bewegung und Bewegungsempfindung als Mittel basaler Kommunikationsformen;
– Vermittlung einer einfachen Form der Bewegungsanalyse (Faktoren der Zeit, des Raumes und des Kraftaufwandes);
– Definition von Interaktionsformen durch die zeitlich-räumliche Betrachtung von Informations- und Rückkoppelungsgeschehen;
– Beschreibung einer bewegungsorientierten Anatomie des menschlichen Körpers;
– Vermittlung von Aspekten zur körperlichen Orientierung im Raum;
– Beschreibung der menschlichen Bewegungsfähigkeit als ein Zusammenspiel von Haltungs- und Transportaspekten;
– Unterscheidung zwischen parallelen und spiraligen Bewegungsmustern;
– Analyse der grundlegenden körperlichen Funktionsmöglichkeiten des Menschen als Grundposition, Fortbewegung und Bewegung am Ort;
– Beschreibung von Hängen (Zug), Verstreben (Druck) und Sitzen (Druck) als mögliche körperliche Beziehungsformen, die auch im Skelett erkennbar sind;
– Definition des Spannungsaufbaus durch Zug und Druck als Kommunikationsmittel für Bewegungssignale;
– Definition der Umgebung als das individuell äußerlich Wahrnehmbare und Beschreibung der Möglichkeiten, sie funktionsunterstützend zu gestalten (Feldmann, 2002).

Kinästhetik ist keine Hebe- und Trageschule, aber Pflegende können lernen, wie sie sich gemeinsam mit dem Wachkoma-Patienten bewegen, um Hebeanstrengungen zu vermeiden.

Handling und Lagerung nach Bobath

Das Bobath-Konzept ist ein 24-Stunden-Management, an dem alle Berufsgruppen um den Patienten aktiv beteiligt sind. Entwickelt wurde dieses Konzept von Berta Bobath (Physiotherapeutin) und ihrem Mann, Dr. Karl Bobath (Facharzt für Neurologie), hauptsächlich zur Pflege bei Hemiplegie. Dieses Konzept beinhaltet, dass keine einzelnen Übungen, sondern alltagsorientierte Bewegungs- und Handlungsweisen, die bei den Aktivitäten des täglichen Lebens, wie zum Beispiel sich waschen und kleiden, vom Patienten mit entsprechender Hilfe angewandt werden.

Alle pflegerischen Handlungen werden ständig den Bedürfnissen und dem jeweiligen Krankheitsbild des Patienten angepasst.

Ziel ist vor allem die Hemmung pathologischer Bewegungsmuster sowie die Bahnung physiologischer Bewegungsabläufe.

Charakteristisch für Wachkoma-Patienten sind die Störung der Bewegung und des Gefühls sowie die Tonusveränderung der Muskulatur (Spastik) mit abnormen Haltungs- und Bewegungsmustern.

Um zusätzliche Sekundärschäden wie Angst vor Bewegung, Kontrakturen und Dekubitus zu vermeiden, müssen Handling und Lagerung gewissenhaft durchgeführt werden.

Wir können beobachten, dass bei Wachkoma-Patienten die Grenze zwischen Über- und Unterforderung sehr schmal ist. Das bedeutet für die Pflegenden, dass sie ihre eigene Wahrnehmung schulen müssen, um die Belastungsgrenzen der Patienten erkennen zu können.

Große Bedeutung kommt der fördernden Raumgestaltung zu. Alle Aktivitäten, auch die Ansprache, sollen über die betroffene Seite erfolgen, das heißt, dass der Fernsehapparat, das Nachtkästchen auf der betroffenen Seite steht. Der Patient liegt nach Möglichkeit auf einer festen Matratze, es soll kein Trapez verwendet werden und es sind ausreichend Lagerungskissen notwendig.

Lagerung bezieht sich auf jede Stellung, die der Patient für längere Zeit einnimmt. Der Lagewechsel erfolgt ca. zwei- bis vierstündlich, wobei dazwischen immer wieder Mikrolagerungen und Lagekorrekturen durchgeführt werden.

Sehr gerne sitzen die Patienten auf einem Sessel vor einem Tisch oder Therapietisch. So sitzend beginnen sie selbst bei stark ausgeprägten Kontrakturen, plötzlich selbstständig ihre Körperposition zu verändern und zu korrigieren.

Lagerungsarten
- Sitzen am Sessel vor dem Tisch
- Sitzen im Rollstuhl
- Liegen auf der betroffenen Seite
- Liegen auf der nicht oder weniger betroffenen Seite
- Langsitz im Bett
- Rückenlage

Lagerung beinhaltet sämtliche Propyhlaxen
- Pneumonieprophylaxe
- Dekubitusprophylaxe
- Kontrakturprophylaxe

- Thromboseprophylaxe
- Schmerzvermeidung
- Sicherheit
- Input – Bewusstmachen der betroffenen Körperhälfte
- Hemmung der pathologischen Bewegungsmuster
- Verbesserung der Wahrnehmung, allgemeine Aktivierung
- Bequemlichkeit, Wohlbefinden
- Verbesserung der Kreislaufsituation
- Anregung des Interesses für die Umwelt und den eigenen Körper

Die Rückenlage verstärkt den Strecktonus – Seitenlage ist ein neutraler Tonus. Das gesamte therapeutische Team muss über Sinn und Zweck der Maßnahmen informiert sein, um eine hohe Lebensqualität zu ermöglichen.

Lagerung und Lagerungshilfsmittel
Erst wenn der Wachkoma-Patient durch eine gute Lagerung nicht mehr selbst die Kontrolle für die Haltung seines Körpers übernehmen muss, kann die Muskelspannung nachlassen und er kann sich auf andere Dinge der Förderung konzentrieren.

Die langjährige Immobilisation der Wachkoma-Patienten mit fehlender vertikaler Schwerkrafteinwirkung führt zu ausgeprägter Immobilitätsosteoporose. Die muskuläre Inaktivität verstärkt dies durch eine fehlende Biegebeanspruchung des Knochens. Die spastische Tonuserhöhung führt zu Kontrakturen und Luxationsneigungen.

Das Pflegepersonal muss sich im gelenkschonenden Arbeiten üben. Ein rasches, ruckartiges, unkontrolliertes Vorgehen bei den täglichen Pflegehandlungen ist zu vermeiden.

Je höher der Muskeltonus wird, desto kleiner müssen die Handlungsschritte der Pflegeperson werden.

Je nach Allgemein- und Hautzustand ist für einzelne Wachkoma-Patienten situationsbedingt immer wieder eine Weichlagerung erforderlich. Wir beobachten, dass die Patienten, wenn wir sie auf ein Weichlagersystem legen, irritiert und teilweise verängstigt darauf reagieren. Dies ist darauf zurückzuführen, dass die Eigenwahrnehmung des Körpers auf einer weichen Unterlage abnimmt.

Die Pflegepersonen versuchen die Abnahme der Körperempfindung des Patienten unter anderem durch gezielte großflächige Druckausübung durch ihre Hände auszugleichen.

Zur Lagerung verwenden wir Materialien, die für den Patienten gut spürbar sind, wie zum Beispiel eine zusammengerollte Decke oder Multifunktionsrollen. Bei motorbetriebenen Weichlagerungssystemen wird in regelmäßigen Intervallen der Betrieb auf „Hartlagerung" gestellt. Beobachten wir eine sehr große Orientierungslosigkeit bei den Patienten, lagern wir sie zwischenzeitlich auf einer Turnmatte am Boden.

Dies geschieht entweder gemeinsam mit einem Physiotherapeuten oder nach kinästhetischen Prinzipien durch eine Pflegeperson. Eine weitere Möglichkeit ist es auch, einen Hebelifter zu verwenden.

Wenn die Patienten ihr Gewicht an die große Unterstützungsfläche „Boden" abgeben können, werden sie ruhig und es kommt zu einem sichtbaren Wohlbefinden.

Damit den Wachkoma-Patienten ihr Körperschema erhalten bleibt, ist Abwechslung erforderlich. Das heißt, dass in individuell langen Zeitabständen ein Lagewechsel erfolgt. Wie schon erwähnt, sind dazwischen immer wieder Lagekorrekturen und Mikrolagerungen durchzuführen.

Nestlagerung in Rückenlage
– Lagerungsmaterial soll für den Patienten gut spürbar sein (z. B. zusammengerollte Decke oder Multifunktionsrolle)
– Decke der Länge nach fest einrollen und vom Kopf- bis zum Fußende links und rechts unter die Flanken des Oberkörpers bis zu den Beinen nachmodellieren, auch die Fußenden werden begrenzt
– quer unter beide Kniekehlen ein Lagerungskissen
– Leintuch als Oberleintuch beiderseits und auch bei den Füßen so einstecken, dass der Patient bei jeder Bewegung einen Widerstand spürt
– die Arme auf den Unterbauch legen – Knie sind leicht angezogen, eventuell zwischen die Beine ein weiches Lagerungskissen legen
– kann mit Oberkörperhochlagerung kombiniert werden
Diese Lagerung führen wir bei Patienten durch, die den Bezug zu ihrem Körper, Körperschema und ihren Körpergrenzen verloren haben, aber auch bei Ein- bzw. Durchschlafstörungen. Hier können die Patienten sehr wohl aktiv sein und sich auch selbst „befreien".

Seitenlage
In der Seitenlage kommt es kaum zu pathologischen Bewegungsmustern. Bei zerebralparetischen oder plegischen Menschen ist sie die klassische Form der Lagerung. Zu unterscheiden ist zwischen Lagerung auf gesunder oder auf betroffener Seite.

Die Seitenlagerung bewirkt die größte Tonusregulation und ebenso den größtmöglichen Input auf der betroffenen Seite. Außerdem hat der Patient bei der Lagerung auf der betroffenen Seite die Möglichkeit, mit dem nicht betroffenen Arm zu hantieren.

Die meisten Wachkoma-Patienten an der ACU haben bereits bestehende Kontrakturen und sind tetraplegisch (eine Körperseite ist meist
weniger betroffen).

Bei bereits vorhandenen Kontrakturen erfolgt eine Bobath-orientierte
Lagerung. Fröhlich (1991, S. 90) beschreibt als Grundposition eine möglichst leicht gebeugte bis gerade Linie von Kopf, Nacken und Schulter-
partie. Eine ausgeprägte Beugung über 90 Grad im Becken, in den Knien
eine ebenfalls rechtwinkelige Position der Füße zu den Unterschenkeln.
Man kann den Patienten auch mit einem gestreckten und einem 90 Grad
angewinkelten Bein lagern, wobei das angewinkelte Bein oben liegt.
Unterstützen kann man mit verschiedenen Kissen, Lagerungs- und Funk-
tionskeilen, Multifunktionsrolle oder einer zusammengerollten Decke.

Lagerung in Königssitz
Zur visuellen Stimulation und zur Stabilisierung des Oberkörpers (z. B. zur
Nahrungsaufnahme und oralen Stimulation), zur Steigerung bzw. zur Wie-
dererlangung des Schwerkraftempfindens und zur Förderung der Körperwahrnehmung bringen wir die Patienten in den „Königssitz".

Dazu wird der Patient mit dem Rückenteil des Bettes in Oberkörperhochlage gebracht. Zum besseren Halt wird eine zusammengerollte
Decke von der Schulter entlang des seitlichen Körperstamms bis zum
Gesäß, zwischen Gesäß (dicht am Gesäß) und Kniekehle, bis zur anderen Gesäßhälfte, über den anderen seitlichen Körperstamm hinauf bis zur
Schulter eingebracht. In den meisten Fällen ist der Kopf mit entsprechenden Lagerungshilfsmitteln noch zu stabilisieren. Nach Möglichkeit wird
nun das Bettende tiefer und der Mittelteil des Bettes im Bereich der Kniekehlen höher gestellt, sodass sich der Patient schließlich in einer sitzähn-
lichen Position befindet. Hier ist besonders darauf zu achten, dass die
Achse des hochklappbaren Kopfteiles mit dem Hüftknick des Patienten
übereinstimmt. Als Lagerungshilfsmittel verwenden wir zum Beispiel verschieden große Lagerungskissen, große Quader, Handtuch, Leintuch.

Bauchlage
Bei der Lagerung auf dem Bauch verwenden wir zur Unterstützung der
Brust ein Kissen oder einen Keil. Bei Patienten mit Speichelfluss legen wir
Einmaltücher bereit. Der Kopf mit dem Gesicht zur Seite liegt auf keinem
oder einem nur sehr dünnen Kissen, die Arme liegen entweder seitlich
nach unten entlang des Körpers oder nach oben. In dieser Lage haben die
Patienten die Möglichkeit, den Kopf anzuheben. Bei Patienten, die eine
Beugespastik nach rückwärts haben, ist die Bauchlage kontraindiziert, da
sie das pathologische Bewegungsmuster verstärkt.

Zu achten ist vor allem auf die Belastungsfähigkeit des Patienten sowie auf Kreislauf und Atmung. Die Bauchlage führen wir nur in Anwesenheit einer Pflegeperson oder der Angehörigen durch.

Sitzen

Fast alle Wachkoma-Patienten besitzen einen Multifunktionsrollstuhl, wenn sie an der ACU aufgenommen werden. Damit er möglichst optimal sitzt, ist es notwendig, dass jeder Patient auch in seinem eigenen Rollstuhl sitzt, der eigens für ihn angefertigt wurde.

Wesentlich ist, dass das Gesäß im Rollstuhl so weit als möglich nach hinten kommt, um eine Hüftbeugung von 90 Grad zu erreichen, sodass die pathologischen Spannungs- und Bewegungsmuster reduziert werden.

Um den Streckspasmus zu unterbrechen, sind auch die Füße in einem Winkel von 90 Grad zu lagern. Oft entfernen wir die Fußstützen und stellen die Füße fest auf den Boden. Dann schieben wir den Rollstuhl nicht, sondern beteiligen den Patienten aktiv in der Fortbewegung (Affolter, Trippeln).

Sitzen die Patienten gut gelagert, benötigt man bei noch fehlender Kopfkontrolle kaum eine zusätzliche Fixierung des Kopfes. Beim Sitzen im Rollstuhl müssen die Patienten aus Sicherheitsgründen fixiert werden, da sie sonst schon bei einem Hustenanfall herausfallen und sich verletzen könnten. Die Halterungssysteme sollen angenehm zu tragen sein und nicht einengen.

Zu beachten ist, dass die Patienten sehr dekubitusgefährdet sind, besonders wenn die gleiche Position länger beibehalten wird. Auch das ist ein Grund, um immer wieder Lageveränderungen durchzuführen.

Besondere Aufmerksamkeit ist den Sitzkissen zu widmen. Diese müssen individuell für den einzelnen Patienten erprobt und angepasst werden (Druckmessplatte). Wichtig ist, dass der Rollstuhl dem Wachkoma-Patienten, der gravierende motorische Ausfälle und zusätzliche Fehlstellungen der Gelenke hat, genügend Halt und Sicherheit bietet.

Erst wenn Wachkoma-Patienten im Rollstuhl sitzen, kann sich ihr Wahrnehmungsbereich erweitern. Dadurch ermöglichen wir diesen schwerst mehrfachbehinderten Menschen auch soziale Integration (Spazierfahrten im Rollstuhl, Teilnahme am Stationsbetrieb, Ausflüge, stundenweiser Aufenthalt zu Hause im eigenen Zimmer usw.).

Auch beim Sitzen auf dem Sessel (nur im Beisein einer Pflegeperson) ist wieder auf eine physiologische Mittelstellung von 90 Grad in Hüfte, Knien und Fußgelenken zu achten. Wir wählen für die Patienten meist einen Sessel ohne Armlehnen und verwenden bei Bedarf (Füße brauchen festen Bodenkontakt) stapelbare Fußkistchen. Da auf diesen Fußkistchen zwei

Paar Füße Platz haben müssen (Patient und Pflegeperson), haben wir diese eigens vom hauseigenen Tischler anfertigen lassen.

Beim Sitzen im Sessel beobachten wir bei den Patienten zunehmende Kopf- und Rumpfkontrolle. Als Hilfsmittel verwenden wir zum Beispiel ein Rutschbrett, unterschiedliche Lagerungskissen und -behelfe oder einen Therapietisch (wegen der Höhenverstellbarkeit).

Der Transfer der Patienten in den Sessel oder Rollstuhl erfolgt durch Pflegepersonen nach kinästhetischen Prinzipien oder in Einzelfällen auch mit einem Hebelifter.

Reaktivierende Pflege

Erwin Böhm legte 1963 sein Examen als Krankenpfleger ab, absolvierte eine Reihe von Zusatzausbildungen, war viele Jahre in der Psychogeriatrie tätig und gilt als Pionier des ganzheitlichen Pflegesystems. Ebenso gilt er als einer der bedeutendsten Pflegeforscher Österreichs. Er wollte mit seinem Psychobiografischen Pflegemodell eine grundlegende Änderung in der Altenpflege erreichen.

Nun werden Sie sich sicher fragen, was dieses Modell mit den vor allem jungen Wachkoma-Patienten zu tun hat? Böhm wollte ein Konzept entwickeln, das den Satz „So lange man lebt, sei man lebendig" widerspiegelt (Böhm 1999, S. 22). Sein Modell zielt daher auf die primäre Wiederbelebung der Seele – diese ist vor den Beinen zu reaktivieren. Erst dann entwickeln sich wieder neue Lebensmotive und der Mensch beginnt erneut, seinen Willen und sein Wollen einzusetzen.

Wie in der Altenpflege können wir auch in der Pflege von Wachkoma-Patienten nicht ohne Seelenpflege agieren. Denn was haben die Wachkoma-Patienten davon, wenn sie zwar in den Rollstuhl mobilisiert werden, aber dann keinerlei Ansprache oder psychosoziale Betreuung erhalten? Auch Wachkoma-Patienten verfügen über psychosoziale Kompetenzen, selbst wenn dies von Außenstehenden kaum registriert wird.

Um uns Pflegenden für die Betreuung dieser Patientengruppe neue Blickwinkel zu verschaffen, war es erforderlich, unsere eigene Position zu reflektieren. Die Annahme, dass Wachkoma-Patienten ins Bett gehören oder sich von einer Stunde Physiotherapie den ganzen Tag ausruhen müssen, widerlegen wir grundsätzlich.

Vor Projektbeginn kam es einerseits durch das fehlende Fachwissen, andererseits durch die enge körperliche Nähe zum Wachkoma-Patienten permanent zur Überforderung des Pflegepersonals.

Hinzu kam auch noch der Druck der Angehörigen, die auch durch die Schwere des Schicksals und mit der gegebenen Situation gänzlich überfordert waren.

Auch Betreuen will gelernt sein.

Nicht qualifizierte Pflegepersonen betreuen vorwiegend emotional (Aufopferung, Mitleid, Zorn, Ekel etc.) und leiden wie die Verwandten.

In der Praxis herrscht oft die Meinung vor, dass schwerstbehinderte Menschen nicht gefördert, sondern gepflegt werden müssen. Das Team auf der ACU hat gelernt, Wachkoma-Patienten zu aktivieren, anstatt sie zu pflegen. Dazu war eine umfassende Ausbildung des gesamten Teams erforderlich.

Im Rahmen von Förderplänen werden nicht mehr vorhandene Fähigkeiten gezielt trainiert. Diese Phase erfordert von allen am Genesungsprozess Beteiligten Geduld und Kontinuität. Nur wer übt, lernt!

Für das Pflegepersonal liegt die Herausforderung in gezielter Hilfestellung für jeden Einzelnen unter Berücksichtigung der implementierten Pflegekonzepte. Eines wissen wir mittlerweile ganz sicher: Mit dem Wachkoma-Patienten zu arbeiten ist wesentlich schwieriger als für ihn zu arbeiten.

Durch eine gezielte Förderung kommt es bei Wachkoma-Patienten zu einer Steigerung der Aufmerksamkeit, zu einer Reduzierung der vegetativen Symptomatik und zu weniger Sekundärkomplikationen.

Fördern durch Fordern! Dies führt wiederum zu einer Steigerung des Selbstwertgefühls und damit zu einer Steigerung der Lebensqualität.

Für die Pflegenden bedeutet es aber auch, den Patienten in dem zu akzeptieren, was und wie er ist. Wir glauben daran, dass wir durch Biografiearbeit das Befinden der Patienten verbessern können. Bei der Biografieerhebung sind uns die Angehörigen eine große Hilfe. Anhand der biografischen Informationen, die wir von den Angehörigen erhalten, erstellen wir entsprechende individuelle Reaktivierungsprogramme für die Patienten. Das bedeutet, dass wir beispielsweise mit den Fußballfans auch am Abend ins Fußballstadion fahren, wenn die Lieblingsmannschaft spielt, oder es wird der Besuch des Lieblingsfußballers des jeweiligen Patienten auf der Station organisiert.

Einige Patienten wiederum lieben Musicals oder Opern. Diese begleiten wir dann zu solchen Vorstellungen. Regelmäßig führen wir mit Unterstützung von Angehörigen Ausflüge durch (z. B. Neusiedlersee, Heurigenbesuch, Christkindlmarkt, Ringrundfahrt mit der Niederflurstraßenbahn).

Zwei Pflegepersonen auf der ACU sind als Reaktivierungsbeauftragte tätig. Ihre Aufgabe besteht darin, mit den Angehörigen und den Teamkollegen nach Rückfrage bei den Patienten (Ja-/Nein-Code) einen Reaktivierungsplan (nach Biografie und Vorlieben) für das ganze Jahr aufzustellen.

Sie holen das Einverständnis für die geplanten Aktivitäten beim jeweiligen Sachwalter und der dualen Führung der neurologischen Abteilung ein und organisieren rechtzeitig die Begleitpersonen und den Fahrten-dienst.

Auch das Organisieren von Geburtstagsfeiern und sonstigen Festen gehört zu ihren Aufgaben. Wir fahren mit den Wachkoma-Patienten für einige Stunden nach Hause in ihre gewohnte Umgebung, spielen ihnen in ihrem Zimmer ihre Lieblingsmusik vor, zeigen ihnen einen Teil ihres Wohnbezirkes und besuchen gelegentlich das frühere Stammlokal.

Bei allen Aktivitäten, die wir mit den Patienten durchführen, achten die Pflegepersonen und die Angehörigen auf die jeweiligen Reaktionen, die dann in der dafür vorgesehenen Dokumentation schriftlich festgehalten werden.

Als Folge der Diagnose „apallisches Syndrom" ergeben sich für die Pati-enten viele belastende Unklarheiten und Probleme: ihren Körper betref-fend, emotionale, geistige, psychische, wirtschaftliche und umweltbe-dingte Situationen, also eine Menge an Belastungen. Daher ist bestimmt zu verstehen, dass diese Ereignisse Einfluss und Auswirkung auf den Gesundungsprozess haben und eine umfassende Betreuung unumgäng-lich machen.

Da sich eine umfassende Betreuung auf den ganzen Menschen, seinen kognitiven und emotionalen Bereich sowie das soziale Umfeld bezieht, hal-ten wir sie für die adäquate Form im Umgang mit Wachkoma-Patienten.

Obwohl in der Langzeitbetreuung von Wachkoma-Patienten die Pflege einen sehr hohen Stellenwert einnimmt, kann die umfassende Behand-lung und Betreuung niemals von einer Berufsgruppe allein abgedeckt werden.

Um die Patienten nicht zu überfordern, aber doch optimal berufsüber-greifend zu fördern, ist eine enge interdisziplinäre Zusammenarbeit erfor-derlich – wobei wir das Ziel einer ganzheitlichen Betreuung nur teilweise erreichen können (eigene Grenzen, Organisationsstrukturen etc.).

In unserem Team machen wir uns immer wieder Gedanken, wie wir unseren Patienten zu mehr Kommunikation verhelfen können, da sich die meisten von ihnen ja nicht verbal verständlich machen können.

Die Pflegekonzepte – Basale Stimulation, Affolter, Handling und Lage-rung nach Bobath, Kinästhetik und Reaktivierende Pflege – sind die Grundpfeiler in der Langzeitbetreuung von Wachkoma-Patienten. Wir Pflegenden betrachten diese Konzepte als Denkwerkzeuge.

Diese kommen bedürfnisorientiert in unterschiedlichem Ausmaß am einzelnen Patienten zur Anwendung.

Ergänzende Therapien an der ACU sind Tiertherapie für Tierliebha-ber, Musiktherapie (Tomatis, Altorientalische Musiktherapie, Didgeridoo), Ansätze von Aromatherapie.

Seit Eröffnung der Apalliker Care Unit kommen die vorhin genannten Pflegekonzepte bedürfnisorientiert am einzelnen Wachkoma-Patienten zur Anwendung. Durch die fachpraktische Umsetzung dieser Theorien konnten unterschiedliche positive Reaktionen und Veränderungen bei den Patienten beobachtet werden. Diese Veränderungen wurden jedoch subjektiv von den Pflegepersonen unterschiedlich wahrgenommen und interpretiert. Daher wurde im Team beschlossen, sich im Rahmen eines Pflegeforschungsprojektes einer der vielen Fragen nach wissenschaftlichen Kriterien zu nähern.

Pflegeforschungsprojekt zur Wirkung eines pflegerischen Förderplans auf das Wohlbefinden von Menschen im Wachkoma

Die intensive Auseinandersetzung mit Menschen im Wachkoma, deren Angehörigen oder nahen Bezugspersonen sowie den Problemen, die sich für die Pflegenden dadurch ergaben, warfen ständig neue Fragen auf.

Ziele dieses Projektes waren die Erfassung und Objektivierung der unterschiedlichen Beobachtungen sowie die daraus gewonnenen Ergebnisse und Erkenntnisse anschließend allen Patienten anzubieten und in Folgeprojekten weiter zu entwickeln.

Als Forschungsmethode wurde nach langen Diskussionen und unter Berücksichtigung der Rahmenbedingungen eine Einzelfallstudie von sechs Patienten gewählt.

Das Projektteam bestand aus Projektleitung, Projektmitgliedern, transdisziplinärer, forschungsorientierter Prozessbegleitung und -moderation sowie einer medizinischen Beratung. Die Projektmitglieder aus dem Pflegeteam erledigten die Projektarbeit zum Großteil in ihrer Freizeit. Die Arbeitskreissitzungen waren in der Dienstzeit geplant, damit möglichst viele Projektmitglieder an den zweistündigen Sitzungen teilnehmen konnten. Damit eine gewisse Regelmäßigkeit des Projektprozesses gegeben war, fanden die Sitzungen alle zwei Wochen statt. Es gab sehr viele Sitzungen, exklusive nicht aufscheinender Arbeitsstunden, Workshops und Informationsveranstaltungen. Unterbrechungen oder Verlangsamung des Forschungsprozesses erfolgten immer wieder durch stationsbedingte Aufgaben, veränderte Personalsituationen oder andere Faktoren.

Der erste, unrealistisch gesetzte Zeitplan konnte nicht eingehalten werden. Neben den schon erwähnten Faktoren war auch eine Ursache, dass die Projektgruppe zum ersten Mal forschungsorientiert arbeitete und viele dazu erforderliche Fähigkeiten und Kompetenzen erst angeeignet werden mussten (jeder Schritt des Forschungsprozesses, forschungsorientiertes Denken und Handeln) und jeder Schritt, jede Phase viel mehr Zeit benötigte als bei einem erfahrenen, hauptberuflich tätigen Forschungsteam.

Das Projektteam wurde durch interdisziplinäre Gespräche und Literaturrecherche auf die SMART Scale aufmerksam. Um die SMART Scale anwenden zu können, war eine Ausbildung in England erforderlich. Nach dieser einwöchigen Einschulung in London musste ein Portfolio erarbeitet werden, und erst danach erfolgte die Akkreditierung zum SMART Assessor. Damit war die Erlaubnis gegeben, diesen Score auch in der Praxis anzuwenden.

In den folgenden Projektsitzungen erfolgten immer wieder Informationen und Erklärungen über die SMART Scale an das Projektteam.

Interessant war die Erfahrung einer neuen, anderen Art des Beobachtens und des Wahrnehmens der Patienten und deren Reaktionen. Durch die Implementierung der SMART Scale lernten die Pflegenden, „anders hinzusehen".

Dieser Forschungsprozess läuft im Rahmen eines qualitativen phänomenologischen Forschungsverständnisses.

Die vielen immer wieder stattfindenden Diskussionen (essenzielles Element eines forschungsorientierten Vorgehens) führten bei allen Beteiligten zu einem erweiterten, differenzierteren, vertieften, immer wieder neuen Verständnis des Forschungsfeldes.

Verunsicherung, manchmal auch Frusterlebnisse bringt die Tatsache, dass es im Rahmen eines qualitativ orientierten Forschungsprozesses immer wieder zu Veränderungen kommen darf (soll) und scheinbar „Fixes" wieder verworfen wird.

Dabei ermöglichte die Methode der Grounded Theory (Entdecken einer Theorie auf Grundlage systematisch gewonnener Daten) dem Projektteam, anhand der Daten Konzepte und Hypothesen über den Forschungsbereich zu generieren. Die Daten wurden im Rahmen von Einzelfallstudien mit Hilfe der SMART Scale und anderer Instrumente gewonnen.

Im Rahmen des Projektes sollte die Wirkung eines pflegerischen Förderplans untersucht werden. Der Förderplan enthält Elemente pflegerischer Konzepte wie Basale Stimulation®, Kinästhetik®, Affolter, Bobath und sollte im Rahmen pflegerischer Maßnahmen wie beruhigender Ganzkörperwaschung, Mundhygiene, oraler Stimulation, Positionierung, Bewegung und Mobilisation täglich und dadurch kontinuierlich angeboten werden. Der Arbeitstitel des Projektes lautete: „ Zur Wirkung eines pflegerischen Förderplans bei Menschen im Wachkoma in der Langzeitbetreuung".

Die Entwicklung des bereits erwähnten pflegerischen Förderplans erfolgte parallel zur Literatursuche. Dabei wurden auch Gemeinsamkeiten und Überschneidungen dieser Konzepte herausgearbeitet. Externe ExpertInnen der jeweiligen im Förderplan enthaltenen Konzepte führten immer wieder zu Veränderungen und dienten auch der qualitativen Verbesserung des Förderplans. Die endgültige Fixierung des Förderplans erfolgte mit dessen Verfilmung. Damit stand er allen MitarbeiterInnen der Station und auch für Präsentationszwecke zur Verfügung. Im Rahmen von Workshops erfolgte mit Hilfe des Films und der Förderpläne die Einschulung aller MitarbeiterInnen des Pflegeteams. In weiterer Folge wurde den MitarbeiterInnen von den Projektmitgliedern weitere Unterstützung bei der Umsetzung angeboten.

Probleme gab es speziell bei „Abweichungen vom Förderplan", die als solche nicht erkannt und dokumentiert wurden, und der Genauigkeit der Dokumentation an sich.

Es erfolgte bei drei Patienten die probeweise Umsetzung des Förderplans, die später nicht zur Gruppe der „Forschungspatienten" gehörten.

Aus dieser gewonnenen Erfahrung heraus wurde ein so genanntes „Forschungszimmer" bestimmt, wir nannten es „Sensorisches Regulationszimmer". Vor Beginn der Vorerhebungsphase wurden drei Patienten rechtzeitig in dieses neue Zimmer verlegt, damit sie damit vertraut werden konnten. Des Weiteren wurde vereinbart, dass jeweils eine Pflegeperson nur diese drei Patienten betreut und pflegt. Es wurde ein neuer Dienstplan entworfen, damit möglichst zwei Projektmitglieder im Tag- und ein Projektmitglied im Nachtdienst auf der Station waren. Ein Fernseher mit Videorekorder wurde ins Forschungszimmer gestellt, damit die dort tätige Pflegeperson sich bei Bedarf den Förderplanfilm ansehen konnte. All diese Maßnahmen sollten die kontinuierliche und korrekte Anwendung des Förderplans gewährleisten.

Die Literaturrecherche wurde nach Möglichkeit und Bedarf MitarbeiterInnen einer medizinischen Bibliothek übertragen. Schwierigkeiten beim Literaturstudium ergaben sich aus der Tatsache, dass vor allem englischsprachige Artikel zur Verfügung standen, die erst übersetzt werden mussten. Da dies sehr zeitaufwändig ist, ist sowohl die Bearbeitung der Literatur als auch die Einarbeitung der daraus gewonnenen Erkenntnisse in den Forschungsprozess noch nicht abgeschlossen – was aber im Rahmen eines qualitativ orientierten Forschungsprozesses sein darf.

Jedes Projektmitglied hat eines der im Förderplan enthaltenen Pflegekonzepte „übernommen", um es im Forschungsbericht allgemein und im Zusammenhang mit Wachkoma vorzustellen – ein anstrengender Weg vom „normalen" zum forschungsorientierten Formulieren und Niederschreiben.

Immer wieder wurden Maßnahmen gesetzt, damit das forschungsorientierte Vorgehen sichtbar wird und selbstverständlicher Teil des Denkens und Handelns auf der Station werden konnte. Die Informationen an alle MitarbeiterInnen erfolgte nach der Dienstübergabe, bei Teamgesprächen, ein „Pflegeforschungskasten" wurde eingerichtet.

Ein Erhebungsbogen, der Faktoren wie Umgebungsfaktoren, alltägliche und singuläre Interaktionen und Aktionen identifiziert, die eventuell die Wirkungen des pflegerischen Förderplans beeinflussen, wurde erarbeitet, aber nicht eingesetzt. Diese Faktoren können mit der SMART Scale erfasst werden.

Es wurde die Einzelfallstudie gewählt. In zwei Forschungsphasen wurden je drei Patienten untersucht. Die Patienten wurden nach folgenden Kriterien ausgewählt: unterschiedliche Ursachen, ähnliche Remissionsstufe, unterschiedliches soziales Umfeld (Angehörigenbesuche ja/nein), Bezugspatient von Projektmitgliedern. Die Angehörigen oder Sachwalter wurden im Rahmen von Informationsveranstaltungen über das forschungsorientierte Projekt informiert. Bei Zustimmung wurde eine schriftliche Einverständniserklärung unterfertigt.

In der Vorerhebungsphase (ca. drei Wochen) erfolgte eine Einschätzung anhand der SMART Scale sowie eine anonymisierte Statuserhebung/ „Fallbeschreibung" (Geburtsjahr, Jahr/Zeitpunkt der Erkrankung/des Traumas, Patientenkarriere, Aufnahme auf der Apalliker Care Unit, medizinische, pflegerische, soziale, physiotherapeutische Anamnese, Biografie, alle Therapien).

In der Datenerhebungsphase wurde der pflegerische Förderplan drei Monate lang kontinuierlich umgesetzt. Durchführung, Abweichungen, Beobachtungen und Reaktionen wurden dokumentiert.

In der Nacherhebungsphase kamen die Patienten wieder in ihre Zimmer, ohne Umsetzung des Förderplans. Anhand der SMART Scale erfolgte wieder die Beobachtung und Einschätzung der Patienten.

Die Angehörigen (sofern vorhanden) wurden auch in den Datenerhebungsprozess einbezogen. Sie haben nach entsprechender Information und Einschulung anhand der SMART Scale die Beobachtungen, die sie als Angehörige gemacht haben, schriftlich festgehalten.

Die Vorerhebungs-, Datenerhebungs- und Nacherhebungsphasen sind abgeschlossen. Im Rahmen einer Feed-back-Veranstaltung wurde diese Phase im Team analysiert. Die vielen Daten, die erhoben wurden, sind aufgrund der Menge leider noch nicht zur Gänze ausgewertet.

Daher bleibt nach wie vor die Frage offen, ob mit Hilfe der SMART Scale die Wirksamkeit der Pflegekonzepte nachgewiesen werden kann.

Dieses forschungsorientierte Projekt hat sich von einem quantitativen Ausgangspunkt zu einem sowohl quantitative als auch immer mehr qualitative Elemente enthaltenen Forschungsprozess entwickelt.

Obwohl noch sehr viel Forschungsarbeit zu leisten ist, lässt sich derzeit schon feststellen, dass der Wissensgewinn für alle auf der Apalliker Care Unit tätigen Pflegepersonen bisher schon sehr groß ist.

Bedeutung der SMART Scale in der Pflege von Menschen im Wachkoma

Die acht Modalitäten von SMART umfassen visuelle, taktil-haptische, auditive, olfaktorische und gustatorische Reize. Außerdem werden der Wachheitsgrad sowie die funktionellen motorischen und kommunikativen Fähigkeiten der Patienten bewertet (vgl. Gill-Thwaites und Munday 1999, S. 305–320). Allen sensorischen Kategorien gemeinsam ist die hierarchische Fünf-Punkte-Skala, um einen Vergleich zu ermöglichen. Die Skalen (vgl. Gill-Thwaites und Munday 1999, S. 305–320) reichen von:

Stufe 1: „keine Antwort" –   auf jeden Reiz

Stufe 2: „Reflexverhalten" –   allgemein reflektorische Reaktion auf einen Reiz

Stufe 3: „Abwehrverhalten" –   Kopf oder Augen wegdrehen oder Gliedmaßen vom Stimulus zurückziehen

Stufe 4: „Lokalisierungsverhalten" –   Kopf oder obere Gliedmaßen zum Reiz bewegen

Stufe 5: „ Unterscheidungsverhalten" –   visuellem oder auditorischem Kommando folgen, Gegenstände passend/adäquat benutzen

Die Verhaltensbeobachtung (vgl. Gill-Thwaites und Munday 1999, S. 305–320) ist ein Beobachtungsinstrument, das unmittelbar vor jeder der zehn Sitzungen während der Bewertungsphase eingesetzt wird. Die Begutachterin beobachtet zehn Minuten lang das Verhalten der Patienten, notiert Art und Häufigkeit aller spontanen und reflexiven Bewegungen in Zehn-Sekunden-Intervallen.

Am Ende der Beobachtungssitzungen werden die Häufigkeiten und Verhaltensmuster zusammengezählt. Das Verhaltensprogramm ermöglicht es der Begutachterin, mögliche funktionale Leistungen zu entdecken, um diese später eventuell zu einer sinnvollen Leistung zu nutzen.

„Kommunikations- und biografischer Lebensstil-Fragebogen" (vgl. Gill-Thwaites und Munday 1999, S. 305–320).

Dieser Fragebogen wird bei der Aufnahme an Angehörige, Freunde und das gesamte Team verteilt mit dem Ziel, die Vorlieben und Abneigungen der Patienten in Bezug auf eine breite Palette von möglichen Reizen zu erheben, wie etwa die bevorzugte Musikrichtung.

Diese Informationen sollen sicherstellen, dass das Behandlungsprogramm der Intervention auf die Bedürfnisse maßgeschneidert ist.

„Informs" (vgl. Gill-Thwaites und Munday 1999, S. 305–320)

Die „SMART Information" des Personals und die Überwachungsformulare für die Angehörigen zur Beobachtung des Antwortverhaltens sind ein unverzichtbarer Zusatz des formalisierten Bewertungsverfahrens des SMART Protokolls (vgl. Gill-Thwaites und Munday 1999, S. 305–320).

Die Formulare sollten im Rahmen der Alltagsaktivitäten einen Rahmen für Angehörige, Freunde und Teammitglieder bieten, der die Dokumentation der Beobachtungen des Antwortverhaltens und der motorischen Funktionen erleichtern soll.

Der Aufbau von SMART kennt keine Grenze für Reize, die eingesetzt werden können, um den Patienten zu wecken (vgl. Gill-Thwaites und Munday 1999, S. 305–320). Die SMART Scale wurde konzipiert, um einen Gesamtpunktewert zu bilden. Jede Kategorie kann unabhängig untersucht werden, um die Geschwindigkeit und den Stellenwert der Veränderung festzustellen.

Diese Eigenschaft erlaubt es dem Begutachter, ein Programm zu entwerfen, das auf die Bedürfnisse der Patienten zugeschnitten ist, so dass diese ihr Antwortpotenzial optimal entfalten können (vgl. Gill-Thwaites und Munday 1999, S. 305–320).

Die klaren Kategorien scheinen für jede Sinnesmodalität die Ortung von Stärken und Schwächen zu erleichtern.

Die SMART Stufe 5 gibt dem Begutachter klare Hinweise einer Rückbildung eines vegetative state – eine Eigenschaft, die nur dieses Instrument besitzt (vgl. Gill-Thwaites und Munday, 1999, S. 305–320).

Im Royal Hospital for Neuro-disability (SMART Scale) wurden 24 Wachkoma-Patienten in einer Periode von fünf Jahren in die Einzelfallstudie (experimentell) aufgenommen. Diese Studie wurde durchgeführt, um den unmittelbaren Effekt der sensorischen Behandlung zu beurteilen. Die Behandlungen wurden in einer Umgebung durchgeführt, die möglichst frei von zusätzlichen Reizen war.

Es ging eine Ruhephase von mindestens 20 Minuten voraus. Angeboten wurden eine multimodale Stimulation, eine unimodale Stimulation sowie eine multimodale und unimodale Stimulation mit vertrauten Reizen.

Die Behandlung erfolgte in dreiwöchigen Blöcken, zweimal täglich. Jedem Behandlungsblock ging eine einwöchige Beobachtung ohne Behandlung voraus (baseline period). Nicht alle Stimulationsprogramme konnten verglichen werden, da die Beobachtungsgruppe zu klein oder das Programm zu individuell war.

Die Daten der Einzelfallstudien wurden gesammelt und eine Metaanalyse durchgeführt. Alle Patienten hatten als Ursache ein Schädel-

Hirn-Trauma sowie die Diagnose Wachkoma. Bei 12 von 24 Patienten ist bekannt, dass sich nach Einschluss in die Studie das Wachkoma zurück-gebildet hat.

Evaluiert wurden die unmittelbaren Effekte der sensorischen Stimula-tion mit der unmittelbaren Time sampling Methode. Das Verhalten wurde unmittelbar in Zehn-Sekunden-Intervallen während einer zehnminütigen Periode beurteilt, und zwar vor und nach der Behandlung.

Die Analyse der Score-Veränderung zeigt, dass die verwendeten Behandlungsprotokolle statistisch signifikante Verhaltensveränderungen als unmittelbaren Effekt ergaben. Der Trend der Verhaltensveränderun-gen deutet auf eine verstärkte Wachheit hin.

Bei der multimodalen Stimulation mit vertrauten Reizen wurden die größten Verhaltensveränderungen erzielt. Es bestand keine Beziehung zwischen der Stärke der Antwort auf die multimodale und unimodale Sti-mulation.

Gründe, warum eine unimodale Stimulation nicht zum erwünschten Effekt führt, könnten unter anderem eine Beschädigung des jeweiligen Sinnesorgans sein oder eine Reizgewöhnung (vgl. Wilson et al. 1996).

Das SMART Protokoll macht auch klare Angaben zur Häufigkeit der Bewertungen über die Zeit (vgl. Gill-Thwaites und Munday 1999, S. 305–320).

Die Verwendung von vertrauten und unvertrauten Reizen während der Bewertungs- und Behandlungsphase stellt eine einzigartige Eigenschaft dar (Gill-Thwaites und Munday 1999, S. 305–320).

Die sensorische Regulation basiert auf dem Konzept der Informations-verarbeitung, wobei die Betonung auf einer Verstärkung der selektiven Aufmerksamkeit liegt, was durch die Regulierung von Umweltinformati-onen anstatt durch die Verabreichung hochgradiger Stimulation erreicht werden soll (vgl. Tolle und Reimer 2003, S. 20–26).

Im Langzeitpflegebereich begegnen wir Menschen im Wachkoma, die hier nicht selten sehr lange verbleiben. Die klinische Verlaufsbeobach-tung zur Erfassung der Remissionsstadien bei den Wachkoma-Patienten auf der Apalliker Care Unit gestaltet sich bisher als äußerst schwierig.

Ebenso stellt die Pflege und Betreuung dieser Menschen scheinbar alle Berufsgruppen vor eine große Herausforderung. Es ist anzunehmen, dass bei der Rehabilitation von Menschen im Wachkoma die Verwendung von Scoringsystemen jedoch unerlässlich ist.

Zukunftsperspektiven

Obwohl es scheinbar eine Reihe brauchbarer Assessments gibt, ist SMART offensichtlich derzeit das einzige Instrument, das gegenwärtig zur Verfügung steht und speziell entwickelt wurde, um durch eine Reihe von sensorischen Beurteilungen bei Menschen, die als Wachkoma diagnostiziert sind, Bewusstsein aufdecken zu können.

Die ersten Erfahrungen mit SMART scheinen zu zeigen, dass die Beobachtungen der Angehörigen die Aussagen des Assessments bestätigen.

Es hat auch den Anschein, dass die Anwendung der SMART Techniken bei den Betreuungspersonen und den Angehörigen eine Sensibilisierung bewirken, sodass Fehlinterpretationen der beobachteten Verhaltensweisen der Patienten sich zu reduzieren scheinen oder sogar vermieden werden können, da die Realität und die Erwartungen anscheinend besser aufeinander abgestimmt werden können.

Möglicherweise können in Zukunft die vorhandenen Personalressourcen zielorientierter zum Einsatz kommen, da es möglich scheint, mit SMART die Sinnesmodalität des jeweiligen Patienten gezielt herauszufinden, auf die der Patient gut anzusprechen scheint. Somit würde es Sinn machen, das Förderprogramm entsprechend darauf abzustimmen.

Derzeit kann angenommen werden, dass zumeist Fördermaßnahmen an den Patienten scheinbar noch nach den subjektiven Interpretationen der Beobachtungen und möglicherweise auch aufgrund des persönlichen Engagements der jeweiligen Bezugspflegepersonen verteilt werden.

Es könnte sich zunehmend herauskristallisieren, dass Patienten, die aufgrund ihrer Biografie vor den Fernseher gesetzt werden, um ihre Lieblingssendung zu sehen, beispielsweise blind sind, oder Patienten die Kopfhörer mit ihrer Lieblingsmusik angeboten bekommen, obwohl sie nicht in der Lage sind zu hören. Ebenso könnten nach den ersten Erfahrungen mit der SMART vorhandene funktionelle Fähigkeiten der Patienten, die im Stationsalltag aufgrund der Komplexität des pflegerischen Handelns nicht entdeckt werden können, wahrgenommen und adäquat eingesetzt werden.

Als Nachteil anzusehen wäre eventuell die aufwändige Dokumentation und Auswertung der Daten, sodass hiefür eine EDV-gestützte Dokumentation wünschenswert wäre. Als erster Schritt ist ein Computerprogramm in Entwicklung, das die Visualisierung der Verhaltensbeobachtung und der Datenauswertung ermöglicht.

Es könnte eine sehr große Herausforderung werden, SMART als möglicherweise wirksames Werkzeug in die tägliche Praxis eines multidisziplinären Teams zu implementieren.

Musiktherapie

Einen hohen und berechtigten Stellenwert in der Pflege nimmt die Musiktherapie ein. Damit ist aber nicht die Musik gemeint, die wir Pflegenden ohne musiktherapeutische Ausbildung den Patienten laut ihrer Biografie anbieten und vorspielen (Pop, Volksmusik, Klassik etc.), obwohl sich schon hier beobachten lässt, dass die Patienten nicht immer gleich auf ihre Lieblingsmusik reagieren. Pflegende müssen beachten, dass Musik, die man zur Lieblingsmusik erklärt, der Patient an unterschiedlichen Tagen, in verschiedenen Situationen, in einer anderen Umgebung nicht immer als solche genießen kann. Denn die besondere Stärke der Musik liegt darin, dass jeder von uns sie im Prozess des Wahrnehmens beim Hören neu erschafft. Jeder auf seine individuelle Art und Weise, abhängig von der aktuellen Befindlichkeit, dem persönlichen Geschmack und der Hörsituation (Gustorff und Hannich 2000, S. 131).

Wir setzen Musik im Sinne der umfassenden Betreuung ein. Sie kommt zum Einsatz, um für die Patienten den Tag so angenehm wie möglich zu gestalten, aber auch bei Unruhezuständen, Einschlafstörungen, bei hohem Muskeltonus. Ebenso ist die Musik für uns Pflegende eine Möglichkeit, mit unseren wahrnehmungsbeeinträchtigten Patienten dialogischen Kontakt aufzunehmen. Wir Pflegenden machen verschiedene Stimulationsangebote, es sind aber die Patienten, die entscheiden, ob sie diese Angebote annehmen. Häufig stellen wir uns die Frage, wie wir unsere Wachkoma-Patienten auf ihrer Ebene fördern und begleiten können.

Einige der Patienten erhalten regelmäßig von ausgebildeten Musiktherapeuten „Altorientalische Musiktherapie".

Ein weiteres Angebot war die Tomatis-Musiktherapie. Für uns war die Tomatis-Musiktherapie eine Arbeit mit dem Unbekannten, dem wir aber genügend Zeit und Raum zur Verfügung gestellt haben. Nach den Forschungen von Dr. Alfred Tomatis, er war Musiktherapeut und Hals-Nasen-Ohrenarzt, drückt sich die gesamte Kommunikation in der Hörfähigkeit aus.

In gemeinsamen interdisziplinären Planungssitzungen haben wir beschlossen, keine Forschungsarbeit im eigentlichen Sinn, sondern ein erstes Pilotprojekt mit ausführlicher Dokumentation durchzuführen. Die Musiktherapeutin hat nach dem Einverständnis der Angehörigen und nach erhobener Patientenanamnese bei sechs Patienten ein spezielles Konzept für den Beginn der Hörkur erstellt.

Die Hörkur erfolgte in zwei Teilen zu je zehn Tagen. Das erste grundlegende Ziel der Musiktherapeutin bestand in der Erreichung einer bestmöglichen Akzeptanz der neuartigen Hörerfahrung, der Musik, des Tragens von Kopfhörern und auch ihrer Person als ständiger Betreuerin und Beobachterin.

Die Beobachtungen, die wir Pflegenden machten, wurden in der dafür vorgesehenen Dokumentation schriftlich festgehalten. In regelmäßig stattfindenden interdisziplinären Besprechungen versuchten wir die Eigenbeobachtungen der Pflege und die Beobachtungen der Musiktherapeutin zu versachlichen.

Unsere Beobachtungskriterien
– Atmung – veränderter Atemrhythmus, oberflächliche oder tiefe Atmung, Atemfrequenz;
– Augen – Augenzwinkern, Blickkontakt, wendet Blick nach;
– Bewegungen – Eigenbewegungen, tonische Körpersignale, globale oder differenzierte Bewegungen;
– Gesten und Gebärden – Wünsche und Absichten;
– Mimik – Schmerz, Lächeln, Wohlbefinden;
– vegetative Körpersignale – Erröten, Speichelfluss, Schwitzen.

Auswirkung der Tomatis-Hörkur an einem Fallbeispiel
Alter und Geschlecht: 55 Jahre, männlich
Diagnose: apallisches Syndrom nach Verkehrsunfall

Kurzbiografie: Hr. J. ist ledig, hat keine Kontaktperson. Seine Mutter, die ihn täglich besucht hat, ist vor ca. einem Jahr verstorben. Die Ehefrau eines Mitpatienten betreut Hrn. J. mit, wenn sie zu Besuch kommt. Seine Hobbys: TV, besonders Fußballspiele, Lieblingsmusik Beat und Schlager.

Ausgangssituation: Hr. J. befindet sich im Remissionsstadium 4, in der Remissionsverlaufsskala hat er 63 Punkte (von erreichbaren 100 Punkten), in der Skala für expressive Kommunikation und Selbstaktualisierung hat er 24 Punkte (von erreichbaren 38 Punkten). Hr. J. ist in der Lage, wenige Wörter verbal zu äußern, diese sind vor allem „Ja", „Nein" und „Sicher". Er neigt zur verbaler Enthemmung und antwortet auf einen Gruß meist mit „Trottel" oder „Geh weg". Noch nie hat Hr. J. den Pflegepersonen gegenüber seine Bedürfnisse verbal geäußert. Immer wieder führt er mit seiner rechten Hand Wischbewegungen im Gesicht durch und zeigt häufig motorische Unruhe. Hr. J. wäscht sich mit Unterstützung der Pflegepersonen nach Affolter beim Waschbecken. Unter Anleitung und Unterstützung erfolgt auch das Ankleiden. Den Vormittag verbringt er im Zimmer oder im Aufenthaltsraum am liebsten vor dem Fernseher. Er zeigt keinerlei Regung bei der Frage, ob er einen Ausflug mitmachen möchte. Seine Antwort lautet „Ja" oder „Sicher". Im weiteren Verlauf verfolgte er unsicher, aber sehr aufmerksam das Handeln der Musiktherapeutin. Diese fragte Hrn. J. jeden Tag, ob er sich auf die Musiktherapie freue. Er antwortete stets „Sicher".

Nach den ersten Musiktherapiesitzungen begann Hr. J. plötzlich, sich gewählt auszudrücken. Er beantwortete die Frage der Musiktherapeutin mit „Ich warte schon auf Sie". In weiterer Folge begann er auch den Pflegepersonen gegenüber seine Wünsche und Bedürfnisse zu äußern. Die Pflegeperson wollte in gewohnter Weise Hrn. J. beim Waschen am Waschbecken unterstützen, als er plötzlich sagte: „Ich möchte mich duschen." Mit großer Freude erfüllte die Pflegeperson ihm diesen Wunsch. Selbst den Wunsch nach einer zusätzlichen Tasse Kaffee äußert er jetzt. Mittlerweile sagt er Sätze wie: „Ich bin ja vollständig auf eure Hilfe angewiesen." Die Frage, ob er einen Ausflug mitmachen möchte, beantwortet er jetzt mit: „Ich freue mich schon darauf." und „Gibt es auch etwas zu trinken?" Zur Freude aller äußert er jetzt immer öfter seine Wünsche und Absichten und beginnt, auch deutlich Emotionen wie Freude zu zeigen. Völlig überrascht waren wir, als er zu einer Pflegekraft sagte, er wisse nicht mehr, wie er zu uns gekommen sei. Seine verbalen Äußerungen wie „Trottel" hören wir nach wie vor, nur eben wesentlich seltener. Es kam zu einer deutlichen Verbesserung seiner sozialen Verhaltensweisen. Seine Wischbewegungen mit der rechten Hand im Gesicht wie seine motorischen Unruhezustände haben sich ebenso reduziert.

Nach der 20. Musiktherapiesitzung: Remissionsverlaufsskala: 63 Punkte; Skala für expressive Kommunikation und Selbstaktualisierung: 34 Punkte.

An diesem Fallbeispiel wird deutlich, dass mit Musiktherapie eine emotionale Aktivierung und eine Verbesserung der Stimmungslage erreicht werden kann. Musiktherapie ist ein Angebot, um unser vorrangiges Ziel zu erreichen, mit dem Wachkoma-Patienten auf verschiedenen Ebenen zu kommunizieren und damit die Lebensqualität zu verbessern.

Arbeit mit Förderplan

Die individuelle Förderung von Wachkoma-Patienten erfordert von der Pflege ein hohes Maß an Fachkompetenz. Zielsetzungen erfolgen grundsätzlich im Team, dann aber ist die feste Zuständigkeit Einzelner erforderlich.

Wir gehen bei der Förderung immer von einem positiven Ansatz aus und definieren den Patienten nicht als Summe von Defiziten.

Die Entscheidung, einen Förderplan zu erstellen, ist ein sich schrittweise entwickelnder Prozess. Ob und wie der Förderplan erstellt wird, wird nicht nach der Anamnese entschieden, sondern im Rahmen eines durchaus individuell verschieden langen Zeitraums gemeinsamer Arbeit mit dem Patienten.

Wesentlich aber ist die gemeinsame Entscheidungsfindung im multiprofessionellen Team, die im Rahmen einer regelmäßig stattfindenden Fallbesprechung getroffen wird.

Erstellt wird der Förderplan dann von der Bezugspflegeperson, da eine positiv-emotionale Beziehung zwischen Pflegeperson und Patient von Bedeutung ist.

Der Förderplan beschreibt die Ressourcen und Defizite des Patienten sowie das Maß der jeweils individuell notwendigen Unterstützung und legt die geeigneten Maßnahmen fest.

Festgelegt werden auch die Zielsetzungen, Zeitbegrenzungen, Vereinbarungen mit Angehörigen und Kontrolle bezüglich des Erreichens der Maßnahmen.

Zwecke des Förderplans
- systematisches Erheben von Informationen über den Patienten;
- Festlegung von Förderschwerpunkten und Zielen mit Patienten, Angehörigen, interdisziplinärem Team;
- regelmäßige Evaluierung über den Prozess der Förderung, Veränderungen, Erfolge.

Die wesentlichsten Arbeitsschritte
- Informationen aufnehmen:
  Pflegeanamnese
  Information aus Krankengeschichte
  Kontaktaufnahme mit den Angehörigen
  Biografieerhebung
  Eigen- und Fremdbeobachtung
- Informationen auswerten
- Ziele formulieren
- Maßnahmen und Vereinbarungen treffen
- eventuell neue Ziele formulieren oder Maßnahmen verändern

Inhalte eines Förderplans
- physische, psychische, soziale Ziele

- Nah- und Fernziele
- Art und Umfang der Betreuung
- Aufgaben der Angehörigen
- Pflegekonzepte
- konkreter Zeitplan
- Verlaufskontrolle

Durch die gemeinsame Erstellung eines Förderplans werden die eigenen Wahrnehmungen geübt und durch Eigen- und Fremdevaluierung relativiert und bereichert. Aufgrund der gemeinsamen Bearbeitung im Team ergänzen sich die Erfahrungen und Kenntnisse aller Teammitglieder, was wiederum eine Zunahme der Kreativität bewirkt.

Die Bewertungen, Urteile und Beobachtungen werden durch die gemeinsamen Besprechungen versachlicht.

Durch Teamarbeit wird die Anwendung der Betreuungskonzepte und Techniken vielseitiger und patientenorientierter.

Fallbeispiel
Alter und Geschlecht: 45 Jahre, männlich
Diagnose: apallisches Syndrom nach Sturz

Auszug aus Biografie: Die Hobbys von Hrn. P. waren vor allem „Boden- und Geräteturnen", er nahm auch an Leichtathletikturnieren teil. Seine weiteren Lieblingsbeschäftigungen waren Radfahren und Motorradfahren. Zur Familie besteht kein Kontakt. Er erhält aber in regelmäßigen Abständen Besuch von seinem Jugendfreund.

Herr P. befindet sich im Remissionsstadium 2 und ist tetraplegisch. Nach der Kornährenfeldübung hat er für kurze Zeit Kopf- und Rumpfkontrolle, kann dadurch frei am Boden oder auf dem Sessel sitzen. Er hat die Augen geöffnet, hält nur kurz Blickkontakt, wendet den Blick nicht nach. Auf Ansprache reagiert er mit starker Unruhe, starker Verschleimung, vermehrtem Schwitzen und erhöhtem Speichelfluss.

Unser Ziel: Förderung der Wahrnehmung und Zunahme von Lebensqualität durch Reduzierung der vegetativen Symptomatik in einem Beobachtungszeitraum von drei Monaten.

Geplante Maßnahmen: Begrüßungsritual, je nach Bedürfnis eine belebende oder beruhigende Ganzkörperwaschung (BGKW) unter Miteinbeziehung der an der ACU implementierten Pflegekonzepte. Zweimal wöchentlich (Dienstag und Freitag) Bodenarbeit. Zwischen den Pflegehandlungen halbstündige Ruhephasen. Tägliche Mobilisierung in den

Rollstuhl, in den Sessel und wieder in den Rollstuhl durch eine Pflegeperson nach Kinästhetik.

Begrüßungsritual: Ansprache mit Vornamen und Initialberührung – rechte Hand geben lassen, Hrn. P. dazu auffordern und zuwarten. Zeigt Hr. P. keine Reaktion, dann seine rechte Hand nehmen und ihn begrüßen. Dieses Begrüßungsritual ist von allen Betreuungs- und Bezugspersonen bei jedem Erstkontakt und auch beim Abschied durchzuführen. Für jeden ersichtlich ist die Initialberührung am Kopfende seines Bettes angebracht.

Beruhigende Ganzkörperwaschung im Bett: Die Pflegehandlung wird verbal, mit eher leiser, gesenkter Stimme und Initialberührung eingeleitet. Hr. P. wird von Anfang an in die Pflegehandlung mit einbezogen. Er wird nach kinästhetischen Prinzipien unter Einbeziehung des Affolter-Konzeptes im Bett in Sitzposition gebracht. Dazu wird erst das rechte Bein bewegt. Beim Zurücklegen des Beins auf die stabile Unterlage erfolgt durch die Pflegeperson mit Hrn. P. die taktile Informationssuche (leichter Druck mit Wippbewegungen, um Hrn. P. die Lage des Beins auf der Unterlage bewusst zu machen). Pflegeperson und Patient spüren die Unterlage. Danach bewegt die Pflegeperson leicht die Hüfte von Hrn. P. auf der Unterlage, damit er spürt, wo sich sein Körper befindet und wie sich seine Umwelt verändert hat. Anschließend wird die linke Seite von Hrn. P. auf die gleiche Weise bewegt. So weiß Hr. P., wo er sich in seiner Umwelt befindet, es kommt nicht zu Tonuserhöhung oder Angstzuständen. Auf keinen Fall darf in die beweglichen Zwischenräume (wie etwa Hand- oder Kniegelenk) gefasst werden.

Das bedeutet, dass Hr. P. nicht von mehreren Pflegepersonen gehoben wird, sondern dass er sich Schritt für Schritt im Bett weiterbewegt und damit die Bewegung nachvollziehen kann. Befindet sich Hr. P. in Sitzposition, werden zuerst seine Hände ins Waschwasser getaucht, um mit dem Medium „Wasser" in Kontakt zu kommen. Würden wir mit dem nassen Waschlappen sofort das Gesicht waschen, würde dies zu Abwehrreaktionen in Form von Globalbewegungen und erhöhtem Muskeltonus führen. Diese Stresssituation würde auch zu einer vegetativen Antwort in Form von massiver Transpiration führen. Das Waschwasser enthält den persönlichen Waschzusatz von Hrn. P. gemäß seiner Biografie. Die Pflegeperson steht seitlich. Anschließend wird Hr. P. unter Miteinbeziehung seiner linken Hand ein weicher Waschlappen über die rechte Hand gestreift. Nun führt die Pflegeperson langsam die Hand von Hrn. P. zum Oberkörper und wäscht diesen geführt. Toleriert er diese Pflegehandlung, wird seine Hand langsam zum Gesicht geführt. In derselben Weise erfolgt auch das Abtrocknen. Die Führung des Waschlappens erfolgt in Haarwuchsrichtung, wobei die Berührung immer wieder neu angesetzt wird. Während dieser gemeinsamen Arbeit mit Hrn. P. wird kaum gesprochen, um ihm nicht die Spürinformation zu nehmen. Beendet wird die BGKW mit deutlichen Berührungen.

Bodenarbeit: Zur Bodenarbeit verwenden wir Turnmatten und zum Nachbau eines Motorrades Lagerungshilfsmittel (große Würfel).

Evaluierung: Nach vier Wochen konsequenter Durchführung der geplanten Maßnahmen war eine gewisse Ruhe und Aufmerksamkeit zu beobachten. Beim Sitzen auf der Turnmatte am Boden zeigt der Patient eine vollständige Kopf- und Rumpfkontrolle für ca. 15 Minuten. Zum Evaluierungszeitpunkt konnten wir eine deutliche Abnahme der vegetativen Symptomatik dokumentieren, ebenso kam es zu einer Steigerung der Aufmerksamkeit. Er hält jetzt Blickkontakt und wendet den Kopf nach (derzeit noch personenbezogen). Insgesamt kam es zu einer bemerkenswerten Verbesserung seines Allgemeinzustandes und er zeigt für alle deutlich sichtbares Wohlbefinden.

Aromatherapie

In der ganzheitlichen Pflege und Betreuung von Wachkoma-Patienten bieten uns ätherische Öle vielfältige Anwendungsmöglichkeiten.

Aromapflege wirkt sich positiv auf das Wohlbefinden aus, da die Anwendung stimulierend, stärkend, prophylaktisch, aber auch heilender Art ist. Zum Einsatz kommen ätherische Öle aber auch, um eine angenehme Atmosphäre im Patientenzimmer zu schaffen. Weiters unterstützen sie die Anregung der Selbstheilungskräfte. Verdünnt, in Form von Massagen, Bädern und Kompressen, auf die Haut aufgebracht, wirken sie nicht nur auf die Haut, sondern auch auf Körper und Psyche.

Die derzeit beliebteste Art der Anwendung auf der ACU ist das Verdampfen in der Aromalampe. Wir verwenden Aromalampen oder elektrische Aromasteine.

Die Dosierung erfolgt unterschiedlich, da einige Essenzen eher flüchtig, andere wieder sehr konzentriert sind. Die Tropfenanzahl, die man in die Duftlampe gibt, hängt also von der verwendeten Essenz und von der Raumgröße ab. Bis auf wenige Ausnahmen dürfen ätherische Öle nur in Trägerölen oder sonstigen Mischungen verwendet werden.

Bestimmte Düfte rufen Erinnerungen hervor und lösen in weiterer Folge Handlungen aus. Wenn wir atmen, riechen wir, und somit werden sehr viele Informationen aus der Umwelt aufgenommen. Geruch löst immer Gefühle aus. Wir verbinden Geruch immer mit „angenehm" oder „unangenehm". Da die Duftmoleküle über die Nase vom Organismus aufgenommen werden, sollten auch für die Raumbeduftung nur hochwertige Öle verwendet werden.

Ein wesentliches Qualitätsmerkmal ist die Etikett-Kennzeichnung:
- deutscher und lateinischer Name;
- Chargennummer;
- 100 % natürliches ätherisches Öl;
- Ablaufdatum;
- Herkunftsland;
- Gewinnungsverfahren (z. B. Alkohol);
- Pflanzenteil (Blüte oder Wurzel);
- Abfüllmenge in Millilitern;
- Art des Anbaus (konventionell, kontrolliert, biologisch, kontrollierte Wildsammlung);
- zähflüssige ätherische Öle wie Benzoe und Myrrhe werden in Alkohol oder Jojoba gelöst, um sie anwendungsfreundlicher zu machen, hier muss der Zusatz in Millilitern angegeben sein;
- Herstellerfirma;
- es muss „Zur Raumbeduftung" und „Vor Kindern sicher aufbewahren" angegeben sein;
- Tropfenzähler und eventuell kindersicherer Verschluss sollten vorhanden sein;
- Abfüllung in braunen oder violetten Flaschen.

Eine weitere Anwendungsform ist derzeit die Pfefferminzwaschung bei hohem Fieber. In der kalten Jahreszeit mischen wir Cajeput und Eukalyptus, um einer Grippe vorzubeugen. Geplant ist, dass wir die Aromapflege, von deren Wirksamkeit wir uns schon überzeugen konnten, als zusätzlich unterstützendes Angebot noch in anderen Bereichen mit einbeziehen werden.

Angehörige aktiv

Da Angehörige mit ihrem Verhalten einen beträchtlichen Einfluss auf den Rehabilitationsverlauf und -erfolg haben, bedeuten sie auch einen Weg zur Außenwelt für den Wachkoma-Patienten. Als Folge der schweren Erkrankung und angesichts der veränderten Lebenssituation stehen Angehörige meist allein da, während sich um den betroffenen Patienten meist ein ganzes Team kümmert.

Häufig haben die Angehörigen keinen festen Ansprechpartner, an den sie sich mit Fragen und Problemen wenden können oder von dem sie systematisch begleitet, angeleitet, informiert und beraten werden.

Ziel der ACU ist die gemeinsame Arbeit mit den Angehörigen, nicht zuletzt auch zum Wohl der Wachkoma-Patienten.

Ein wesentliches Ziel des Erstkontaktes ist es, zwischen den Angehörigen und dem professionellen Team eine Vertrauensbasis zu schaffen, die eine weitere Zusammenarbeit ermöglicht, fördert und unterstützt. Dieses Gespräch beinhaltet die Ermittlung von Erwartungen, Kompetenzen und Problemen aus der Sicht der Angehörigen sowie die erste notwendige gezielte Informationsweitergabe.

Inhalte des Erstkontaktgesprächs
- Aufklärung über Betreuungsumfang durch die Pflegeperson und den Stationsarzt;
- Klärung des Umfangs, in dem Angehörige oder ihre Vertreter bereit sind, betreuende Handlungen auszuführen (Pflegeplanung);
- Aushändigung und Erklärung von Informationsmaterial am ersten Tag der Aufnahme:
  Tagesablauf,
  Aktivitäts- und Therapieangebote,
  Kurzfassung der implementierten Pflegekonzepte und Therapieangebote;
- Besprechung der Betreuungsziele;
- Terminvereinbarung bezüglich gewünschter Beratung und Einschulung der Angehörigen in Pflegekonzepte;
- Information über die Möglichkeit, dass bei Dauerbelastung (Angehörige) auch zu den fix stattfindenden Gesprächsterminen (Stationsschwester – Arzt) zusätzlich Termine zu Entlastungsgesprächen vereinbart werden können;
- Hinweis auf die Österreichische Wachkoma-Gesellschaft, eventuell Kontakt vermitteln – Information liegt auf der Station auf.

Entschließen sich Angehörige, Pflegehandlungen (an ihrem eigenen Patienten) oder die Freizeitgestaltung von mehreren Wachkoma-Patienten zu übernehmen, erhalten sie gezielt und kontinuierlich aufbauend Information, Beratung und Anleitung.

Die Betreuung dieser Patientengruppe und des betreuenden Angehörigen erfolgt wie bisher durch die diensthabende Bezugspflegeperson.

Die Angehörigenarbeit erfolgt nicht zufällig, sondern wird im Rahmen der Pflegeplanung im Pflegeprozess bewusst berücksichtigt.

Anhang:
Pflegestandards, Checklisten, Arbeitspläne

Waschung nach Affolter

Indikation
- Patient ist nicht in der Lage, die Körperpflege selbständig durchzuführen
- insbesondere bei Patienten, die den Bezug zum eigenen Körperschema verloren haben

Kontraindikationen
- Zeichen von Schmerzen
- Zeichen der Ermüdung und Erschöpfung des Patienten

Ziel
- Wachheit und Aufmerksamkeit fördern
- Regulierung des Muskeltonus
- Bewusstmachen des Körperschemas/der Körpergrenzen

Anzahl und Qualifikation der Pflegepersonen
- 1 speziell geschulte Person

Häufigkeit
- je nach Zustand des Patienten

Vorbereitung
Patient
- Pflegeperson stellt sich vor, gleichzeitig Initialberührung
- Den Patienten über die Pflegehandlung informieren
- Den Patienten in Rückenlage mit erhöhtem Oberkörper lagern
- Bei Patienten in Luftkissenbetten – Bett in Arbeitsstellung bringen (wenn möglich)

Umgebung
- Bett in Arbeitshöhe bringen
- Intimsphäre des Patienten wahren
- Für Ruhe im Raum sorgen
- Gespräche mit dem Patienten oder anderen Personen sind zu vermeiden (Patient soll nicht abgelenkt werden)

Material
je nachdem, ob diese Waschung mit der beruhigenden oder der belebenden Ganzkörperwaschung kombiniert wird

Persönlich
- Hygienische Händedesinfektion
- Nach Möglichkeit ohne Handschuhe

Durchführung
- Waschung erfolgt nach denselben Prinzipien wie die beruhigende oder belebende Waschung nach Basaler Stimulation in der Pflege®.
- Nach jeder Aktion (z. B. Waschen einer OE, Abtrocknen) bzw. Lageveränderung beim Patienten legt die Pflegeperson beide Hände auf die betreffende Extremität. Mit leichtem Druck und Wippbewegungen wird dem Patienten die Lage der Extremität auf der Unterlage bewusst gemacht (Informationssuche).
- Durch Druckausübung mit flacher Hand an der Hüfte des Patienten (rechts oder links) wird der Körper auf der Unterlage bewegt, sodass der Patient die Lage seines gesamten Körpers auf dieser wahrnehmen kann (Bestätigung).
- Waschen des Gesichtes wird geführt mit einer Hand des Patienten (wenn Zustand des Patienten dies ermöglicht) durchgeführt.
- Dauer: ca. 30 Minuten

Dokumentation
Auf physische, psychische, emotionale Reaktionen des Patienten, Besonderheiten und Komplikationen achten und diese schriftlich in der Patientenakte festhalten.

Bobath-orientierte Ganzkörperwaschung

Indikation
– Hemiplegie/-parese

Kontraindikation
– nicht während der Akutphase

Anzahl und Qualifikation der Pflegeperson
– 1 geschulte Pflegeperson

Häufigkeit
– abhängig vom Zustand des Patienten und der geplanten Angebote

Dauer
– ca. 20 Minuten

Vorbereitung
Patient
– Pflegeperson stellt sich vor, gleichzeitig Initialberührung
– Den Patienten über den Zweck und den Vorgang informieren
– Patienten je nach Möglichkeit in Oberkörper-Hochlagerung bringen

Umgebung
– Fenster schließen
– Raum soll angenehm temperiert sein
– Zugluft vermeiden
– Unnötige Lärmquellen ausschalten

Materialien
– Warmes Wasser (37–40°C)
– Waschlappen
– Handtuch
– Sonstige individuell notwendige Materialien vorbereiten, um nicht ständig vom Patienten weglaufen zu müssen

Persönlich
– Hygienische Händedesinfektion

Durchführung
- Die Waschung erfolgt in Oberkörperhochlage des Patienten.
- Der Patient soll nach Möglichkeit die Waschbewegungen der Pflegeperson visuell verfolgen.
- Die Pflegeperson spricht bei der Waschung der betroffenen Seite des Patienten laut mit und gibt ihm so Information, an welcher Stelle des Körpers des Patienten gerade die Waschung erfolgt.
- Die Pflegeperson steht neben der betroffenen Seite des Patienten.
- Die Pflegeperson beginnt nun umfassend von den Fingerspitzen der nicht betroffenen oberen Extremität des Patienten über die Körpermitte hin zur betroffenen Extremität, bis zu den Fingerspitzen, zu waschen.
- Dieser Vorgang wird beim Waschen und beim Abtrocknen je 3× durchgeführt.
- Danach wird der Oberkörper von der nicht betroffenen Seite über die Körpermitte zur betroffenen Seite hin gewaschen. Die Hände der Pflegeperson liegen dabei nebeneinander gelegt am oberen Brustkorbbereich und wandern dann versetzt nach unten bis zum Unterbauch. Die Waschrichtung von der nicht betroffenen zur betroffenen Körperhälfte hin wird dabei stets beibehalten.
- Als nächstes wird das Gesicht gewaschen. Vom Kinn der nicht betroffenen Gesichtshälfte über die Wange und Stirn bis über die Körpermitte, bis zum Kinnansatz der betroffenen Seite. Augen, Nase und Mund werden wie bei der beruhigenden Waschung gepflegt.
- Der Patient wird nun zur Pflegeperson gedreht, so kann nun der Rücken von oben nach unten mit nebeneinander aufliegenden Händen von der Schulter bis zum Kreuzbein gewaschen werden. Prinzipielle Vorgangsweise wie bei der Waschung der Oberkörper-Vorderseite.
- Die Beine werden umfassend von den Zehen der nicht betroffenen Seite, umfassend über den Unterschenkel zur Vorderseite des Oberschenkels der nicht betroffenen Seite, über die Körpermitte zur Vorderseite des Oberschenkels der betroffenen Seite, umfassend über den Unterschenkel der betroffenen Seite nach vor bis zu den Zehenspitzen gewaschen, und die Zehen werden einzeln nacheinander gewaschen.
- Die Rückseite der Oberschenkel wird in Seitenlage von der Kniekehle der nicht betroffenen Seite über die Körpermitte bis zur Kniekehle der betroffenen Seite hin gewaschen.
- Genital- und Analpflege erfolgt nach üblichen Standards vor oder nach der Waschung.
- Wichtig: Der Druck in den Händen der Pflegeperson wird jeweils über der Körpermitte des Patienten noch gesteigert und bis zum Ende der

jeweiligen betroffenen Körperpartie beibehalten. Dadurch wird es möglich, die sich an der Körpermitte überlappenden Nervenbahnen in der betroffenen Seite zu stimulieren.

Dokumentation
Auf physische, psychische, emotionale Reaktionen des Patienten, Besonderheiten und Komplikationen achten und diese schriftlich in der Patientenakte festhalten.

Diametrale Ganzkörper- oder Teilkörperwaschung oder -einreibung

Indikation
- Kontrakturen(prophylaxe)

Anzahl und Qualifikation der Pflegepersonen
- 1 geschulte Pflegeperson

Häufigkeit
- prinzipiell abhängig vom Zustand des Patienten und der geplanten Angebote

Richtlinie
- Als Waschung: 1 × täglich bzw. alternierend (je nach Stärke der Kontrakturen bzw. je nach Notwendigkeit als prophylaktisches Angebot) mit anderen wahrnehmungsfördernden Waschungen
- Als Einreibung: diese wird spezifisch nur an betroffenen Extremitäten angewendet. Als Therapieform sollte dies ca. 5 × bis 6 × täglich (je nach Ausprägung der Kontraktur oder des Risikos) an entsprechender Extremität erfolgen

Dauer
- Als Waschung: ca. 20 Minuten
- Als Einreibung: pro Extremität ca. 5–10 Minuten je nach Ausprägung oder Risiko

Vorbereitung
Patient
- Pflegeperson stellt sich vor, gleichzeitig Initialberührung
- Den Patienten über den Zweck und den Vorgang informieren
- Patienten je nach Möglichkeit in Oberkörper-Hochlagerung bringen

Umgebung
- Fenster schließen
- Raum soll angenehm temperiert sein
- Zugluft vermeiden
- Unnötige Lärmquellen ausschalten

Materialien
– Warmes Wasser (37–40°C)
– Waschlappen bzw. neutrales Hautöl
– Handtuch (bei Waschung)
– Sonstige individuell notwendige Materialien vorbereiten, um nicht ständig vom Patienten weglaufen zu müssen

Persönlich
– Hygienische Händedesinfektion

Durchführung
– Der Patient soll sich in einer für ihn angenehmen Position befinden.
– Bei einer diametralen Waschung wird der Körperstamm des Patienten nach beruhigenden Prinzipien gewaschen.
– Die zu behandelnden Extremitäten werden bei Behandlung frei gelagert.
– Die warmen Hände der Pflegeperson werden je eine proximal und eine distal der zu behandelnden Extremität aufgelegt.
– Nun wird mit kräftigem Druck (aber nicht zu fest, könnte durch Schmerzen die Kontraktur verstärken) mit beiden Händen gleichzeitig der Extremität entlanggestrichen. Mit der distal angelegten Hand nach proximal, mit der proximal angelegten Hand nach distal (je nach Spannungszustand der Muskulatur). Beide Hände sollten dabei aber gleichzeitig das entsprechende große „Mittelgelenk" (Ellbogen- oder Kniegelenk) passieren.
– Diese Bewegung soll 3 × bis 5 × wiederholt werden.

Dokumentation
Auf physische, psychische, emotionale Reaktionen des Patienten, Besonderheiten und Komplikationen achten und diese schriftlich in der Patientenakte festhalten.

Orale und olfaktorische Stimulation

Indikation
- Der Patient ist in seiner Wahrnehmung beeinträchtigt
- Der Patient hat verminderte Speichelproduktion und dadurch besteht die Gefahr der trockenen Mund- und Rachenschleimhaut, trockene Lippen und sonstige pathologische Veränderungen

Ziel
- Den Mund bewusst zu machen
- Wahrnehmung durch Geschmack- und Geruchssinn zu fördern
- Mundmotorik und Mundmuskulatur zu erhalten
- Intakte Mundflora zu erhalten
- Vermeidung von pathologischen Veränderungen
- Schluckakt zu trainieren (ist nicht primäres Ziel, ergibt sich aber häufig im Rahmen der oralen Stimulation)

Anzahl und Qualifikation der Pflegepersonen
- 1 speziell geschulte Person

Häufigkeit
- mindestens 1- bis 2 × täglich je nach Zustand des Patienten

Vorbereitung
Patient
- Initialberührung
- Den Patienten über das Angebot informieren
- Den Patienten in eine aufrechte Sitzposition bringen
- Auf eine stabile Kopf- und Körperhaltung achten

Umgebung
- Langsames Vorgehen, auf ruhige Atmosphäre achten
- Langsames Anbahnen über individuellen Zugangwege

Material
- Einen Spatel, Mullgaze oder eine Klemme und Kugeltupfer
- Verschiedenen Nahrungsmittel je nach Biographie
- Frisches Wasser, Mineralwasser oder Flüssigkeit gemäß Biographie
- Absauggerät

Persönlich
- Hygienische Händedesinfektion
- Ungepuderte, geruchlose Einmalhandschuhe bzw. Fingerling eventuell mit Mullgaze umwickeln

Durchführung
- Vor Durchführung der oralen Stimulation ist es sinnvoll, eine olfaktorische Stimulation durchzuführen, denn dadurch ist eine sofortige Einbringung von Fremdkörpern nicht notwendig und der Patient wird auf sanfte Weise auf das Öffnen des Mundes vorbereitet.
- Sanftes Berühren von der Wange ausgehend bis rund um den Mund.
- Danach Lippen bestreichen (mit verschiedenen Nahrungsmitteln oder für Patienten leckeren Flüssigkeiten). Dadurch erreicht man häufig ein Öffnen der Lippen.
- Vorsichtig zwischen Zähne und Lippen stimulieren; gleichzeitig kann auch Mundhygiene durchgeführt werden, sodass die Zunge und der Rachenraum gereinigt und stimuliert werden können.
- Lippen anschließend mit Lippenbalsam gemäß Biographie pflegen.
- Vorsicht! Man sollte nicht mit den Fingern in die Mundhölle greifen (Beißreflex). Nahrung oder Flüssigkeit können oft nicht ausreichend transportiert werden: Aspirationsgefahr.

Dokumentation
Auf physische, psychische und emotionale Reaktion des Patienten, Besonderheiten und Komplikationen achten und diese schriftlich in der Patientenakte festhalten

Atemstimulierende Einreibung

Indikation
- Der Patient ist in seiner Wahrnehmung beeinträchtigt
- Der Patient atmet unruhig und unregelmäßig
- Der Patient ist ängstlich
- Der Patient weist einen hohen Blutdruck auf
- Der Patient leidet an Ein- und Durchschlafstörungen
- Der Patient hat Schmerzzustände oder eine labile Stimmungslage

Kontraindikation
- akuter Asthmaanfall

Ziel
- Körperwahrnehmung unterstützen
- Ruhige, gleichmäßige und tiefe Atmung wieder herbeiführen
- Aufmerksamkeit erhöhen
- Zugang zum Patienten finden und Beziehung aufbauen

Anzahl und Qualifikation der Pflegepersonen
- 1 speziell geschulte Person
- eventuell 1 Person zum Assistieren

Häufigkeit
- je nach Zustand und Bedarf des Patienten

Vorbereitung
Patient
- Initialberührung
- Den Patienten über das Angebot informieren
- Den Patienten in eine aufrechte Sitzposition bzw. in eine 135°-Lagerung, oder Bauchlagerung bringen

Umgebung
- Langsames Vorgehen, auf ruhige Atmosphäre achten
- Unnötige Geräuschquellen ausschalten
- Fenster schließen und Raum gut temperieren

Material
- unparfümierte Lotion oder Fettcreme bzw. Lotionen gemäß Biographie

Persönlich
- Hygienische Händedesinfektion
- Nach Möglichkeit ohne Handschuhe, Hände anwärmen, ohne Schmuck und Uhren

Durchführung
- Den Patienten in entsprechende Position bringen.
- Fettcreme bzw. Lotion in den Handflächen verteilen und anwärmen.
- Beide Hände im Schulterbereich neben der Wirbelsäule auflegen.
- Hände mittels kreisenden Bewegungen Richtung Steiß führen, wobei spezifische Drücke ausgeübt werden:
- Mit Daumen und Zeigefingern und den dazugehörigen Handflächen rechts und links der Wirbelsäule starken Druck ausüben;
- Hände mit Druck nach außen drehen, wobei sich der Druck auf die kleinen Finger und die dazugehörigen Handflächen verlagert;
- den Kreis ohne Druck schließen;
- jeden Kreis atemsynchron durchführen; Einreibung nach physiologischem Atemrhythmus.
- Am Rückenende angelangt, werden die Hände versetzt zur Schulter gebracht, eine Hand sollte immer am Rücken des Patienten sein.
- Vorgang 5- bis 8-mal wiederholen, am Ende mit deutlichem Abstreichen vom Nacken zum Steiß; Hände nicht gleichzeitig vom Körper nehmen!
- Dauer: 3–5 Minuten (bei Bedarf auch länger).

Dokumentation
- Auf physische, psychische und emotionale Reaktion des Patienten, Besonderheiten und Komplikationen achten und diese schriftlich in der Patientenakte festhalten

Tipp
Die atemstimulierende Einreibung kann je nach Möglichkeit auch auf der Brust oder halbseitig durchgeführt werden.

Vestibuläre Stimulation 1

Indikation
- Schwerkraftempfinden des Patienten ist herabgesetzt
- Der Patient hat Bezug zu seinem Körper und Körperschema und der Umgebung verloren
- Der Patient hat das räumliche Darstellungsvermögen verloren
- Der Gleichgewichtssinn ist stark geschwächt

Ziel
- Schwerkraftempfinden erhöhen
- Dem Patienten helfen, einen Bezug zu seinem Körper wiederherzustellen
- Räumliche Orientierung verbessern
- Gleichgewichtssinn verbessern

Anzahl und Qualifikation der Pflegepersonen
- 1 speziell geschulte Person

Häufigkeit
- abhängig vom Zustand des Patienten

Vorbereitung
Patient
- Initialberührung
- Den Patienten über das Angebot informieren

Umgebung
- Angenehme Atmosphäre schaffen
- Unnötige Geräuschquellen ausschalten

Persönlich
- Hygienische Händedesinfektion

Kopfdrehbewegungen
Durchführung
- Der Kopf des Patienten wird in die nebeneinander gehaltenen Hände der Betreuungsperson gelegt (wenn Patient liegt), beim sitzenden Pati-

enten umfasst die Betreuungsperson, die hinter dem Patienten steht, den Kopf links und rechts.
- Die Betreuungsperson führt sehr langsame Drehbewegungen mit dem Kopf und der Halswirbelsäule des Patienten abwechselnd nach links und rechts durch. Der Radius sollte dabei eher gering sein, da der Patient durch die Verteilung der Lymphe diese Bewegungen stärker wahrnimmt, als sie in Wirklichkeit durchgeführt werden.
- Dauer: ca. 1–2 Minuten.

Tipp
- Kopf kann auch in ein Handtuch gelegt werden (Nachteil: geringe Kopfkontrolle).

Schaukelbewegungen des Oberkörpers des Patienten im Bett
Durchführung
- Bei dieser Übung muss sich die Betreuungsperson in das Bett des Patienten hinter dessen Oberkörper begeben.
- Der Oberkörper des Patienten liegt auf der Brust der Betreuungsperson und beide Oberkörper sollten dabei so aufrecht sein, wie es der Zustand des Patienten erlaubt.
- Die Beine der Betreuungsperson befinden sich links und rechts von den Beinen des Patienten und sind leicht angewinkelt; die Beine unterstützen die Schaukelbewegung.
- Die Betreuungsperson sollte dabei eventuell in ruhiger Tonlage und langsam mit dem Patienten sprechen, so wird der Patient gleichzeitig auch vibratorisch stimuliert.
- Anfangs mit kleinem Radius beginnen und vorsichtig steigern.
- Dauer: ca. 3–5 Minuten.

Dokumentation
Auf physische, psychische und emotionale Reaktion des Patienten, Besonderheiten und Komplikationen achten und diese schriftlich in der Patientenakte festhalten

Vestibuläre Stimulation 2

Indikation
- Der Patient hat Bezug zu seinem Körper und Körperschema und der Umgebung verloren
- Der Patient hat das räumliche Darstellungsvermögen verloren
- Der Gleichgewichtssinn ist stark geschwächt

Ziel
- Dem Patienten helfen, einen Bezug zu seinem Körper wiederherzustellen
- Räumliche Orientierung verbessern
- Gleichgewichtssinn verbessern

Anzahl und Qualifikation der Pflegepersonen
- 1 speziell geschulte Person

Häufigkeit
- abhängig vom Zustand des Patienten oder gemäß Arztanordnung

Vorbereitung Patient
- Initialberührung
- Den Patienten über das Angebot informieren

Vorbereitung Umgebung
- Angenehme Atmosphäre schaffen
- Unnötige Geräuschquellen ausschalten

Persönlich
- Hygienische Händedesinfektion

Schaukelbewegungen der Beine des Patienten im Bett
Durchführung
- Die Betreuungsperson sitzt am Fußende des Bettes und winkelt die Beine des Patienten leicht an und legt sich die Füße des Patienten an die Brust.
- Die Betreuungsperson führt sehr langsame Schaukelbewegungen nach links und nach rechts mit den Beinen des Patienten durch.

- Auch hier kann die Betreuungsperson dabei sprechen (siehe „Schaukelbewegungen des Oberkörpers").
- Dauer: ca. 3–5 Minuten (bei Bedarf auch länger).

Kornährenfeldübung

Durchführung
- Der Patient wird zum Querbett aufgesetzt
- Die Beine des Patienten müssen den Boden berühren, damit eine
  gewisse „Standhaftigkeit" vermittelt wird.
- Die Betreuungsperson kniet im Bett hinter dem Patienten, umfasst ihn
  mit der einen Hand um die Mitte (ca. im Nabelbereich oder Brustbein)
  und mit der anderen Hand an der Stirn (Betreuungsperson und Patient
  sitzen im direkten Kontakt Brust an Rücken).
- Die Betreuungsperson führt sehr langsame Kreisbewegungen (jede
  einzelne Drehung sollte ca. 8–12 Sekunden dauern) mit dem Oberkörper des Patienten durch, abwechselnd dreimal nach rechts und dreimal
  nach links, ca. 3–5 Minuten.
- Die Kreisbewegungen sollten einen Radius von 20cm nicht überschrei-
  ten, ansonst Schwindelgefahr und Übelkeit!

Dokumentation
- Auf physische, psychische und emotionale Reaktion des Patienten,
  Besonderheiten und Komplikationen achten und diese schriftlich in der
  Patientenakte festhalten

Tipp
Wenn direkter Bodenkontakt nicht möglich ist, dann können auch Fuß-
schemel oder Ähnliches verwendet werden.

Vestibuläre Stimulation 3

Vorgehen bei Spastiken und Kontrakturen (Schaukelbewegungen in Seitenlage)

2 Prinzipien
- Heraus aus der Rückenlage!
- Von der Peripherie aus wird keine Spastik gelöst – immer von rumpfnah nach rumpffern!

Indikation
- Patienten mit bestehenden Kontrakturen bzw. Spastiken
- Patienten mit erhöhtem Risiko einer Kontraktur- bzw. Spastikentwicklung
- Patienten, die sich aktiv nicht oder nur minimal bewegen können, zur zusätzlichen vestibulären Stimulation

Anzahl und Qualifikation der Pflegepersonen
- 1 speziell geschulte Pflegeperson

Häufigkeit
- 1 × bis 2 × täglich; bei Bedarf auch öfter (bei jedem Lagewechsel leichte Schaukelbewegung möglich)

Dauer
- 2–5 Minuten (kann bei Bedarf und je nach Reaktion des Patienten auch länger dauern; max. jedoch 10 Minuten)

Vorbereitung
Patient
- Pflegeperson stellt sich vor, gleichzeitig Initialberührung
- Den Patienten über den Zweck und Vorgang des Angebots informieren
- Den Patienten in Seitenlage (rechts oder links) bringen

Material
- Bei Bedarf und nach Möglichkeit während dem speziellen Angebot Weichlagerungen aufheben
- Seitenteile am Bett hoch klappen (v.a. jenen Seitenteil, auf den der Patient den Blick gerichtet hat)

- Bett flach stellen und gesamte Betthöhe möglichst tief nach unten stellen

Umgebung
- Fenster schließen, Zugluft vermeiden, der Raum soll angenehm temperiert sein
- Ruhige Atmosphäre im Raum

Persönlich
- Hygienische Händedesinfektion

Durchführung

Angebot 1
Der Patient liegt in Seitenlage. Man legt die Hand unter die Achsel seitlich auf den Brustkorb des Patienten. Dann legt man die andere Hand seitlich auf die Beckenschaufel. Nun schaukelt man den Patienten mit beiden Händen langsam symmetrisch vor und zurück.

Angebot 2
Der Patient liegt in Seitenlage. Die Hände des Pflegenden liegen auf dem Patienten wie bei Maßnahme 1. Nun verändert man die Schaukelbewegung durch eine langsam gesteigerte Dehnung von Schulter und Becken gegeneinander. Dadurch werden die Körperachsen gegeneinander gedreht.

Angebot 3
Der Patient befindet sich in Seitenlage. Die Hände der Pflegeperson liegen auf dem Patienten wie in Maßnahme 1 und 2. Nun stabilisiert man die Beckenschaufel mit der darauf liegenden Hand in der Grundstellung, mit der anderen Hand schaukelt man die Schulter sanft nach vorne.

Dokumentation
Auf physische, psychische, emotionale Reaktionen des Patienten, Besonderheiten und Komplikationen achten und diese schriftlich in der Patientenakte festhalten.

Vibratorische Stimulation

Problem
- Der Patient hat Bezug zu seinem Körper und Körperschema verloren

Ziel
- Dem Patienten helfen, einen Bezug zu seinem Körper wiederherzustellen – Körperschema und Körpergrenzen bewusst machen, Körpererfahrung
- Körperinformationen über Skelettsystem vermitteln (Tiefensensibilität)
- Je nach Zielsetzung die Aufmerksamkeit erhöhen bzw. Entspannung erreichen
- Änderung des Muskeltonus erreichen

Anzahl und Qualifikation der Pflegepersonen:
- 1 speziell geschulte Person

Häufigkeit
- je nach Zustand des Patienten

Vorbereitung
Patient
- Initialberührung
- Den Patienten über das Angebot informieren

Umgebung
- Angenehme Atmosphäre schaffen
- Unnötige Geräuschquellen ausschalten

Material
- Massagestab für Vibrationsmassage, Vibrationskissen bzw. -schlange
- Elektrischer Rasierapparat, elektrische Zahnbürste etc. für vibratorische Stimulation

Persönlich
- Hygienische Händedesinfektion

Durchführung
- Massagestab an den Knochen und Gelenken ansetzten (Schulter-, Hand-, Hüft-, Kniegelenk, Ferse)
- Von distal nach proximal arbeiten
- Über den langen Röhrenknochen wird die Vibration weitergeleitet
- Kontrollieren, ob der Reiz durchgeht (gut tastbar)
- Auf den Muskeltonus und die Reaktion des Patienten achten

Dokumentation
Auf physische, psychische und emotionale Reaktion des Patienten, Besonderheiten und Komplikationen achten und diese schriftlich in der Patientenakte festhalten.

Checkliste zur Anleitung neuer Mitarbeiter und Schüler auf der Apalliker Care Unit

Allgemein

- ☐ Räumlichkeiten
- ☐ Tagesablauf
- ☐ Kennen des eigenen Tätigkeitsprofils
- ☐ Kennen des eigenverantwortlichen, mitverantwortlichen und inter-disziplinären Bereichs
- ☐ Kennen des Bezugspflegesystems, Bereichspflegesystems
- ☐ Pflegemodell Orem

Pflege

- ☐ Grundpflege
- ☐ PEG-Sonden- und Gastrotubepflege
- ☐ Verabreichung von Medikamenten für die PEG-Sonde, Gastrotube

☐ Verabreichung von Nahrung	☐ mit Nahrungspumpe (Dauertropf, Bolus)
	☐ Schwerkraft (Dauertropf, Bolus)
	☐ Bolus mit Spritze
☐ Inkontinenzversorgung	☐ Inkontinenzverband
	☐ Dauerkatheter (transurealer DK, Cystofix)
	☐ Kondomurinal
	☐ Richtlinien des GZW/Standards
☐ Handhabung der diversen ADS	☐ Mediscus Thera Pulse Bett
	☐ motorbetriebene Luftkissenmat-ratzen
	☐ diverse Weichlagerungsmatratzen und Systeme
☐ Handhabung der	☐ diversen Rollstühle
	☐ Stryker
	☐ Mobilisationshilfen (Hebekran, Rutschbrett)
	☐ Badekran

- ☐ Handhabung des Blutzuckermessgerätes, der Insulinpens, Pulsoxymeter

☐ Setzen eines Dauerkatheters	☐ bei der Frau (DGKS, DGKP)
	☐ Assistenz beim Mann

☐ Absaugen über die Kanüle und Kanülenpflege (DGKS, DGKP)

Pflegekonzepte

Reaktivierende Pflege
☐ Wichtigste Aspekte

Basale Stimulation®
☐ beruhigende Ganzkörperwaschung
☐ belebende Ganzkörperwaschung
☐ Atemstimulierende Einreibung
☐ Vibrationsmassage
☐ orale Stimulation
☐ Homunkulusmassage
☐ Kornährenfeldtherapie
☐ beruhigendes Bad

Affolter-Konzept
☐ Waschung nach Affolter
☐ Lagerung
☐ Mobilisation
☐ einfaches Führen
☐ pflegerisches Führen
☐ Trippeln

Bobath-Konzept
☐ Waschung
☐ Schinkengang
☐ Lagerung
☐ Mobilisation

Kinästhetik®-Konzept
☐ rückenschonende Arbeitsweise
☐ Hinaufbewegen, Hinunterbewegen des Patienten im Bett
☐ Patient zum Bettrand bewegen
☐ Patient auf die Seite drehen
☐ Mobilisation

Lagerung
☐ Bauchlagerung
☐ Rückenlagerung bei Streckmuster
☐ Rückenlagerung bei Beugemuster
☐ Nestlagerung in Rückenlage

☐ Nestlagerung in Seitenlage
☐ Lagerung in den Königssitz

Scores
☐ Frühreha-Barthel-Index
☐ Komaremissionsskala
☐ Remissionsverlaufskala
☐ Skala für expressive Kommunikation und Selbstaktualisierung
☐ SMART Scale

Evaluierung mit Stationsleitung und Bezugsperson
☐ nach 3 Monaten
☐ nach 6 Monaten
☐ nach 1 Jahr
☐ bei Praktikanten und Schülern nach Terminvereinbarung

Administration
☐ Aufnahme
☐ Transferierung
☐ Urlaub, Ausgang des Patienten
☐ Exitus
☐ Erstgespräch, Informationssammlung
☐ Pflegeplanung mit Pflegediagnosen
☐ Evaluierung der Pflegeplanung
☐ Dokumentation
☐ EDV   ☐ Ausdruck von Barcodeetiketten
                      ☐ Anforderung und Ausdruck von Befunden
☐ Antidekubitussysteme   ☐ Anforderung
                      ☐ Rückgabe
                      ☐ Reparatur
☐ Vorgangsweise bei anfallenden Reparaturen (allgemein)
☐ Praxisbegleiter:
☐ Schüler/Mitarbeiter:
☐ Absaugen über die Kanüle und Kanülenpflege (DGKS, DGKP)

Checkliste
Aufnahme – Diagnose – Therapieprozess
Pflegeperson – Angehörige

☐ Begrüßung und Vorstellung mit Namen und Funktion

☐ Stationsörtlichkeiten zeigen und erklären (Bett, Kasten, ...)

☐ Persönliche Gegenstände des Pat. in Verwahrung nehmen oder ev.
   mit nach Hause geben – dokumentieren

☐ Tagesstruktur

☐ Besuchszeiten

☐ Pflegesysteme (Bereichs-, Bezugspflege)

Pflegekonzepte-Kurzinformation:

☐ Bobath-Konzept   ☐ Affolter

☐ Basale Stimulation   ☐ Kinästhetik

☐ Reaktivierende Pflege

☐ Telefonnummer der Station – Stationsleitung – Stationsarzt – Sozial-
   arbeiter – ev. E-Gebäude, Standesführung – Erreichbarkeit

☐ Angebot Friseur, Fußpflege

☐ Terminvereinbarung für patientenorientiertes Zweitgespräch

                     ☐ Fremdanamnese

                     ☐ Biographieerhebung

                     ☐ Gespräch mit Stationsarzt

                     ☐ am Kalender vermerken

☐ Information Österreichische Wachkoma Gesellschaft – Angehörigen-
   treff

☐ Sprechstunde Stationsschwester

☐ Unterstützendes Informationsmaterial aushändigen

☐ Klärung der Erwartungen, Kompetenzen und Probleme aus Sicht der
   Angehörigen/Pflege bezüglich mitverantwortlichen Bereich, Möglichkeiten der Integration, Schulungsmöglichkeiten

☐ Sachwalter

Checkliste
Aufnahme – Diagnose – Therapieprozess
Pflegeperson – Patient

☐ Begrüßung und Vorstellung mit Namen und Funktion

☐ Zimmer zuteilen

Datenerhebung + Aufnahmeformalität

☐ Akut-Check

☐ Puls	☐ Tracheostoma
☐ Atemfrequenz	☐ PEG
☐ Temperatur	☐ Cystofix
☐ Größe	☐ Vegetative Situation
☐ Gewicht	☐ Vorhandene Befunde/Unterlagen

☐ Informationsgespräch mit Angehörigen

☐ Sofern keine Angehörigen anwesend, abklären, ob diese oder Sachwalter verständigt ist

☐ Übernahme der Effekten und Depositen

☐ Dokumentation in das Effektenbuch

☐ Standbuch eintragen

☐ Hinzemappe und Krankengeschichte anlegen

☐ Anamneseerhebung gemeinsam mit Arzt

☐ Pflegeanamnese

☐ Pflegediagnosen

☐ Norton-Skala

☐ Reaktivierungsstufen

☐ Barthel-Index

☐ Pflegeplanung

Patientenorientierte Tagesstruktur an Apalliker Care Unit

Zeit	Patienten	Angehörige	Pflege	Arzt	Therapeuten
07.00 bis 07.30	Erwachen Ev. Blutabnahme Ev. iv. Medikation		**Dienstübergabe** **Morgenbesprechung** Aufteilung Bereichspflege Bezugspflege **Planung und Koordination** Pflege Dipl. PT Abteilungshelfer Unterstützung des ND-Arztes	**ND** Arzt steht für medizinisch-ärztliche Tätigkeiten und Notfälle zur Verfügung Iv. Medikationen Sonden- und Trachealkanülen Probleme Interkurrente Ereignisse Blutabnahmen Iv. Medikationen Insulinverabreichung Heparinverabreichung	**Morgenbesprechung** mit Pflege
07.30 bis 09.00	**Frühstück** Vorbereiten/Lagerung orale Stimulation Frühstückseinnahme Sondenernährung **Medikamenten-Einnahme** **Pflege** **Spezielle Lagerungen** **Med. Therapien** **Nicht med. Therapien**	ev. **Begleitung** zu auswärtigen Untersuchungen ev. **Mithilfe** bei Nahrungsverabreichung	**Wecken** Begrüßung und Info über Tag, Zeit, Wetter Initialberührung **Ernährung** Vorbereitung/Lagerung Orale Stimulation Verabreichung von Nahrung/Sonde **Medikamenten-Verabreichung** Vitalwertkontrolle Vorbereitung der Kanülen **Visite** (Arzt, STSR, Bereichsleitung, ev. Dipl. PT)	**Ärztliche Morgenbesprechung**	**Therapien** lt. Tagesplan Physiotherapie Ergotherapie Logopädie

251

Zeit	Patienten	Angehörige	Pflege	Arzt	Therapeuten
08.30 bis 11.30	**Pflege** **Spezielle Lagerungen** **Med. Therapien** **Nicht med. Therapien**	**Begrüßung** **Mithilfe** Pflege/Therapie **Schulung** **Info-Gespräche**	**Pflege:** **Information (Hinze)** Bereichspflege, Bezugspflege Grundpflege Behandlungspflege Fachpflege Waschen, Anziehen, Mobilisieren, in den Rollstuhl, regelmäßige Lagerung Kontrakturprophylaxe Schienen anlegen, Dekubitusprophylaxe Pneumonieprophylaxe Atemstimulierende Einreibung, Tracheostoma-, PEG-, Cystofix-Management Flüssigkeitszufuhr/Bilanz Lokale Therapien Vitalwertkontrollen **Dokumentation (Hinze)** Info-Gespräche mit Angehörigen	**Stationsarbeit** Diagnostische und therapeutische Maßnahmen (iv. Medikation, Sondenwechsel etc.) Bioimpedanzmessungen Blutgasanalysen Organisation Untersuchungen Dokumentation Klinischer Verlauf, Status-Anamneseerhebungen Scorings Überweisungen, Schriftverkehr etc. Info-Gespräche mit Angehörigen	**Einzeltherapien** Vertikalisierung Gangschulung Tonusregulation Verbesserung ROM Kontrakturbehandlung Transferschulung Wahrnehmungs-Schulung Haltungsverbesserung Atemtherapie Schlucktherapie Orale Stimulation
11.30 bis 12.30	**Mittagessen** Vorbereiten/Lagerung orale Stim. Mittagesseneinnahme Sondenernährung **Medikamenten-Einnahme**	**Mithilfe** bei Nahrungsverabreichung	**Ernährung** Vorbereitung/Lagerung Orale Stimulation Verabr. v. Nahrung/Sonde **Medikamenten-Verabreichung**		

252

Zeit	Patienten	Angehörige	Pflege	Arzt	Therapeuten
12.30 bis 13.15	**Mittags-Ruhepause**		**Mittagsbesprechung** (PP, Arzt, Dipl. PT) aktuelle Ereignisse, Pflege- und Therapiepläne		
13.15 bis 18.00	**Pflege** **Spezielle Lagerungen** **Med. Therapien** **Nicht med. Therapien** **Soziale Integration** Aufenthalt im Fernsehraum, Animation, Aufenthalt mit Angehörigen und Besuchern **Freizeitgestaltung**	**Mithilfe** Pflege/Therapie **Schulung** **Info-Gespräche** **Freizeitgestaltung**	**Pflege:** **Information (Hinze)** Bereichspflege, Bezugspflege Grundpflege Behandlungspflege Fachpflege Waschen, Anziehen, Mobilisieren, in den Rollstuhl, regelmäßige Lagerung, Kontrakturprophylaxe, Schienen anlegen, Dekubitusprophylaxe, Pneumonieprophylaxe, atemstimulierende Einreibung, Tracheostoma-, PEG-, Cystofix-Management, Flüssigkeitszufuhr/Bilanz Lokale Therapien Vitalwertkontrollen **Dokumentation (Hinze)** Info-Gespräche mit Angeh. **Therapien:** Animation, Bas. Stim., Affolter	**ND** Arzt steht für medizinisch-ärztliche Tätigkeiten und Notfälle zur Verfügung Iv. Medikationen Sonden- und Trachealkanülen Probleme Interkurrente Ereignisse	**Einzeltherapien** Vertikalisierung Gangschulung Tonusregulation Verbesserung ROM Kontrakturbehandlung Transferschulung Wahrnehmungs-Schulung Haltungsverbesserung Atemtherapie Schlucktherapie Orale Stimulation

Zeit	Patienten	Angehörige	Pflege	Arzt	Therapeuten
18.00 bis 19.00	**Abendessen** Vorbereiten/Lagerung/ orale Stim. Abendesseneinnahme Sondenernährung **Medikamenten-Einnahme**	**Mithilfe** bei Nahrungs-verabreichung	**Ernährung** Vorbereitung/Lagerung Orale Stimulation Verabr. v. Nahrung/Sonde **Medikamenten-Verabreichung, Initialberührung/ Abschied**	**ND** Arzt steht für medizinisch-ärztliche Tätigkeiten und Notfälle zur Verfügung Iv. Medikationen Sonden- und Tracheal-kanülen, Probleme, inter-kurrente Ereignisse	
19.00 bis 19.30	**Nachtruhe**	**Verabschiedung**	**Dienstübergabe**		
19.30 bis 22.00			**Pflege** (Nachtmedikation, lokale Therapien, Spätmahlzeiten) Lagerungen, atem-stimulierende Einreibung		
22.00 bis 05.00			Stdl. Kontrollgänge Medikamente vorbereiten Nachtdiensttätigkeiten lt. Plan, Lagerungen		
05.00 bis 06.15			Pflege Inkontinenz-Intimpflege Lagerungen		
06.15 bis 07.00			Dokumentation (Bilan-zen abschließen, Vitalwert-kontrolle), Vorbereiten des Patienten für vorgesehene Untersuchungen, Blut-abnahmen etc.		

Primär- und Sekundärprozesse an Apalliker Care Unit

Primärprozess	Sekundärprozesse		
	Betroffene Berufsgruppe		
	Ärzte	Pfleger	Therapeuten
Aufnahme	Begrüßung und Vorstellung (Patient/Angehörige)		Begrüßung und Vorstellung
	Akutcheck (Patient): Kardiorespir. Situation, Temperatur, Größe, Gewicht, Tracheostoma, Cystofix, DK, PEG lt. PDA		
	Datenerhebung + Aufnahmeformalitäten		
	Informationsgespräch mit Angehörigen		
Diagnose	Anamneseerhebung mit Angehörigen		Anamnese + Infocheck
	Check und Doku vorh. Befunde		
	Blute, C/P, Kulturen, EKG, EEG, Duplex		
	Ev. CT, MRI, SSEP		
	Ärztl. Status (Neuro/Int.)	Pflegeanamnese laut PDA	Therapeut. Status/Diagnose
	Scorings (Reaktiv. Stufen, FRB, KRS, Norton, Remissionsstufen, Ashworth-Skala, SMART etc.)		
	Ärztliche Diagnose, Pflegediagnose + Dokumentation		PT/Ergo/Logo Status
	Termin für patientenorientiertes zweites Gespräch mit Angehörigen (Erwartungsklärung, Nah-, Fernziele)		

255

Primärprozess

Sekundärprozesse

Betroffene Berufsgruppe

Ärzte	*Pfleger*	*Therapeuten*
Therapieplanung/Doku Therapie	Pflegeplanung/Doku	Therapieplanung/Doku
Orale, parenterale Therapie	Pflegemaßnahmen	Therapiemaßnahmen

Therapie

Ernährung/Bilanzierung

Allgemeine Therapiemaßnahmen (kontinuierlich 24-h-Konzept): Kontrakturprophylaxe, Dekubitusprophylaxe, Pneumonieprophylaxe, Thromboseprophylaxe, Parotitisprophylaxe, Obstipationsprophylaxe

Spezielle Therapiemaßnahmen I (kontinuierlich 24-h-Konzept): Tracheostoma-Management, PEG-Management, Cystofix-Management, Venflon-Management

Regelmäßige Vitalwertkontrolle: RR, HF, Temp, pO_2, BZ, BB, Gewicht, Bioimpedanz

Patientenorientierte Strukturierung des Tagesablaufes (Bedürfnisse, Fähigkeiten)

Weitere Therapiemaßnahmen

Spezielle Therapiemaßnahmen II (kontinuierlich 24-h-Konzept): Basale Stimulation, reaktivierende Pflege, Affolter, Kinästhetik

Lagerung (inkl. Material), Handling nach Bobath, Schienen, orale Stimulation, ev. Kontinenztraining

Physiotherapie: lt. Standards

Ergotherapie: lt. Standards

Primärprozess	Sekundärprozesse		
	Betroffene Berufsgruppe		
	Ärzte	Pfleger	Therapeuten

Logopädie: lt. Standards

Individueller Förderplan

Regelmäßige Scorings (FRBI, KRS, Ashworth, Remissionsverlauf)

Regelmäßige interdisziplinäre Therapiebesprechung (Ist, Ziel, Maßnahmen)

Management von Komplikationen

Fieber

Aspirationspneumonie/Pneumonie

O_2-Therapie

Harnwegsinfekt

Vegetative Krisen: Hypersalivation, Hyperhidrose, Tachykardie

Dekubitus/ADS-Systeme

Kontrakturen, Gelenksveränderungen: laut Standards

Primärprozess

Sekundärprozesse

Betroffene Berufsgruppe

Ärzte	Pfleger	Therapeuten

Weitere Therapieoptionen

Botoxtherapie

Baclofenpumpen

Orthopädisch-chirurgische Maßnahmen

Miteinbeziehung der Angehörigen in den Tagesablauf

Langzeitbetreuung „Angehörige aktiv"

Angehörigenberatung

Angehörigenschulung

Angehörigenbetreuung

Angehörigengruppe der Österreichischen Wachkoma-Gesellschaft

Umfassende Versorgung

Literatur

Zitierte Literatur

Affolter F (1987) Wahrnehmung, Wirklichkeit und Sprache. Neckar-Verlag, Villingen-Schwenningen

Agricola R (2010) Leben wollen – trotz Wachkoma. Wissenschaftlicher Verlag, Berlin

American Academy of Neurology (1993) Position statement: certain aspects of the care and management of profoundly and irreversibly paralyzed patients with retained consciousness and cognition. Report of the Ethics and Humanities Subcommittee of the American Academy of Neurology. Neurology 43: 222–223

American Medical Association (1990) Persistent vegetative state and the decision to withdraw or withhold life support. Council on Scientific Affairs and Council on Ethical and Judicial Affairs. JAMA 263: 426–430

ANA Committee on Ethical Affairs (1993) Persistent vegetative state: report of the American Neurological Association Committee on Ethical Affairs. Ann Neurol 33: 368–390

Andrews K, Murphy L, Munday R, Littlewood C (1996) Misdiagnosis of the vegetative state: retrospective study in a rehabilitation unit. BMJ 313: 13–16

Andrews K (1996) Euthanasia in chronic severe disablement. Br Med Bull 52: 280-288

Andrews K (2003) Clinical approaches to the withdrawal of nutrition and hydration. Clin Med 3: 342–345

Beaumont JG, Kenealy PM (2005) Incidence and prevalence of the vegetative and the minimally conscious states. Neuropsychol Rehabil 15 (3-4): 184–189

Beck M (2006) Wachkoma und andere ethische Probleme am Lebensende. NÖ Edition Patientenrechte

Bernat JL, Beresford HR (2006) The controversy over artificial hydratation and nutrition. Neurology 66: 1618–1619

Böttger-Kessler G, Beine KH (2007) Aktive Sterbehilfe bei Menschen im Wachkoma. Der Nervenarzt 78: 802–808

Bienstein C, Fröhlich A (1991) Basale Stimulation in der Pflege. Verlag Selbstbestimmtes Leben, Düsseldorf

Bienstein C (2001) Forschungsprojekt zur Entwicklung, Implementierung und Evaluation von Förderungs- und Lebensgestaltungskonzepten für Wachkoma- und Langzeitpatienten im stationären und ambulanten Bereich, anhand von zu entwickelnden Qualitätskriterien. Diplomarbeit, Universität Witten-Herdecke

Bienstein C, Fröhlich A (2003) Basale Stimulation in der Pflege: Die Grundlagen. Kallmeyer, Seelze-Velber

Böhm E (1999) Psychobiographisches Pflegemodell nach Böhm, Bd 1, Grundlagen. Maudrich, Wien

British Medical Association (2001) Withholding and withdrawing life prolonging medical treatment: guidance for decision making, 2nd edn. BMJ Books, London

Bundesarbeitsgemeinschaft für Rehabilitation (2000) Wachkoma und danach. Tagungsbericht 1. Bundesfachtagung Phase F

Bundesarbeitsgemeinschaft für Rehabilitation (2003) Empfehlungen zur statio-nären Langzeitpflege und Behandlung von Menschen mit schweren und schwers-ten Schädigungen des Nervensystems in der Phase F

Burns E (2009) Pflegetheorien und Modelle SAB für Führungsaufgaben. Vortrag: März 2009

Childs NL, Mercer WN, Childs HW (1993) Accuracy of diagnosis of persistent vegeta-tive state. Neurology 43: 1465–1467

Childs C (2008) Human brain temperature: regulation, measurement and relation-ship with cerebral trauma. Br J Neurosurg 22(4): 489–496

Choi SC, Barnes TY, Bullock R, Germanson TA, Marmarou A, Young HF (1994) Temporal profile of outcomes in severe head injury. J Neurosurg 87: 169–173

Coleman MR (ed) (2005) Neuropsychological rehabilitation, The assessment and rehabilitation of vegetative and minimally conscious patients. Psychology Press 15: 3/4

Davies PM (1995) Wieder aufstehen: Frühbehandlung und Rehabilitation für Patien-ten mit schweren Hirnschädigungen. Springer, Berlin Heidelberg New York Tokyo

Dolce G, Sazbon L (2002) The post-traumatic vegetative state. Thieme, Stuttgart

Dörr G, Grimm R, Neuer-Miebach T (Hrsg) (2000) Aneignung und Enteignung: der Angriff der Bioethik auf Leben und Menschenwürde. Verlag Selbstbestimmtes Leben, Düsseldorf

Elsbernd A, Glane A (1996) Ich bin doch nicht aus Holz: wie Patienten verletzende und schädigende Pflege erleben. Ullstein Mosby, Berlin

Engberg AW, Teasdale TW (2004) A population based study of survival and discharge status for survivers after head injury. Acta Neurol Scand 110: 281–290

Feldmann N (2002, 2003) Kursunterlagen Kinästhetik: Grund- und Aufbaukurs. Ver-vielfältigte Kursunterlagen, Geriatriezentrum am Wienerwald, Wien, Österreich

Friedemann ML (1996). Familien- und umweltbezogene Pflege: Die Theorie des sys-temischen Gleichgewichts. Verlag Hans Huber, Bern

Friedemann ML, Köhlen C (2003) Familien- und umweltbezogene Pflege: Die The-orie des systemischen Gleichgewichts. 2. erweiterte und überarbeitete Auflage. Verlag Hans Huber, Bern Göttingen Toronto Seattle

Gerstenbrand F (1967) Das traumatische apallische Syndrom. Springer, Wien New York

Giacino JT, Ashwahl S, Childs N, Cranford R, Jennett B, Katz DI, Kelly JP, Rosen-berg JH, Whyte J, Zafonte RD (2002) The minimal conscious state: definition and criteria. Neurology 58: 349–353

Giacino JT, Trott ChT (2004) Rehabilitative management of patients with disorders of consciousness. J Head Trauma Rehabil 19: 254–265

Giacino J, Whyte J (2005) The vegetative and minimally conscious states – Current knowledge and remaining questions. J Head Trauma Rehabil 20(1): 30–50

Gill-Thwaites H (1997) The sensory modality assessment rehabilitation technique: a tool for assessment and treatment of patients with severe brain injury in a vegeta-tive state. Brain Inj 11: 723–734

Gill-Thwaites H, Munday R (1999) The Sensory Modality Assessment and Rehabilita-tion Technique (SMART): a comprehensive and integrated assessment and treat-ment protocol for the vegetative state and minimally responsive patient. Neuro-psychol Rehabil 9: 305–320

Gill-Thwaites H, Munday R (1999) The Sensory Modality Assessment and Rehabilitation Technique (SMART). A comprehensive and integrated assessment and treatment protocol for the vegetative state and minimally responsive patient. Neuropsychol Rehabil 9 (3/4): 305–320

Gobiet W, Gobiet R (1999) Frührehabilitation nach Schädel-Hirn-Trauma: Leitfaden zur ergebnisorientierten aktiven Therapie, 2. Aufl. Springer, Berlin Heidelberg New York Tokyo

Gustorff D, Hannich H-J (2000) Jenseits des Wortes: Musiktherapie mit komatösen Patienten auf der Intensivstation. Huber, Bern

Hagel K, Rietz S (1998) Die Prognose des apallischen Syndroms. Anaesthesist 47: 677–682

Hannich HJ (2010) Betreuende oder zu Betreuende – Welche Hilfen benötigen Betreuer schwerstbehinderter Menschen bei ihrer Aufgabe. Vortrag im Rahmen der Jahrestagung 2010 der Österreichischen Wachkoma Gesellschaft Geriatriezentrum am Wienerwald, Wien, Österreich

Häusler S (2001) Hirnverletzt – Ein Schicksal ohne Ende, 3. Aufl. Dusrei Verlag Dr. Karl Feistle

Heindorf R, Müller SV, Zieger A (2007) Evidenzbasierte neurophysiologische Therapie in der neurologischen Frührehabilitation von komatösen und apallischen Patienten. Neuropsychol 18(1): 29–39

Higashi K, Hatano M, Abiko S (1977) Epidemiological studies on patients with a persistent vegetative state. J Neurol Neurosurg Psychiatry 40: 876–885

Hinterhuber H, Meise U (2008) Gedanken zu den Sterbehilfe-Bestrebungen in europäischen Ländern. Neuropsychiatrie 22: 277–282

Höfling W (Hrsg) (2005) Das sog. Wachkoma: Rechtliche, medizinische und ethische Aspekte. Lit Verlag, Münster

International Working Party Report on the Vegetative State (2000) Royal Hospital for Neuro-disability. West Hill Putney, London

Jennett B, Plum F (1972) Persistent vegetative state after brain damage: a syndrome in search of a name. Lancet i: 734–737

Jennett B (2002) The vegetative state, medical facts, ethical and legal dilemmas. Cambridge University Press, Cambridge

Jox RJ, Heßler HJ, Borasio GD (2008) Entscheidungen am Lebensende, Vorsorgevollmacht und Patientenverfügung. Der Nervenarzt 79: 729–739

Kallert TW (1994) Das „apallische Syndrom": zu Notwendigkeit und Konsequenzen einer Begriffsklärung. Fortschr Neurol Psychiatr 62: 241–255

Kaudel MJ (2010) Betreuung für Angehörige von Wachkomapatienten – eine Herausforderung für Pflegepersonal. Abschlussarbeit Weiterbildung Pflege von Menschen im Wachkoma, Akademie für Fort- und Sonderausbildungen am AKH Wien, Österreich

Kellenhauser E, Schewior-Popp S (1999) Ausländische Patienten besser verstehen. Thieme, Stuttgart New York

Kretschmer E (1940) Das apallische Syndrom. Z Gesamte Neurol Psychiatr 169: 576–579

Laureys St, Owen AM, Schiff ND (2004) Brain function in coma, vegetative state and related disorders. The Lancet Neurology 3: 537–546

Laureys St, Perrin F, Schnakers C (2005) Residual cognitive function in comatose, vegetative and minimally conscious states. Curr Opin Neurol 18: 726–733

Lavrijsen J (2005) Patients in a vegetative state. Quickprint, Nijmegen

Lavrijsen JCM, van den Bosch JSG, Koopmans RTCM (2005) Prevalence and characteristics of patients in a vegetative state, in: Dutch nursing homes. J Neurol Neurosurg Psychiatry 76: 1420–1424

Leptihn T (2001) Pflegekonzepte in der Gerontopsychiatrie, Entwicklung und praktische Umsetzung in der Altenpflege. Hannover

Levin HS, Saydjari C, Eisenberg HM, Foulkes M, Marshall LF, Ruff RM, Jane JA, Marmarou A (1991) Vegetative state after closed head injury: a Traumatic Coma Data Bank Report. Arch Neurol 48: 580–585

Levy DE, Caronna JJ, Singer BH, Lapinski RH, Frydman H, Plum F (1985) Predicting the outcome from hypoxic ischemic coma. JAMA 253: 1420–1426

Lipp B, Schlaegel W (1996) Wege von Anfang an: Frührehabilitation schwerst hirngeschädigter Patienten. Neckar-Verlag, Villingen-Schwenningen

Maietta L (2000) Gesundheitsentwicklung und Lernen. Kinaesthetics Institut, Wien, Österreich

Monti MM, Laureys St, Owen AM (2010) The vegetative state. BMJ 341: 292–341

Multi-Society Task Force on PVS (1994) Medical aspects of the persistent vegetative state (1). N Engl J Med 330: 1499–1508

Multi-Society Task Force on PVS (1994) Medical aspects of the persistent vegetative state (2). N Engl J Med 330: 1572–1579

Munsat TL, Stuart WH, Cranford RE (1989) Guidelines on the vegetative state: commentary on the American Academy of Neurology statement. Neurology 39: 123–124

Nagel M (2001) Passive Euthanasie, Probleme beim Behandlungsabbruch bei Patienten mit apallischem Syndrom. Peter Lang Europäischer Verlag der Wissenschaften Bd 53

Nydahl P (Hrsg) (2007) Wachkoma, Betreuung, Pflege und Förderung eines Menschen im Wachkoma. 2. Aufl. Elsevier GmbH, München

Owen AM, Coleman MR, Boly M (2007) Using functional magnetic resonance imaging to detect covert awareness in the vegetative state. Arch Neurol 64: 1098–1102

Plum F, Posner JB (1980) The diagnosis of stupor and coma. FA Davis, Philadelphia

Sazbon L, Zagreba F, Ronen J, Solzi P, Costeff H (1993) Course and outcome of patients in vegetative state of nontraumatic aetiology. J Neurol Neurosurg Psychiatry 56: 407–409

Schenk L (1998) Kursunterlagen Pflegemodell Orem Weiterbildung für leitendes Pflegepersonal. Vervielfältigte Unterlagen, Akademie für Fort- und Sonderausbildungen, Allgemeines Krankenhaus Wien, Wien, Österreich

Schnepp W (Hrsg) (2002) Angehörige pflegen. Verlag Hans Huber, Bern Göttingen Toronto Seattle

Söll J (2001) Kursunterlagen 2002, das Affolter-Konzept: gespürte Interaktion im Alltag. Therapiezentrum Burgau, Burgau, Deutschland

Stepan Ch, Haidinger G, Binder H (2004) Prevalence of persistent vegetative state/apallic syndrome in Vienna. Eur J Neurol 11: 461–466

The Vegetative State – Guidance on diagnosis and Management (2003) Report of a working party of the Royal College of Physicians, Royal College of Physicians of London

Tolle P, Reimer M (2003) Do we need stimulation programs as a part of nursing care for patients in „persistent vegetative state"? A conceptual analysis. Axon 25 (2): 20–26 (Dezember)

Tresch DD, Sims FH, Duthie EH Jr, Goldstein MD, Lane PS (1991a) Clinical characteristics of patients in the persistent vegetative state. Arch Intern Med 151: 930–932

Tresch DD, Sims FH, Duthie EH Jr, Goldstein MD (1991b) Patients in a persistent vegetative state: attitudes and reactions of family members. J Am Geriatr Soc 39: 17–21

Vanhaudenhuyse A, Demertzi A, Schabus M (2010) Two distinct neuronal networks mediate the awareness of environment and of self. J Cogn Neurosci 10: 1–9

Von Wild K, Gerstenbrand F, Dolce G, Binder H (2007) Guidelines for quality management of apallic syndrome/vegetative state. Eur J Trauma Emergency Surg 3: 268–292

Voss HU, Uluc AM, Dyke JP (2005) Possible axonal regrowth in late recovery from the minimally conscious state. J Clin Invest 116: 2005–2011

Wade DT, Johnston C (1999) The permanent vegetative state: practical guidance on diagnosis and management. BMJ 319: 841–844

Wilson SL, Powell GE, Brock D, Thwaites H (1996) Vegetative State and response to sensory stimulation: An analysis of twentyfour cases. Brain Injury 10: 807–818

Yamamoto T, Kobayashi K, Kasai M (2005) DBS therapy for the vegetative and minimally conscious state. Acta Neurochir [Suppl] 93: 101–104

Youngner SJ, Landefeld CS, Coulton CJ, Juknialis BW, Leary M (1989) „Brain death" and organ retrieval: a cross-sectional survey of knowledge and concepts among health professionals. JAMA 261: 2205–2210

Zieger A (1998) Neue Forschungsergebnisse und Überlegungen im Umgang mit Wachkoma-Patienten. Rehabilitation 37: 167–176

Zieger A (2002) Der neurologisch schwerstgeschädigte Patient im Spannungsfeld zwischen Bio- und Beziehungsmedizin. Intensiv 10: 261–274

Zieger A, Schönle PW (Hrsg) (2004) Neurorehabilitation bei diffuser Hirnschädigung, Rehabilitationswissenschaftliche Reihe, Hippocampus Verlag

Zifko U (1996) Critical Illness Neuropathie ÖKZ 37(9): 8–12

Weiterführende Literatur

Affolter F, Bischofberger W (1993) Wenn die Organisation des zentralen Nervensystems zerfällt – und es an gespürter Information mangelt. Neckar-Verlag, Villingen-Schwenningen

Affolter F, Bischofberger W (1996) Gespürte Interaktion im Alltag. In: Lipp B, Schlaegel W (Hrsg) Wege von Anfang an. Neckar-Verlag, Villingen-Schwenningen, 77–94

Allgemeine Unfallversicherungsanstalt (Hrsg) (1997) Ganzheitliche Pflege: die Chance für erfolgreiche Rehabilitation, Handbuch für die Praxis, 4., überarbeitete Aufl. Allgemeine Unfallversicherungsanstalt, Wien

American Congress of Rehabilitation Medicine (1995) Recommendations for use of uniform nomenclature pertinent to patients with severe alterations in consciousness. Arch Phys Med Rehabil 76: 205–209

Apalliker Care Unit (2003) Standards für die Langzeitbetreuung von Patienten im Wachkoma: Pflege – Medizin. Apalliker Care Unit, Wien. Geriatrisches Krankenhaus Graz, Graz, Österreich

Arets J, Obex F, Vaessen J, Wagner F (1996) Professionelle Pflege, Bd 1, theoretische und praktische Grundlagen. Neicanos-Verlag, Bocholt

Asmussen M (2006) Praxisbuch Kinaesthetics. Elsevier GmbH München

Bauder Mißbach H (2006) Kinaesthetik in der Intensivpflege, 2. Aufl. Schlütersche Verlagsgesellschaft mbH & CoKG

Berek K, Luef G, Marosi M, Saltuari L, Aichner F, Gerstenbrand F (1993) Apallic syndrome – to treat or not to treat? Lancet 341: 899

Binder H (2002) Das apallische Syndrom. Psychopraxis 3: 18–24

Budnik B (1999) Pflegeplanung leicht gemacht, 2. Aufl. Urban und Fischer, München

Cavanagh SJ (1985) Pflege nach Orem. Lambertus, Freiburg im Breisgau

Coleman MR, Rodd JF, Davis MH (2007) Do vegetative patients retain aspects of language comprehension? Evidence from fMRI Brain 130: 2492–2507

Demertzi A, Vanhaudenhuyse A, Bruno MA (2008) Is there anybody in there? Detecting awareness in disorders of consciousness. Expert reviews com Ltd

Drerup E (1995) Modelle der Krankenpflege. Lambertus, Freiburg im Breisgau

Fawcett J (1996) Pflegemodelle im Überblick. Huber, Bern

Fröhlich A (1991) Basale Stimulation. Verlag Selbstbestimmtes Leben, Düsseldorf

Fuis F (2001) Remissionsverlaufsskala. Landeskrankenhaus Sigmund Freud, Graz, Österreich

Giacino JT, Hirsch J, Schiff N, Laureys St (2006) Functional neuroimaging applications for assessment and rehabilitation planning in patients with disorders of consciousness. Arch Phys Med Rehabil 87: 62–76

Grossman P, Hagel K (1996) Post-traumatic apallic syndrome following head injury. Part 2: treatment. Disabil Rehabil 18: 57–68

Heese C, Preger R, Schmidt H-L (Hrsg) (2003) Das Wachkoma: Berichte vom 8. Symposium der Neurochirurgischen und Neurologischen Fachklinik Kipfenberg. diritto, Eichstätt

Kaltenbach T (1993) Qualitätsmanagement im Krankenhaus, 2. Aufl. Bibliomed, Melsungen

Kampfl A, Schmutzhard E, Franz G, Pfausler B, Haring HP, Ulmer H, Felber S, Golaszewski S, Aichner F (1998) Prediction of recovery from post-traumatic vegetative state with cerebral magnetic-resonance imaging. Lancet 351: 1763–1767

Knobel S (2003) Macht Alter unbeweglich und steif? Kinaesthetics Institut, Wien, Österreich

Krujswiijk Jansen J, Mostert H (1977) Pflegeprozess: die Pflegemodelle von Orem und King im Pflegeprozess. Ullstein Mosby, Berlin

Larriviere D, Bonnie RJ (2006) Terminating artificial nutrition and hydration in persistent vegetative state patients. Neurology 66: 1624–1628

Laureys St, Tononi G (eds) (2009) The neurology of consciousness. Elsevier Ltd Academic Press

Marckmann G (2007) PEG Sondenernährung: Ethische Grundlagen der Entscheidungsfindung, ÄBW 01

Marriner-Tomey A (1992) Pflegetheoretikerinnen und ihr Werk. Recom, Basel

Orem DE (1997) Strukturkonzepte der Pflegepraxis. Ullstein Mosby, Berlin

Poletti R (1985) Wege zur ganzheitlichen Krankenpflege: praxisbezogene Anregungen. Recom, Basel

Quester R, Schmitt EW, Lippert-Grüner M (Hrsg) Stufen zum Licht: Hoffnungen für Schädel-Hirn-Patienten. hw-Studio Weber, Leimersheim

Rannegger J (1995) Kursunterlagen Basale Stimulation in der Pflege. Neurologisches Krankenhaus Rosenhügel, Wien, Österreich

Schiff ND, Rodriguez-Moreno D, Kamal A (2005) fMRI reveals large-scale network activation in minimally conscious patients. Neurology 64: 514–523

Schmidbauer M (2006) PVS Persistent Vegetative State: Einige Überlegungen zur funktionellen Anatomie. Psychopraxis 4/2006

Schnakers C, Zasler ND (2007) Pain assessment and management in disorders of consciousness. Curr Opin Neurol 20: 620–626

Schwörer C (1995) Der apallische Patient: aktivierende Pflege und therapeutische Hilfe im Langzeitbereich, 3. Aufl. G. Fischer, Stuttgart

Sevenig H (1994) Materialien zur Kommunikationsförderung von Menschen mit schwersten Formen cerebraler Bewegungsstörungen. Verlag Selbstbestimmtes Leben, Düsseldorf

Stöhr M, Brandt T, Einhäupl KM (Hrsg) (1990) Neurologische Syndrome in der Intensivmedizin. Kohlhammer, Stuttgart

Wade DT (1995) Measurement in neurological rehabilitation. Oxford University Press, Oxford

Wildemann B, Fogel W, Grau A (Hrsg) (2002) Therapieleitfaden Neurologie. Kohlhammer, Stuttgart

Zafonte RD, Watanabe T, Mann NR (1998) Amantadin: a potential treatment for the minimally conscious state. Brain Injury 12: 617–621

Zelazo PD, Moscovitch M, Thompson E (eds) (2007) The Cambridge Handbook of Consciousness. Cambridge University Press

Zemlényi Z (1999) Hopparesimi. Hemmer Verlag

Über die Autoren

DGKS Anita Steinbach

1997	Diplom zur Gesundheits- und Kranken-pflegefachkraft
1998	Weiterbildung zu leitenden Pflege-personen der 1. Führungsebene
2000	Leitung des Projekts „Apalliker Care Unit" gemeinsam mit Prim. Dr. Donis
2002	Auszeichnung der Apalliker Care Unit mit dem „Golden Helix Award"
seit 2007	Akkreditierte SMART-Assessorin
2009	Akademische Health Care Managerin
2010	Weiterbildung „Pflege bei Menschen im Wachkoma"
bis 31.12.2010	Stationsschwester auf der Apalliker Care Unit im Geriatriezentrum am Wienerwald
seit 1.1.2011	als Pflegedirektorin im Neurologischen Rehabilitationszentrum Rosenhügel tätig

- Basisausbildung in Konzepten zur Wahrnehmungsförderung: Basale Stimulation®, Kinästhetik®, Affolter®, Reaktivierende Pflege, Aromatherapie, Handling und Lagerung nach Bobath, sowie zahlreiche weitere Fortbildungen.

- Initiierung und Leitung eines Pflegeforschungsprojektes: „Zur Wirkung eines pflegerischen Förderplanes bei Menschen im Wachkoma" (derzeit Daten-auswertung), bis Dezember 2010.

- Zahlreiche Vortragstätigkeiten in Gesundheits- und Krankenpflegeschulen der Stadt Wien, einschließlich der Sonderausbildungsstätte des AKH und in verschiedenen Bundesländern Österreichs sowie im Ausland.

- Mitwirkung an der Erstellung des Curriculums der 1. WB „Pflege bei Menschen im Wachkoma" an der Fortbildungsakademie im AKH.

- Leitung des „Pflegereferates" der Österreichischen Wachkomagesellschaft.

Prim. Dr. Johann A. Donis

geboren am 28. Februar 1955 in Wien
Facharzt für Neurologie und Psychiatrie
Vorstand der Neurologischen Abteilung
mit Apalliker Care Unit im Geriatriezentrum am Wienerwald

– Seit 1999 zertifizierter Qualitätsmanager im Gesundheitswesen

– Seit dem Jahr 2000 kontinuierlicher Aufbau der
  ersten Langzeitbetreuungseinheit für Menschen im
  Wachkoma – Apalliker Care Unit

– Auszeichnung der Apalliker Care Unit mit dem
  „Golden Helix Award 2002" für hervorragende Qualitätsverbesserung im
  europäischen Gesundheitswesen

– Gründung der Österreichischen Wachkomagesellschaft (www.wachkoma.at)
  2001 als Plattform für am Thema Wachkoma interessierte Menschen und mit
  dem Hauptziel eine Österreich weite flächendeckende qualitativ hochwertige
  Betreuungsstruktur aufzubauen und sicherzustellen

– Seit 2003 Manager im Gesundheits- und Krankenhauswesen

– 2006 ISO Zertifizierung der Apalliker Care Unit im Geriatriezentrum am Wienerwald

– Seit 2008 akkreditierter SMART-Assessor

– Zahlreiche Publikationen, Vorträge und Seminare zum Thema Wachkoma